Profª Drª Claudia Cezar

Obesidade infantil (e adulta)

comer
dormir
brincar

Volume 1

Para fazer neuroplasticidade **sem** causar dor ou sofrimento, o tratamento precisa ser inteligente, gostoso e multiprofissional.

*Para quem quer entender como é possível tratar e prevenir a doença Obesidade **sem** acrescentar sofrimento.*

Um processo que tem como referência o conhecimento ensinado pelo currículo escolar – as ciências universais, há mais de 30 anos.

Dados internacionais de Catalogação na Publicação (CIP)
(Câmara Brasileira do Livro, SP, Brasil)

Cezar, Claudia,
    Obesidade infantil e adulta: comer dormir brincar: para fazer neuroplasticidade sem causar dor ou sofrimento, o tratamento precisa ser inteligente, gostoso e multiprofissional /
Claudia Cezar – 1. ed. – São Paulo:
Ed. da Autora, 2025.

Bibliografia.
ISBN 978-65-01-59435-4

1. Obesidade - Aspectos nutricionais
2. Obesidade - Aspectos psicológicos
3. Obesidade - Aspectos sociais
4. Obesidade - Cuidado e tratamento
5. Obesidade - Fatores de risco I. Título.

25-287584

CDD- 617. 43
NLM-WD-210

Índices para catálogo sistemático:

1. Obesidade : Atuação multidisciplinar : Ciências médicas 617.43

Aline Graziele Benitez - Bibliotecária - CRB-1/3129

São Paulo/SP - Brasil
Verão de 2025

Apresentação

(à primeira versão, 2015)

A obra que você tem em mãos é um diamante precioso para o tratamento da Obesidade. Como ele, também constituído de um só elemento: o amor. Amor às pessoas – em especial às crianças – amor à ciência e ao que é bom, belo e verdadeiro. É um bordado lúdico, poético e literário tecido ao longo de uma extensa trajetória de intensa dedicação ao trabalho, à pesquisa, ao ensino e à assistência tanto no ambiente acadêmico como fora dele, que tive a felicidade, a honra e o prazer de acompanhar. Como tal, reúne as melhores evidências científicas apresentadas de uma forma leve, sutil e carinhosa, como é a Claudia Cezar.

Boa leitura e excelentes práticas.

João Augusto Bertuol Figueiró

Médico Endocrinologista, Psicanalista e Neurocientista especialista em dor e primeira infância. Fundador do Instituto Zero a Seis (1951-2017). Segundo ele: "o afeto é alimento para o desenvolvimento cerebral". Reconhecido pela organização internacional Ashoka como empreendedor social e promotor de mudanças ("changemakers"), Figueiró foi um dos líderes globais na área de saúde da delegação brasileira nos 'Forums for Change', organizados pela Universidade de Yale, EUA, tendo participado do Grupo Revisor da Convenção dos Direitos da Criança da ONU.

COERÊNCIA

Prefácio

Olá, pessoa fantástica!

Lançado em 2015, no 19º Congresso Brasileiro de Medicina Psicossomática*, o livro CTC – "Comer tratar curtir: a criança que, para emagrecer, queria parar de comer", surgiu como resposta a quem já percebeu que, no mundo todo, "comer menos e gastar mais" têm baixa adesão das pessoas que estão obesas (<10%), e, quando essa adesão acontece, a desistência ultrapassa mais de 80%.

Esses números esclarecem, sozinhos, que, além de essas duas ações não tratarem as causas da Obesidade, ainda provocam sofrimentos desumanos e desnecessários ao serem utilizadas. Especialmente em crianças e adolescentes.

Como o conto infantil é uma das ferramentas que podem proporcionar efeito terapêutico bastante eficiente, em vez de uma 2ª edição, atualizamos os primeiros capítulos de CTC para: **"Obesidade infantil (e adulta): comer, dormir, brincar"** – **CDB**, que você tem em mãos.

Por essa leitura emocionante e divertida, ensinamos que prevenir e tratar **as causas** da Obesidade com inteligência é gostoso e não dói quando **associamos** sua prevenção e tratamento ao conhecimento que já é ensinado no currículo escolar.

Essa perspectiva é tão real que no Brasil, em 2018, foi sancionada a Lei nº 13.666, que inclui a Educação Alimentar e Nutricional - EAN como tema transversal na educação básica. Uma forma espetacular de reconhecimento do ensino e de valorização dos educadores. Só faltava "ligar os pontos" entre os temas isolados, da Base Nacional Comum Curricular - BNCC, do ensino infantil ao médio, com esse que você encontra aqui, no CDB.

Para facilitar essa ligação – associação, **incluímos** as referências originais **em apêndices ao final de cada capítulo**. Com elas, você conhece as pesquisas científicas, feitas por nós e por terceiros, que formam a base do tratar sem provocar danos, como ocorre com quem pratica 'comer menos e gastar mais'.

Somado às funções de contextualizar e dar sentido, essas fontes originais tiram o tratamento da Obesidade da superficialidade e da banalização em que foi colocado. Inclusive, você verá que, apesar de muitos destes estudos terem mais de 100 anos, continuam sendo ignorados ou camuflados.

Um outro cuidado é que separamos o conteúdo desse livro em 3 formas de leitura. A 1ª está no enredo, que diverte e enriquece enquanto desenrola a complexa trama dos personagens que precisam vencer o mistério que envolve a prevenção e o tratamento inteligente – e gostoso, da Obesidade. A 2ª, está nas ilustrações desenvolvidas para apresentar esse conteúdo a quem ainda não está alfabetizado e para estimular o pensamento simbólico dos leitores. A 3ª, mais densa, acadêmica e científica está nos apêndices, ao final de cada capítulo.

Através dessa dupla, ressignificamos a Obesidade valorizando o conhecimento do currículo escolar e orientando que é desnecessário sofrer para prevenir ou tratar.** Contudo, esta obra faz parte de uma trilogia.

Comer, Dormir, Brincar foi concebido em três volumes independentes e complementares, porque tratar as causas da Obesidade com sabedoria exige respeitar o tempo das células e do processo de aprendizagem delas, o corpo e a complexidade da vida.

Neste **Volume 1 — COMER**: abordamos principalmente a base biológica da vida: a alimentação como fonte de energia, matéria-prima celular e prazer.

Os próximos volumes aprofundam dimensões igualmente essenciais:

- **Volume 2 — DORMIR:** o papel do descanso, do ritmo biológico e da recuperação celular;
- **Volume 3 — BRINCAR:** o movimento, o vínculo, o prazer e a inteligência do corpo em ação.

Cada volume pode ser lido de forma independente.

Juntos, formam uma abordagem completa, humana e gentil para tratar e prevenir a Obesidade — sem sofrimento.

Começamos pelo comer porque **é impossível estar vivo sem se alimentar**.

Este livro é para você se...

— você já tentou emagrecer sofrendo e sentiu que algo estava errado;

— você sente culpa ao comer, mesmo sabendo que precisa se alimentar;

— você é pai ou mãe e não quer que seu filho aprenda a odiar o próprio corpo;

— você é educador e percebe que o conhecimento escolar pode curar;

— você é profissional da saúde cansado de ver recaídas;

— você desconfia que "comer menos e gastar mais" não explica tudo.

Este livro não é para quem busca atalhos, fórmulas mágicas ou soluções rápidas.

Ele é para quem está pronto para **entender**, **cuidar** e **tratar sem sofrimento**.

Aqui, você vai descobrir que **o conhecimento que já aprendemos na escola** — quando conectado à vida real — é suficiente para **cuidar das nossas células**, restaurar a saúde e **voltar a viver com prazer**.

Esta obra é um trabalho amoroso dedicado a adultos desejosos de ensinar sua criança*** a tratar essa alteração do estado nutricional com inteligência, conhecimento e gentileza porque "só realmente consegue *amar o próximo quem já aprendeu a amar a si mesmo.*"

Por essa abordagem multidimensional, valorizamos a complexidade da vida em oposição ao reducionismo, à superficialidade, à polaridade e ao biologicismo porque, afinal, como escreveu Antoine de Saint-Exupéry:

"o essencial é invisível aos olhos".

Carinhosamente,
Claudia Cezar

* O 19º Congresso foi realizado pela Associação Brasileira de Medicina Psicossomática - ABMP, em parceria com a Associação Paulista de Medicina - APM, em São Paulo/SP. O lançamento ocorreu ao final do curso que ministrei para médicos, psicólogos e demais profissionais da saúde, sobre Obesidade tratada com gentileza e sem combate.
** Em 14 de janeiro de 2025, a Comissão de Diabetes e Endocrinologia da revista The Lancet estabeleceu critérios - 18 para adultos e 13 para crianças e adolescentes - que, quando presentes, junto ao diagnóstico de excesso de gordura corporal, redefinem a Obesidade: que deixa de ser uma inicial 'alteração do estado nutricional' e passa a ser classificada como doença.
*** Me refiro, também, à nossa fascinante e eterna criança interior.

Índice

Capítulos

Ótima leitura!

CONTEXTO

INTRODUÇÃO

1.1. Por que este livro existe: uma história construída ao longo de 20 anos, que já beneficiou mais de 1 milhão de crianças, adolescentes e adultos — e nasceu de uma tese de 132 páginas...

Em 2005, defendi um doutorado na USP com 132 páginas que mudaram não só a minha vida, mas também a de muitas pessoas que participaram desse delicioso processo. O título era técnico: *'Avaliação do estado de nutrição dos escolares da capital de São Paulo: uma experiência multidisciplinar envolvendo professores de educação física.'*

Mas o que descobrimos foi revolucionário: **quando professores ensinam os conteúdos escolares conectados à solução de problemas reais, estudantes param de fazer dieta e começam a construir saúde corporal e mental.**

1

O que essa pesquisa mostrou:

Durante meses, trabalhei com professores em regência na rede municipal de São Paulo. Não eram nutricionistas. Não eram médicos. Eram educadores ensinando **o que já estava no currículo escolar** — mas de um jeito diferente.

Em vez de "o coração bombeia sangue" (informação isolada), ensinavam: "suas células cardíacas trabalham 24h para te manter vivo, e elas precisam de nutrientes para fazer isso" (conexão com a vida real).

O resultado? Professores pararam de pular refeições. Alunos se interessaram pelo que precisavam aprender. Famílias pararam de brigar na hora de comer. Crianças obesas pararam de se esconder. Mas tudo começou com os educadores porque somente ensinamos o que aprendemos.

A ampliação foi uma consequência.

Depois de apresentarmos os resultados dessa pesquisa em congressos, simpósios e entrevistas jornalísticas, em 2019, essa experiência foi sintetizada no livro *"Inovações Radicais na Educação"'* (Ed. Penso), mostrando como outras Secretarias de Educação pelo Brasil começaram a aplicar o mesmo princípio.

E em 2018, a Lei Federal nº 13.666 tornou a **Educação Alimentar e Nutricional (EAN)** tema transversal obrigatório na educação básica.

Não porque alguém achou bonito. Mas porque **funciona**.

Por que você está lendo isso?

Este livro não é só sobre obesidade. É sobre **resgatar o poder do conhecimento que você já tem**.

Lembra das aulas de ciências? De biologia? De quando aprendeu sobre células, digestão, respiração? **Aquilo não era "matéria de prova". Era o manual de instruções do seu corpo!** Só que ninguém te ensinou a usá-lo para cuidar de sua saúde física e mental. Até agora.

E mais de 20 anos depois, todos temos pressa em entender esse tema porque é desumano, cruel e pouco inteligente emagrecer sofrendo ou causando dor a si mesmo.

Por isso, nessa leitura você irá aprender a diferenciar as ações que *tratam* daquelas que *previnem* a doença Obesidade. E já saiba agora: **são principalmente as confusões conceituais que permitem a banalização da Obesidade.** Aqui, dois exemplos principais, ilustrados pelas imagens a seguir:

3

1. É inadequado considerar o estado eutrófico como bom estado de saúde física e mental porque esse termo se restringe à adequação nutricional, a qual é exclusivamente física (biológica). A boa saúde biopsicossocial deve incluir, também, parâmetros **não** visíveis a olho nu como, por exemplo, aqueles relacionados às nossas dimensões psíquica e social;

2. As duas interseções entre os 3 conjuntos da imagem mostram que **pode haver saúde eutrófica mesmo quando as aparências indicam que não**. Esse fato explica a necessidade de maior precisão diagnóstica, em vez de um pré-julgamento visual (como apresentado na imagem) ou pelo uso do cálculo simplista do IMC – demonstrado durante a leitura;

Para entender esse assunto complexo mais rapidamente, analise as imagens a seguir e confira suas 4 referências (1, 2, 3 e 4) no apêndice do capítulo 1. As imagens já começam a demonstrar que a complexidade deste assunto se torna compreensível assim que vamos desfazendo **as inúmeras confusões conceituais que mascaram a multidimensionalidade humana.**

Que bom que você está aqui!
Vamos prosseguir

A banalização da Obesidade começa na **CONFUSÃO DIAGNÓSTICA**. O corpo humano pode oscilar por entre **3 ESTADOS DE NUTRIÇÃO** – que somente são confundidos quando o método avaliativo é incorreto:

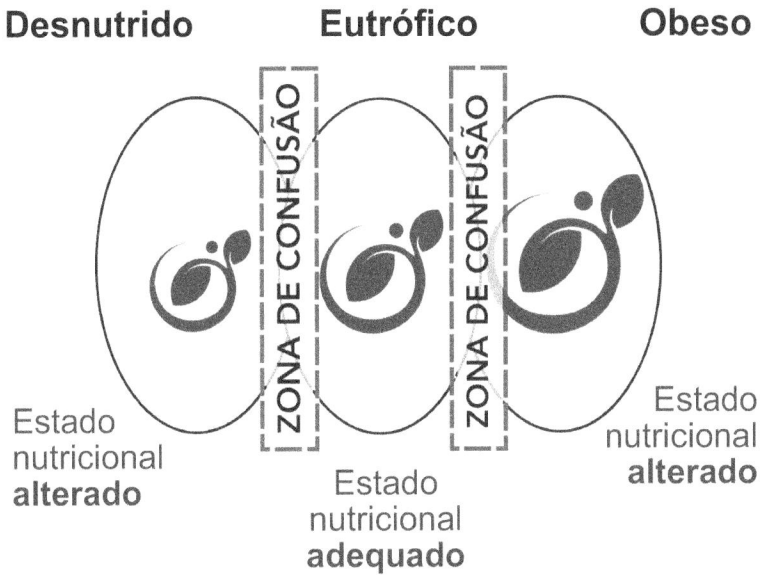

Desnutrido   **Eutrófico**   **Obeso**

ZONA DE CONFUSÃO

ZONA DE CONFUSÃO

Estado nutricional **alterado**

Estado nutricional **adequado**

Estado nutricional **alterado**

Figura 1 — Zonas de confusão diagnóstica entre os estados nutricionais possíveis do corpo humano.

O **DIAGNÓSTICO PRECISO** do estado nutricional impede e desfaz as zonas de confusão sinalizadas pelos 2 retângulos tracejados mostrados na figura 1. As zonas intermediárias são uma ilusão, pois só podemos estar **em UM dos 3 estados**:

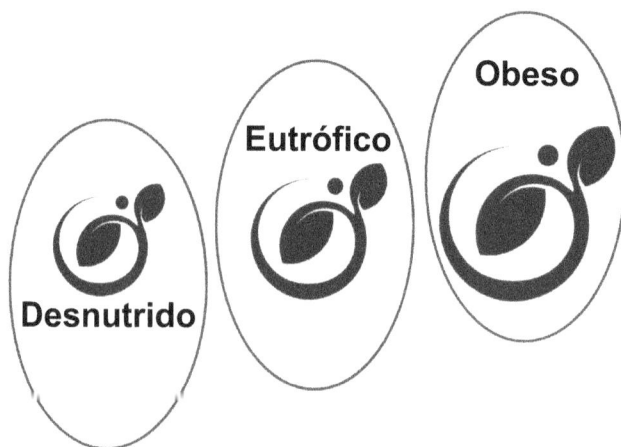

Figura 2 — Estados nutricionais possíveis do corpo humano.

Há mais de 20 anos estamos mostrando que a ausência de diagnóstico preciso **confunde estado de nutrição adequado** com **BOA SAÚDE BIOPSICOSSOCIAL**, a qual vai muito além do estado de eutrofia porque nós, humanos, SOMOS SERES TRIDIMENSIONAIS:

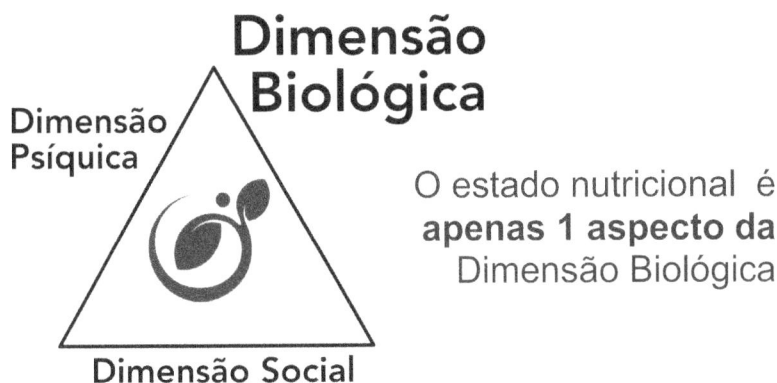

Dimensão Biológica

Dimensão Psíquica

Dimensão Social

O estado nutricional é **apenas 1 aspecto da** Dimensão Biológica

Somente tomando consciência de que, no mínimo, somos tridimensionais é que começamos a formar uma referência mais concreta para desfazer **a 3ª confusão conceitual que mais banaliza a Obesidade:** "comer menos e gastar mais" É INSUFICIENTE para solucionar essa doença porque impacta, apenas, a nossa Dimensão Biológica.

Desfazer essas confusões alivia e alegra porque começamos a entender que o **prazer de estarmos vivos é a arte de conquistarmos nosso estado saudável de forma agradável, inteligente, saborosa e gentil**. [1, 2, 3, 4 *] (lembre-se de que essas referências estão no apêndice).

Daqui por diante, tenha em mente que desfazer confusões conceituais requer identificar a **coerência existente entre a nossa *vitalidade* & o CONHECIMENTO ESCOLAR** porque essa curadoria é feita sistematicamente, no mundo todo, a partir do que já foi edificado e sistematizado durante toda a existência humana.

7

A banalização da Obesidade começa na **CONFUSÃO DIAGNÓSTICA** e se perpetua nas **confusões conceituais**.

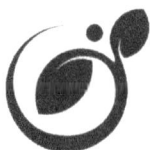

1.2. Era uma vez, um garotinho que, para emagrecer, queria parar de comer...

Antes de começar, vamos alinhar expectativas:

Este não é mais um livro sobre **o que fazer**.

Não vou dizer para você comer menos. Nem para se exercitar mais. Nem para ter "força de vontade".

Vamos falar sobre o SENTIR. Porque se você está lendo aqui, provavelmente já tentou tudo isso ou algo muito parecido. Mas, ou **não** funcionou ou foi muito sofrido.

O que vou te mostrar é diferente. Começa com um garotinho de 11 anos que começou a sofrer porque decidiu parar de comer para emagrecer.

E com um obesologista que come bolo de chocolate todos os dias.

Parece contraditório?
Ótimo. Vamos começar.

A fome voltou com tudo!

Dessa vez, a dor foi tão forte que pareceu um soco no estômago. No banco de trás do carro, sozinho, o garoto gemeu, curvando-se para a frente.

Sua barriga roncava. Rugia.

Não posso fazer barulho, ele pensou, apertando os lábios. Se eles ouvirem, vão saber que não comi de novo. Pôs as mãos sobre o estômago e fechou os olhos com força, desesperado.

Ali, a música do rádio e a voz do GPS eram suas únicas aliadas, abafando seus gemidos. Ele não tinha almoçado na escola. Nem comido o lanche do intervalo. De novo. Apesar de ter prometido aos pais que comeria.[1]

Eu preciso emagrecer, ele repetia para si mesmo, como um mantra. *Preciso parar de atrapalhar a vida deles.*

Mas não posso falar que não comi... murmurou consigo. É por isso que não posso contar que está doendo... Lamentou, encostando a cabeça no vidro gelado da janela. Não comi porque preciso emagrecer... Mas se eles souberem, vão começar a me cobrar. De novo...

Encolhido, olhou o retrovisor lateral do carro e viu o rosto tenso de sua mãe. Ela está zangada e só pode ser comigo.

Sei que eles querem que eu coma, mas preciso emagrecer logo! Eu não aguento mais as pessoas brigando com eles porque eu não consigo perder peso. As piadinhas que fazem não são engraçadas e doem em todos nós...

Preciso suportar essa dor... Como a moça falou, mesmo? "Quando a gente se acostuma com a dor da fome, ela some," mas, bem nesse instante, sentiu outra fisgada no estômago! E essa foi muito pior!

Apertando seus lábios pra sufocar qualquer som, fechou os olhos com força e pôs as mãos sobre o estômago, resmungando: Quanto tempo a gente tem que sofrer até parar tudo isso?

Neste momento, ele ouviu o GPS dizer: "Em seguida, vire à direita; em 800 metros chegará ao seu destino." Rapidamente prestou atenção em seu pai, que dirigia, no banco da frente. Ao ouvir que ele desligou o aplicativo, pensou, já se irritando: Não precisávamos vir pra esta clínica! Eu não preciso de outra pessoa me dizendo que pra emagrecer eu vou ter que comer menos.

Só que, dessa vez, a raiva cresceu tão rápido e tão intensamente que a dor em sua cabeça foi maior do que a dor da fome, em seu estômago.

Você conhece essas dores?

Talvez não exatamente assim. Talvez você nunca tenha deixado de comer por um dia inteiro.

Mas aposto que você já sentiu culpa por comer. Já teve medo até de olhar para a comida. Já sentiu raiva do espelho.

Esse garotinho está fazendo o que o mundo todo diz para pessoas obesas fazerem: comer menos.

O problema? Além de não tratar a obesidade, CAUSA sofrimento e agrava este quadro até que se torne uma doença.

E em alguns minutos, você vai entender exatamente por quê.

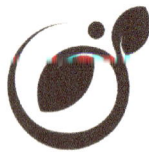

Capítulo 1

Para nos mantermos vivos É NECESSÁRIO COMER – inclusive o que gostamos:
educação alimentar pelo currículo escolar[2]

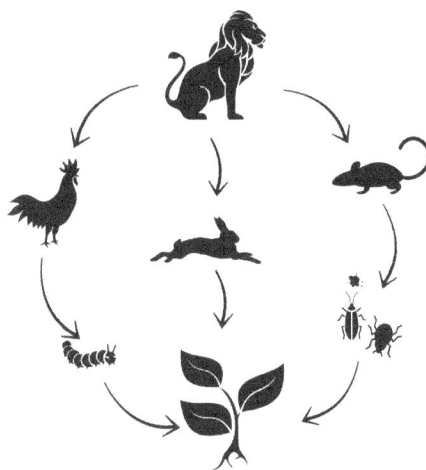

300 QUILÔMETROS DALI, ÀS 15h45

O Dr. Sófocles mordeu seu bolo de chocolate e fechou os olhos.

Hummm... que delícia!

Ele gemeu baixinho de satisfação, ao sentir as gotinhas de chocolate derretendo na língua.

Estava em sua própria sala, na clínica. Há mais de 10 anos havia decidido parar de sair para lanchar, e assim finalmente passou a ter tempo para se alimentar com calma. Estava determinado a cuidar da saúde e levava isso bem a sério.

Muito satisfeito com esta solução, depois que começa a comer, não faz mais nada até terminar a última mordida da iguaria escolhida para a refeição. Descobriu que comer com pressa era um desrespeito.

Desrespeito com a comida. Desrespeito com seu tempo de vida. Desrespeito consigo mesmo, com suas próprias células.

Sim, células.

(Guarde essa palavra. Ela é a chave de tudo.)

Enquanto mastigava, saboreando um novo pedaço, ele olhou pela janela. A tarde esfriava. As folhas das árvores balançavam com a brisa, revelando os holofotes da quadra da escola.

Ao vê-los, Sófocles sorriu.

Aquela escola havia mudado sua forma de trabalhar. Ou melhor: os **professores** daquela escola.

Tudo começou há anos, quando foi convidado para dar uma palestra sobre obesidade infantil. Esperava falar para pais. Mas quem encheu o auditório foram os **professores de ciências, biologia e educação física**.

E eles fizeram perguntas que raramente alguém faz:

"Como conectamos o que ensinamos sobre células com a obesidade?"

"É possível mostrar para as crianças que parar de comer prejudica e machuca as células?"

"Dá pra fazer isso dentro do currículo que já temos?"

Nesse instante o doutor lembrou da resposta que deu naquele dia:

— Sim. E vocês já têm tudo o que precisam.

Nos meses seguintes, algo extraordinário aconteceu. Os professores começaram a ensinar **do mesmo jeito que sempre ensinaram** — cadeia alimentar, sistema digestório, metabolismo celular — mas fazendo **uma pergunta a mais**:

"E o que isso tem a ver com o seu corpo, agora? Hoje?"

Em vez de decorar que "mitocôndrias geram energia", os alunos passaram a entender: *"Quando não comemos, nossas mitocôndrias não conseguem produzir energia. Isso nos deixa fracos, confusos e até tristes."*

Em vez de aprender que "o corpo precisa de nutrientes", começaram a entender: *"Cada vez que comemos, estamos alimentando trilhões de células que trabalham para nos manter vivos."*

Não era opinião. Era o conteúdo escolar. Mas aplicado à vida real.[3]

E as crianças? Pararam de ter medo da comida. Pararam de fazer "dieta". Começaram a **cuidar** — não a **contabilizar**.

Os professores contaram algo que o Dr. Sófocles jamais esqueceria:

"Doutor, as crianças obesas pararam de se esconder no recreio. Agora elas almoçam com os colegas. Sem vergonha de comer as mesmas coisas que os outros."

Ele mordeu outro pedaço do bolo, pensando: A próxima família, ele lembrou, foi encaminhada pelo coordenador daquele colégio.

Assim que sua boca ficou vazia, mordeu outro pedaço e fechou os olhos para saborear melhor. Depois sorriu, relembrando: O comprometimento dos professores para associar o conteúdo escolar com a boa saúde das nossas células se tornou uma realidade no currículo deles. Essa mudança foi benéfica tanto para as crianças quanto para os adultos envolvidos. Agora todos entendem a complexidade e interdependência dos conteúdos escolares.

Hoje, todos eles reconhecem que nosso corpo é um organismo vivo que precisa comer de cinco a seis vezes por dia, para satisfazer as necessidades das células que trabalham para os órgãos funcionarem!

Olhando para seu delicioso bolo, o doutor tomou um gole de seu cappuccino com açúcar. Sem culpa. Sem medo.[4, 5]

Porque o Dr. Sófocles sabe um segredo que 99% das pessoas não sabem:

Comer não é o problema. Comer é a solução.

Seu olhar pousou na palavra escrita no quadro branco, na parede em frente à sua mesa:

COERÊNCIA

Ele sorriu e falou satisfeito: Agora, alunos, pais e educadores nutrem as células do corpo, comendo os alimentos que gostam sem medo de errar e, acima de tudo, sem serem iludidos por propagandas enganosas.

Pare um segundo.

Você percebeu o contraste?

De um lado: um garotinho sofrendo porque **não** come.

Do outro: um doutor especialista em obesidade comendo bolo de chocolate sem culpa. Algo não bate, certo?

Errado. Algo finalmente bate.

E o que você vai descobrir nas próximas páginas vai desmantelar tudo que te ensinaram sobre emagrecer.

O conteúdo escolar que só vê quem está atento.

"O conhecimento e poder", ele disse a si mesmo.

"Aprender sobre as quatro ciências da natureza, na escola, associando com nossas necessidades de saúde, com a satisfação das necessidades de nossas células, é que nos permite identificar

quando uma informação não faz sentido. Quando é

ilusória.

Se a informação não se encaixa no que aprendemos na escola, é um sinal de alerta! Precisamos prestar atenção e verificar os fatos, pois esse é o principal sinal de uma enganação.[6, 7]

É por isso que professores comprometidos em conectar os conteúdos escolares com a solução de doenças e de problemas da saúde, fazem toda a diferença na vida dos alunos e de suas famílias!

DE VOLTA AO CARRO

Pelo retrovisor interno, o garotinho viu o rosto tenso do pai.

Ele está irritado, pensou. *Perdeu o trabalho por minha culpa. Para me trazer nessa consulta inútil.*

O que o garoto não sabia é que seu pai estava, sim, irritado. Mas não com ele.

"Combate", o pai resmungou baixinho, apertando o volante. "Combate à obesidade. Como se pudéssemos guerrear contra o próprio corpo sem nos machucar..."[8]

Ele franziu a testa e, pelo retrovisor interno, olhou seu garotinho no banco de trás. Ao ver tanta dor em seu rostinho, sentiu seu coração apertar e afirmou baixinho: Amedrontar não é remédio.[9]

Isso não vai acontecer de novo, jurou em silêncio. *Dessa vez, estarei junto. Ninguém mais vai maltratar meu filho.*

A mãe, no banco do passageiro, percebendo a irritação do marido e segurou a mão dele que correspondeu mecanicamente, tenso, apertando forte demais.

A mãe sentiu o aperto em sua mão e pensou: Ele está mais preocupado do que eu imaginava! Também, a paz e o equilíbrio da nossa próxima semana estão dependendo desta consulta de hoje!

Tomara que dessa vez dê certo, ela pensou. *Esse menino não está comendo direito. Está ficando fraco. As notas caindo...*

O que ela não sabia é que, naquele exato momento, seu filho estava no banco de trás com tanta dor de fome que mal conseguia pensar direito.

Mas também com tanta vergonha disso que preferia morrer a contar pros pais. Só que ele não era o único que estava mentindo.

Neste clima tenso, o pai estacionou o carro e, com um risinho cheio de culpa, disse aos dois: Chegamos! Ao voltar seu olhar para frente completou: Vamos subir e resolver nossas vidas! Em seguida, concluiu consigo, em pensamento: Pois o pior vem agora...

Pra ele pensou o pior seria se levantar do banco do carro, um esforço que há meses havia se tornado um dos momentos mais dolorosos de seu dia.

Desligou o carro, abriu a porta e inspirou fundo, reunindo todas as suas forças. Olhando para garantir que eles não estivessem olhando, se pendurou no teto do carro e no volante, lançando-se para fora dele ao mesmo tempo que sufocava um grito de dor.

Quando a esposa está junto ele disfarça suas dores para ela não saber. Prefere disfarçar seus sofrimentos por vários motivos.

Aqui está a realidade que ninguém conta:
Quando uma pessoa para de comer — estando obesa ou não, três coisas acontecem:
1. O corpo entra em pânico.
2. A mente entra em colapso.
3. A doença Obesidade não melhora. **Piora.** Quem não estiver doente, adoece — adquirindo Obesidade, por exemplo.
Por quê?
Porque obesidade não é sobre quantidade de comida.

É sobre algo muito mais profundo. Algo que acontece dentro das suas células.

E células são, literalmente, nossa menor unidade de vida.

Não alimente suas células, e você destrói sua saúde.

Nutra suas células, e você reconstrói o desejo de existir.

Simples assim.

Complicado assim.

16h15 - A CLÍNICA

O Dr. Sófocles terminou seu lanche, lavou a louça, escovou os dentes. Voltou à mesa e abriu a ficha da nova família. Leu:

"Paciente: 11 anos. Diagnóstico: obesidade grau III. Situação: após diagnóstico passou a recusar alimentação. Queixa: dores abdominais intensas, de cabeça, fraqueza generalizada, confusão mental, sonolência diurna, queda no rendimento escolar. Pais relatam que a decisão de "parar de comer até emagrecer" já coloca seu rendimento escolar em risco de fracasso, bem como as atividades profissionais deles mesmos, devido ausências frequentes no trabalho, para socorrerem o filho na escola."

O médico fechou os olhos. Respirou fundo.

Mais um, pensou, com o coração apertado. *Mais uma criança achando que o corpo é inimigo.*

Pegou o torso anatômico de sua estante — aquela boneca que mostra os órgãos internos — e ajeitou as peças internas para mostrar uma gravidez.

Depois colocou na gaveta um grande crânio de acrílico cheio de pecinhas de montar.

Está na hora, pensou, *vamos mostrar a verdade para essa família.*

Foi até a porta. Abriu-a com um sorriso.

—Boa tarde! Podem entrar?

O INÍCIO

As três pessoas cruzaram a porta.

O pai, bastante alto, tentando disfarçar que doía suas costas ao andar, estava de mãos entrelaçadas com a mãe que tinha olhos esperançosos. E o garotinho.

Pálido. Olhos fundos. Entrou arrastando os pés, como quem quer resistir.

Desconhecendo que a Obesidade não tratada pode se tornar uma doença tão dolorosa e inflamatória quanto a fibromialgia. E tão degenerativa quanto a osteoporose ou ainda tão complicada quanto o câncer, o garoto entrou de má vontade.[10]

Visivelmente contrariado, olhou nos olhos do Dr. Sófocles e disparou, com voz trêmula e aguda (como acontece quando seguramos um choro na garganta):

—Eu não vou comer! Por que eu preciso comer se já sei que estou obeso?

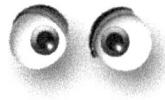

Silêncio.

Sófocles manteve seus olhos no olhar do garoto. Não com pena. Não com julgamento.

Com respeito.

Porque ele entendia. Entendia a raiva. A tristeza. A sensação de impotência que podemos sentir quando não conseguimos nos livrar de uma doença que se tornou crônica.

Ele já tinha estado ali. Inclusive, ele está ciente de que, em casa ou na escola, raramente falamos sobre nossas emoções, sentimentos e sensações.

—Sente-se, por favor — disse, com voz suave. —Todos vocês.

Apontou para as robustas e resistentes poltronas em frente à mesa.[11] Com semblante sereno serviu água para cada um.

Então sentou-se e empurrou o torso anatômico na direção do garoto, perguntando algo completamente inesperado: [12]

—Você já reparou que ninguém precisa pedir para o corpo crescer?

O garoto ergueu as sobrancelhas.

Hã?

—Já observou — continuou o médico — que ninguém precisa mandar o bebê se transformar em criança?

Que nosso corpo sabe crescer sozinho, virar adolescente e, só beeem depois, virar adulto?

Curioso, o garotinho olhou para o boneco na mesa.

Nunca pensei nisso, percebeu.

Sófocles viu o interesse nos olhos dele e soube: havia aberto uma porta.

Satisfeito, abriu a gaveta, tirou o crânio de acrílico e, pela "boca" dele, despejou centenas de pecinhas coloridas de montar sobre a mesa.

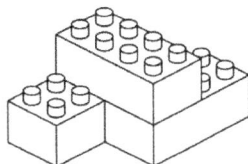

Barulhento.

Festivo.

Inesperado.

—Já brincou com isso? Convidou.

O garoto olhou as peças. Sorrindo sem querer. Começou a encaixá-las, distraidamente.

—Então — disse ele, esperto — você quer dizer que essa peça aqui é o nosso coração?

O doutor pegou delicadamente o que o garoto havia montado — uma pequena parede de pecinhas.—Quero dizer que o coração é feito de muitas, muitas, muitas pecinhas pequenas. Como essas que você juntou. [13]

O garoto arregalou os olhos.

—Cada órgão do nosso corpo — continuou o médico — é formado por um tipo específico de células. As células do coração são chamadas de células cardíacas.

—Uau! — o garoto soltou, olhando para os pais. procurando por confirmação. Ele gosta de ter certeza das coisas e ainda não confia muito nesse doutor.

Foi quando viu que cada um deles também já tinha montado uma pequena paredinha. Eles três se entreolharam e acharam graça disso.

Mas seu pai, surpreendido pelo olhar do filho e pensando que um adulto não deve se divertir, ainda mais em uma consulta, sorriu sem jeito e tratou de se explicar: —Esse é o cérebro!

Sua expressão facial se tornara suave. Estava até gostando da explicação que era, ao mesmo tempo, divertida, realística e importante para a saúde do filho.

A mãe concordou: —E esse é o pulmão!

—Excelente! — Dr. Sófocles sorriu largo e, com gentileza, corrigiu educadamente a informação dela — Nos pulmões, as células se chamam alvéolos. No cérebro, neurônios.

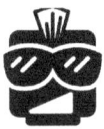

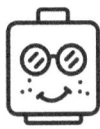

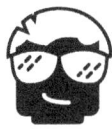

AS CÉLULAS SÃO ESPECÍFICAS AO ÓRGÃO A QUE PERTENCEM

A mãe sorriu e, com a cabeça, confirmou que havia entendido a correção sem se ofender. Como todas as pessoas que gostam de aprender, ela também não se incomoda de ser corrigida, desde que seja feito gentilmente, é claro.

Ele entendeu o gesto dela e juntou as três paredinhas.

—Nosso corpo é a reunião de todos esses órgãos inteligentes. Cada um deles é formado por um conjunto de células superinteligentes que trabalham juntas.

Embora sejam diferentes, pois são sempre específicas, todas são extremamente espertas. Por isso, também nosso corpo é chamado de **organismo**. [14]

Pausa.

—Em outras palavras: não precisamos pedir que as células façam nosso corpo funcionar e crescer. Elas **nascem sabendo**. E fazem tudo sozinhas.[15]

O garotinho estava completamente absorto.

—Mas... — continuou o doutor, baixando a voz como quem conta um segredo — elas só conseguem fazer tudo isso por nós **se soubermos cuidar delas**.

Curioso, o garoto pegou mais pecinhas.

—**Como se cuida das células?**

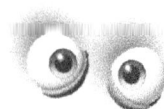

E ali, naquela sala, com pecinhas de montar espalhadas sobre a mesa, começou uma revolução.

Não uma revolução contra a obesidade.

Uma revolução **para** a mente, para o corpo.

Agora os olhos do Dr. Sófocles tinham um brilho especial porque estava prestes a responder a única pergunta que importa:

"Por que preciso comer se já sei que estou obeso?"

E a resposta ia mudar a vida daquela família.

Para sempre. **Continue a leitura para descobrir o que 99% dos profissionais não compartilham.**

Se você está se perguntando "mas ele vai dizer para comer o quê?", respire.
Não é sobre *o quê*.
É sobre como.
É sobre *por quê*.
E quando você entender o como e o porquê,
o quê vai fazer sentido sozinho.
Mais do que confiar no processo, **confie em
suas células. Elas sabem o que estão fazendo
— desde que você pare de guerrear contra elas.**

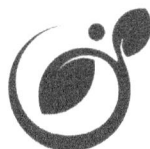

APÊNDICE 1
Para quem quer ir mais rápido:

Sobre células: Somando mais de 4 milhões de espécies diferentes, as células são os blocos com que se constroem todas as formas de vida do universo vivo (De Robertis e De Robertis Jr., 1993).

Sobre obesidade como doença: Segundo a OMS, a obesidade é uma doença de causas múltiplas, inflamatória e degenerativa, que só pode ser revertida com tratamento multiprofissional (CID-10, OMS, 1996).

Sobre restrição alimentar: Pular refeições, diminuir arbitrariamente a quantidade de alimentos ou excluir grupos alimentares são ações altamente prejudiciais para a saúde celular — e não tratam obesidade.

Sobre o termo "combate": A palavra combate tem raiz bélica, colocando a pessoa obesa como alvo de ataque. Nosso tecido adiposo é formado por nossas células. Atacar parte de si é como atacar um dedo ou um olho — estimula discriminação, bullying e autodesvalorização.

Curiosidade: Sófocles (c. 496 a.C. – 406 a.C.) foi um dramaturgo grego, dos mais importantes autores de tragédias que exploram sofrimento e catarse humanos – obesidade e cura, respectivamente. Embora de significado "glorioso em sabedoria" e energia "sábio e compreensivo", a ideia foi usar um nome grego para nos relembrar a origem do conhecimento ocidental.

Referências da introdução:

1. O termo **eutrofia** tem origem no Grego EU, que significa "bom, adequado", mais TROPHOS, "alimentação, alimento" - **Referência:** ver Apêndice, Capítulo 4, nota 1.

2. A palavra *obesidade* deriva do latim *obesitas* (corpulência), de *obedĕre* (comer em excesso), formada por *ob* (sobre) + *edere* (comer). Atualmente, a obesidade é compreendida como uma doença de etiologia multifatorial, não restrita ao ato de "comer a mais". **Referência:** Organização Mundial da Saúde. Ver Apêndice, Capítulo 1, nota 9.

3. A restrição energética decorrente da privação de nutrientes caracteriza a desnutrição (ou subnutrição), condição que pode evoluir de graus leves a quadros graves e potencialmente fatais quando não tratada adequadamente (SAWAYA, 1997). A anorexia nervosa constitui um tipo particular de desnutrição por envolver adoecimento psíquico. Em adultos, a privação alimentar crônica potencializa osteopenia e osteoporose, também associadas a dietas restritivas e escolhas alimentares inadequadas. Obesidade e desnutrição configuram **estados nutricionais opostos**, não coexistindo simultaneamente. **Referência principal:** SAWAYA, A. L. *Desnutrição no Brasil*. São Paulo: Cortez, 1997. **Referência complementar:** Apêndice, Capítulo 18, nota 4. **Nota editorial:** Comer menos, de forma isolada, não trata a obesidade e pode induzir desnutrição.

4. Assim como a engenharia precisa dos desenhos da arquitetura, também precisamos explicar a temática complexa da Obesidade com imagens. Essa escolha se fundamenta-se tanto na facilitação da compreensão por crianças não alfabetizadas quanto no estímulo ao pensamento simbólico, por meio da integração entre diferentes áreas do conhecimento e da construção de analogias mais abrangentes. Se você quiser, conte suas percepções pra nós: @dra_claudia_cezar. Quero conhecer suas ideias sobre tudo isso.

Referências do capítulo 1

1. Pular refeições, diminuir arbitrariamente a quantidade de alimentos ou mesmo excluir alguns deles como, por exemplo, tirar pão, arroz ou feijão, leite, bolo etc., além de **não** tratar a Obesidade, são ações altamente prejudiciais para a saúde de cada uma das células do nosso corpo, conforme discutido ao longo deste livro.

2 A cadeia alimentar é, em geral, aprendida na escola. Na Educação Básica esse conteúdo tem início, mais ou menos, no 3º ano do ensino fundamental. Devido à importância desse tema para a formação dos seres humanos, ele é revisto com mais profundidade no ensino médio. **Referência:** AMABIS, J. M.; MARTHO, G. R. Fundamentos de Biologia Moderna. São Paulo: Moderna, 2001. Contudo, **não** sofra com dúvidas! Consulte um profissional de Nutrição da sua confiança porque dicas generalizadas atrapalham, em vez de tratar.

3 Detalhadamente em Cezar, C. Avaliação do estado de nutrição dos escolares da capital de São Paulo: uma experiência multidisciplinar

envolvendo professores de educação física. [Doutorado], Universidade de São Paulo, FCFUSP; 132p – 2005. | Orientadores: Cozzolino, Silvia Maria Franciscatto e Campino, Antonio Carlos realizada em parceria com a Secretaria de Educação do Município de São Paulo. Sintetizada e publicada com resultados das demais Secretarias de Educação, dentre outros, em Campos, F. R. & Blikstein, P. Inovações Radicais na Educação, Ed. Penso, 2019.

4 **Referência internacional** clássica em Nutrição: Mahan, L. K. and Escott-Stump, S. Krause's food, nutrition and diet therapy, Saunders, 2000-10th ed. **Referência nacional** relevante em obesidade infantil e alimentação consciente: Ctenas, M.L.B. e Vítolo, M.R. Crescendo com saúde, C2 Editora/SP, 1999, muito mais humanizada, gentil e amorosa.

5. Sentir satisfação com o que escolhemos para comer é parte fundamental do tratar a obesidade com mais inteligência, de forma MULTIdimensional, não sendo compatível com propostas baseadas em alimentos sem sabor ou experiências alimentares aversivas – sem sabor ou gosto ruim.

6. Informações desconectadas dos conhecimentos consolidados ao longo da Educação Básica indicam ausência de coerência conceitual, devendo acionar um alerta crítico quanto à sua confiabilidade. Nesses casos, precisa soar uma campainha de **alerta** em nossa mente com letras garrafais: "**SEM** coerência com o que se aprende na escola"! Somente assim conseguimos parar de sermos "presas fáceis" do comércio predatório.

7. O conhecimento humano é uma CONSTRUÇÃO que associou informações tanto testadas cientificamente, quanto constatadas empiricamente – acumuladas historicamente. Quero dizer, cada fato relevante para a humanidade teve uma fonte inicial, que é a **original**. Citar a fonte original mostra respeito a quem aprende e coerência ao conhecimento já construído pelos primeiros autores, diminuindo, assim, a probabilidade de erro e a repetição, avançando a partir do que já se obteve, pois é desnecessário reinventar a roda (método, utilizado pela tradição filosófica). - **Referência:** CHAUÍ, M. *Convite à Filosofia*. São Paulo: Ática, 2003 - ou seja, é o **conhecimento no estado da arte.**

8. A palavra combate tem raiz bélica, remetendo ao contexto de GUERRA, aumentando a dicotomia mente-corpo e colocando a pessoa que está obesa na condição de um alvo para ataque. Diferente de um vírus ou de uma bactéria, nosso tecido de gordura, assim como o tecido muscular ou o tecido ósseo, é formado por **nossas** células. Somos um corpo composto pelas células de todos os nossos tecidos, logo, **não** podemos combater contra elas **sem** nos atingir

ou nos mutilar. **SOMOS UM TODO** e nossas células adiposas **NÃO** são inimigas. Atacar uma parte de si é como atacar um dedo, um olho ou uma perna. É necessário extinguir o uso do verbo combater porque, além de tudo, estimula a discriminação, o bullying e a autodesvalorização.

9. O medo não como emoção, mas como dispositivo de poder biopolítico vem sendo duramente criticado porque essa ferramenta estratégica usada pelas instituições e pelo Estado moderno para controlar, disciplinar e governar populações, transforma a sociedade na atual "cultura do perigo". Embora o interesse fosse gerar uma "sociedade disciplinar" através de vigilância, normas e exclusão, os danos biopsicossociais são os principais fatores da atual crise de doenças psíquicas. Para Foucault, o medo, seja explícito (como no suplício) ou sutil (como na prisão), mantem a ordem social porque nos afasta da liberdade e da autonomia. **Referência:** FOUCAULT, M. Vigiar e punir: nascimento da prisão. Petrópolis: Vozes, 2014.

10. Segundo a Organização Mundial da Saúde (OMS), a Obesidade é uma doença de causas múltiplas. Por ser inflamatória e degenerativa somente pode ser revertida com tratamento multiprofissional. Veja mais na Classificação Estatística Internacional de Doenças e Problemas Relacionados à Saúde (CID-10) - Organização Mundial da Saúde. Classificação Estatística Internacional de Doenças e Problemas Relacionados à Saúde: CID-10 Décima revisão. Trad. do Centro Colaborador da OMS para a Classificação de Doenças em Português. EDUSP; 1996, 3ª ed. **Referências:** ORGANIZAÇÃO MUNDIAL DA SAÚDE. CID-10: Classificação Estatística Internacional de Doenças. São Paulo: EDUSP, 1996. WORLD HEALTH ORGANIZATION. Physical status: the use and interpretation of anthropometry. Geneva, 1995.

11. A Lei Federal 10.048/2000, que garante atendimento prioritário para pessoas obesos em filas, serviços públicos e privados, tem sido a base para leis estaduais e municipais que lhes garantam poltronas especiais em transportes públicos (ônibus, metrô, aviões), cinemas, teatros e instituições públicas, com o objetivo não apenas de proporcionar conforto mas dignidade e segurança. **Referências legais:** BRASIL. Lei nº 10.048, de 8 de novembro de 2000. SÃO PAULO. Lei Estadual nº 12.225, de 2006. VITÓRIA. Lei Municipal nº 8.041, de 2010. PARANÁ. Lei Estadual nº 13.132, de 2001. Devido aos sofrimentos causados pela Obesidade, como, por exemplo, depressão e isolamento social, foi criado o Projeto de Lei 894/2016, com proposta de tornar essa obrigatoriedade de assentos adaptados à população obesa também nas salas de aula de todo o Estado de São Paulo. O texto orienta que o número de assentos seja de, no mínimo, 5% do total de cadeiras da instituição, com pelo menos um assento em cada classe. Disponível em: https://

www.al.sp.gov.br/noticia/?id=378549. Acesso em 29/dez/25.

12. As perguntas convidam os interlocutores a pensar. Segundo Platão, através de perguntas, Sócrates (c. 469 a.C. – 399 a.C.) levava seus interlocutores a revelar (ou reconhecer), as contradições presentes em sua forma de pensar. Perguntando, esse filósofo ateniense da Grécia antiga, conduzia as pessoas a um processo de reflexão e descoberta. Platão denominou este processo de **método socrático,** uma técnica de investigação ou ensino feita por meio de diálogo. **Referência:** PLATÃO. *Diálogos.* (referência histórica clássica).

13 Somando mais de 4 milhões de espécies diferentes, **as células são os blocos** com que se constroem todas as formas de vida do universo vivo. **Referências** DE ROBERTIS, E. D. P.; DE ROBERTIS JR., E. M. F. *Bases da Biologia Celular e Molecular.* Rio de Janeiro: Guanabara Koogan, 1993. (livro para especialistas). **Citologia** (do grego kytos, célula, e logos, estudo) é o ramo da Biologia que estuda as células e teve início com a invenção do microscópio AMABIS, J. M.; MARTHO, G. R., *op. cit. (ensino médio).*

14 A central de inteligência e de informações das células é o núcleo. A linguagem que as células usam para se comunicar é o código genético. **Referência:** HARPER, H. A.; RODWELL, V. W.; MAYES, P. A. *Manual de Química Fisiológica.* São Paulo: Atheneu, 1982.

15 Cada componente de um organismo vivo tem uma função específica. Isso é verdade não apenas para estruturas macroscópicas em animais, como coração e pulmões, e vegetais, como folhas e caules, mas também para estruturas microscópicas intracelulares, como o núcleo ou o cloroplasto, e de componentes químicos individuais. **Referência:** NELSON, D. L.; COX, M. M. Lehninger Principles of Biochemistry. New York: Worth Publishers, 2000.

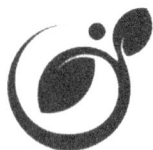

Capítulo 2

Comer gostoso fornece energia e matéria-prima para as células de todos os nossos órgãos: **as deliciosas Δmetas** — o triângulo invisível que sustenta a vida de nossas minúsculas unidades.

Antes de retomarmos, preciso contar que você está prestes a ler o que mudou minha forma de tratar a Obesidade há mais de 20 anos.

Esse tratamento inteligente e gostoso **não** é sobre dieta. **Não** é sobre exercício. Não é sobre força de vontade.

É sobre três coisas que fazemos todo dia — mas raramente da forma como precisam ser feitas. Como nossas **células precisam que seja feito, pois elas seguem regras específicas**. Quando não são seguidas, as condições de funcionamento perfeito delas ficam interrompidas e elas adoecem.

O garoto naquele consultório está prestes a aprender isso. Você também.

E já aviso: depois que você entender esse triângulo, nunca mais vai olhar para "comer, dormir e brincar" da mesma forma.

O TRIÂNGULO

O doutor sorriu satisfeito — daquele jeito que professores experientes sorriem quando estão prestes a revelar algo importante — e disse: — Nós cuidamos das nossas células fazendo três coisas muito boas todos os dias: **comer, dormir e brincar**.

Ele pegou uma caneta e desenhou essas 3 palavras no papel de seu risque-rabisque:

Figura 3 — O triângulo das três fontes diárias de energia celular: comer, dormir e brincar.

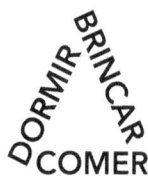

— É como um triângulo equilátero. Três lados iguais. Três fontes de energia que nossas células precisam. Todos os dias.

O garoto gostou mas não viu que o pai franziu a testa sem dizer nada.

Mas o doutor, atento, viu e conhecia aquele olhar. Em seu trabalho, dialoga sobre isto várias vezes ao dia. Era o olhar de alguém pensando: *"Brincar? Sério? Isso é coisa de criança desocupada."*

A mãe, percebendo a hesitação do marido, perguntou com cuidado:

— Mas... essas três coisas são *igualmente* importantes?

— São — o doutor confirmou, ainda sorrindo. — Não existe hierarquia entre elas. **Nossas células precisam dessas 3 energias em proporções semelhantes –** aproximadas. **E em horários específicos do dia.**

100% DA NECESSIDADE ENERGÉTICA DE NOSSAS CÉLULAS SE DIVIDE EM 3 TIPOS:

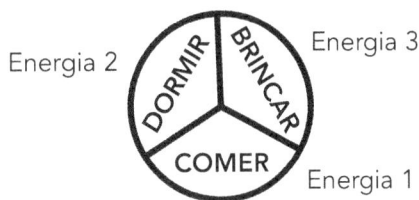

Energia 2

Energia 3

Energia 1

DORMIR BRINCAR COMER

O garoto olhou para os pais, tentando decifrar o que estavam pensando. Mas eles mantiveram a atenção no doutor, então relaxou e voltou a se concentrar também.

— Vou explicar cada uma — Sófocles continuou, apontando para o lado inferior do triângulo.

LADO 1: COMER

— Primeiro, nós precisamos **comer** porque somente os alimentos fornecem energia e matéria-prima para nossas células funcionarem, crescerem, consertarem nossos órgãos e se defenderem de vírus ou doenças. [1]

A mãe sentiu o coração acelerar mas não demonstrou.

Finalmente, pensou entusiasmada. Ele vai entender que não podemos ficar sem comer.

Ela queria olhar para o filho, avaliar a reação dele, mas não queria interromper o momento.

O garoto ouvia atento sem perceber o alívio da mãe.

LADO 2: DORMIR

— Segundo — o doutor prosseguiu — nós precisamos **dormir** para dar folga às células que trabalham sem parar.

Como aquelas que controlam nossa respiração e os batimentos do coração, dia e noite. Inclusive, algumas delas trabalham mais durante a noite. [2]

Ele fez uma pausa e olhou diretamente para o garoto:

— Por exemplo, é somente durante o sono que nosso corpo cresce e nossa memória se aprimora. É quando dormimos que o cérebro armazena o que aprendemos durante o dia.

O garoto olhou para os pais, buscando confirmação.

Eles sorriram e concordaram com a cabeça.

O doutor viu o comportamento deles e continuou:

— Quando dormimos, as células do coração continuam bombeando sangue. As células do cérebro continuam liberando hormônios. Diferentes daqueles que foram feitos durante o dia, mas tudo continua funcionando.

É principalmente nesse horário que as células aproveitam para consertar os estragos do dia. Elas curam cortes, arranhões, microlesões. Combatem vírus e bactérias.

Ele enfatizou, olhando para os três:

— Nossas células se dedicam completamente à nossa saúde. De dia *e* de noite. [3]

Os pais continuavam sorrindo, satisfeitos com a explicação.

LADO 3: BRINCAR

O doutor apontou para o terceiro lado do triângulo:

— E terceiro, nós precisamos **brincar** para...

Ele parou.

Queria dizer "integrar consciente e inconsciente", mas sabia que era cedo demais para isso. Então reformulou:

— Para libertar e estimular nossa criatividade. Acessar, utilizar e desenvolver nossos diferentes tipos de inteligência.[4] Fazer novas conexões neurais. Sair da rotina padrão que nos acostumamos, para nos aventurar experimentando situações novas!

Gesticulou com as mãos, empolgado:

— Sentir emoções diferentes das habituais nos permite **ver** o mundo, os relacionamentos e a vida **por novas perspectivas**.

Só essa diversão descontraída e prazerosa fornece esse tipo de energia para nossas células. Sem as inovações divertidas do brincar, as células se atrofiam.

Murcham por falta de uso. [5]

Os pais se entreolharam e sorriram — um sorriso diferente agora, mais relaxado.

O doutor não percebeu, mas foi naquele exato momento que eles finalmente conseguiram respirar melhor.

Pare aqui por um momento.
Comer, dormir, brincar.
Três coisas gostosas. Simples assim.
Mas quando foi a última vez que você fez as três com qualidade no mesmo dia?

Se você é como a maioria dos adultos que atendo, provavelmente está pensando: "Ah, mas eu *como* todos os dias. Durmo várias horas. E até assisto uma série para relaxar..."
Só que **não** é disso que estamos falando.

Comer não é apenas "colocar comida na boca entre uma atividade e outra".

Dormir não é "apagar de exaustão ou sob medicação".

Brincar não é "rolar o feed do Instagram até o cérebro desligar" e muito menos assistir "alguma bobagem" na TV.

O que o doutor está prestes a explicar para esse garoto — e que mudou a forma como trato obesidade há mais de 20 anos — é isto:
Suas células não ligam para suas desculpas ou justificativas.
Elas precisam dessas três energias. Todos os dias. Nas proporções necessárias.
Quando você priva suas células de qualquer uma dessas energias, elas adoecem. E quando suas células adoecem, seu corpo grita. Às vezes esse grito vem como fome descontrolada. Às vezes como cansaço crônico. Às vezes como aqueles quilos que simplesmente não saem, não importa o quanto você "se esforce".
Continue lendo. Você está prestes a entender por que todas aquelas dietas e esforços sofridos falharam.

A PERGUNTA DE UM MILHÃO

O garoto estava mais calmo agora, mas ainda não relaxado.

Enquanto ouvia, foi se lembrando que na escola já tinha aprendido algo parecido sobre células e energia.[6]

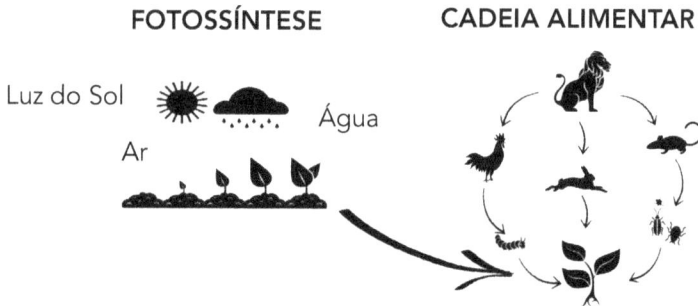

Figura 4 — Relação entre fotossíntese, cadeia alimentar e produção de energia para as células.

Percebendo que a explicação fazia sentido, ele disse:

— Beleza... acho que entendi. A gente precisa comer, brincar e dormir para cuidar das células, mas...

Ele hesitou.

— ...mas por quê **todos os dias**?

O doutor ficou radiante com a pergunta.

Ele sabe que um bom diálogo é construído com perguntas, dúvidas e inquietações.

Afinal, só se o garoto se interessasse por esse assunto é que eles poderiam conversar sobre 'como acabar com as dores que ele vinha sofrendo'.

— Vamos pensar nisso de duas maneiras — ele respondeu, animado. — A primeira é **compreender essa necessidade diária através das experiências que você já teve no seu próprio corpo**.

O doutor se inclinou para frente:

— Por exemplo: você já percebeu que nos dias em que não brinca, fica mal-humorado? Emburrado? Irritado com facilidade?

O garoto nem precisou pensar muito. Sabia exatamente como era isso.

Mas com medo do que os pais poderiam pensar, apenas concordou com a cabeça.

— Que bom — disse o doutor. — E já percebeu que quando não nos divertimos por alguns dias, ficamos tensos? Às vezes o corpo até fica meio dolorido?

O garoto olhou de relance para os pais.

Para sua surpresa, viu eles se entreolharam e concordaram — reconhecendo esses desconfortos em si mesmos.

— Quanto mais nos divertimos espontaneamente — o doutor explicou — melhor nossas células de músculos e órgãos funcionam. Isso melhora nosso humor, nosso condicionamento físico e, com o tempo, até as brincadeiras mais ativas ficam fáceis.

Ele fez sinal de aspas com os dedos:

— E quando digo "ativas", me refiro a atividades que exigem mais do corpo: jogos com bola, esportes, brincadeiras com outras crianças. Quanto mais brincamos, mais gostamos de brincar, justamente porque o condicionamento vai melhorando.[7]

O pai não disse nada, mas essa explicação fez sentido.

Ele estava parado há mais de dez anos e, agora que pensava nisso, percebia que sua vontade de retomar atividades físicas diminuía a cada dia...

Desconhecendo isso, o doutor continuou:

— E vocês já repararam que ficamos esgotados quando dormimos pouco por dois dias ou mais?[8] Que nos sentimos fracos quando não comemos? Conforme o dia passa, vamos perdendo disposição física e mental. Sentindo menos vontade de fazer coisas. E se forem muitos dias assim...

Ele pausou, deixando o peso daquelas palavras assentar.

— ...até o ânimo de viver diminui.

Surpresa, a mãe perguntou:

— Esses desconfortos acontecem só porque comer, brincar e dormir são necessidades das células?

O doutor confirmou com a cabeça, perdendo um pouco do sorriso habitual:

— Se não satisfizermos essas três necessidades todos os dias, nossas células adoecem. E quando elas adoecem, o funcionamento dos órgãos deixa de ser perfeito. Pode até parar completamente.

A mãe olhou para o chão:

— A correria do dia a dia faz a gente esquecer dessas necessidades... E aí começamos a adoecer porque não estamos cuidando de **três ações que são verdadeiras fontes de prazer na vida...**

O pai, surpreso com a própria conclusão, disse:

— É difícil de acreditar. Mas faz sentido que nossa saúde se deteriore quando descuidamos das necessidades das nossas células. Tem coerência.

— Sim — o doutor respondeu, sério agora. — Como as células estão dentro de nós, trabalhando sozinhas, **vamos forçando o mau funcionamento delas sem perceber que estamos causando danos a nós mesmos.**

Nos machucando dolorosamente, a mãe pensou.

45

O pai, indignado por não ter aprendido isso antes, resmungou:

— Humpf... Todo mundo deveria aprender sobre as necessidades das células na escola!

A EXPERIÊNCIA DO FEIJÃO

Tentando suavizar a frustração do pai, o doutor se empolgou novamente:

— Mas esse conhecimento *está* nos livros didáticos há décadas! Só nos falta associar a teoria com a prática diária da vida.

Ele apontou para um quadro na parede mostrando células animal e vegetal.

— Por exemplo: na escola aprendemos que células existem em animais e vegetais. Lembram?

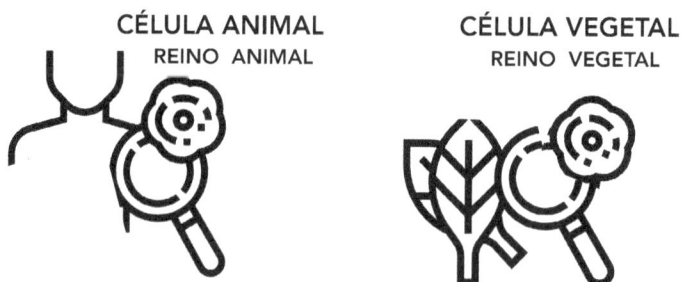

Figura 5 — Representação simbólica das células animal e vegetal.

O garoto, querendo confirmar se estava entendendo, perguntou:

— Pai, nós também somos animais, certo? Porque também pertencemos à natureza?

O pai concordou com a cabeça.[9]

Satisfeito, o doutor continuou:

— Entender essa teoria pode ser complicado porque **não** *vemos* as células. Mas na escola, aprendemos sobre elas de forma concreta quando plantamos feijões no algodão. Você fez isso?

O garoto sorriu aliviado — finalmente uma pergunta que sabia responder — e acenou que sim.

— Excelente! — o doutor elogiou, levantando-se para pegar um livro infantil na estante.

Folheou até encontrar uma gravura de feijões e virou o livro para eles:

— Na experiência de plantar feijão no algodão, descobrimos que a sementinha precisa de três condições para crescer: **água, luz do sol e ar**. [10]

Ele pausou para chamar a atenção do garoto:

— Agora imagine que o feijão é uma célula animal. Essas três necessidades representam o alimento, o sono e a brincadeira.

O garoto sorriu, captando a comparação.

Legal, pensou. É como se o feijão precisasse comer, dormir e brincar para crescer.

— No experimento — o doutor prosseguiu — se o feijão estiver em algodão úmido com água e próximo a uma janela, em alguns dias já aparecem as raízes, certo?

Eles concordaram.

— Porém... — ele apontou para outra imagem no livro — essas raízes não nascem se o feijão estiver com água e ar, mas dentro de uma caixa escura onde a luz não entre. Se o feijão estiver com água e luz solar mas sem ar.

— Porque a célula precisa dos três! — o garoto disse espontaneamente.

— Isso! — o doutor respondeu, satisfeito. — O mesmo acontece se o feijão tiver ar e luz, mas sem água.

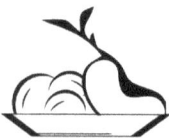

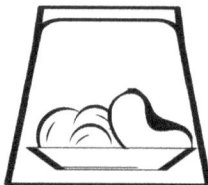

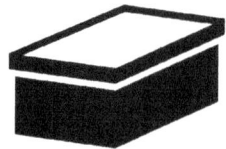

— Isso aconteceu com os meus feijões! — o garoto disse impulsivamente, surpreso com a compreensão dessa explicação.

Na escola, quando teve aquela aula, ele não tinha pensado sobre as células vegetais dos feijões, muito menos sobre as necessidades delas.

A mãe, querendo ajudar, disse delicadamente:

— Aconteceu porque você esqueceu de colocar água, lembra?

O garoto ficou sem jeito por entender seu erro, confirmou com a cabeça e baixou os olhos, constrangido. Envergonhado.

Reconhecendo o embaraço, o doutor rapidamente interveio:

— Não se preocupe! Na primeira vez, quase *todos* nós matamos os feijões de sede. Sabe por quê?

O garoto olhou para cima:

— Não...

— Porque é uma **experiência** — o doutor explicou com entusiasmo. — É natural errarmos quando estamos experimentando algo novo. Afinal, é a primeira vez que estamos fazendo aquela coisa!

Entendendo a lógica, o garoto se tranquilizou e sorriu.

Mas o pai, de repente, se irritou:

— Mas ninguém gosta de errar, né, doutor? — esbravejou, olhando para o filho. — Na vida, a gente pode acertar de primeira se for organizado e cuidadoso!

A mensagem era claramente direcionada ao garoto.

O doutor, que tinha tomado um susto com aquela explosão por um instante, quase respondeu no mesmo tom.

Mas respirou fundo e pensou: *Calma. Preciso me manter centrado.*

Tentando serenar, inspirou e respondeu com voz educada:

— Realmente, não devemos começar uma primeira vez já esperando errar. No entanto...

Ele escolheu as palavras com cuidado:

— Quando temos consciência de que a chance de acertar na primeira vez é quase zero, paramos de nos pressionar desnecessariamente.

Mas rapidamente percebeu que o pai não ouviu, pois ainda estava remoendo a própria raiva.

O garoto se sentiu humilhado por ter seu erro exposto.

A mãe sentiu remorso por ter entrado naquele assunto.

O clima ficou tenso.

Você viu o que acabou de acontecer?
O pai explodiu. Do nada. Por causa de feijões.
Mas não foi sobre feijões, claro.
Quase nunca é pelo que parece ser.
Em 30 anos de consultório, aprendi que Obesidade
raramente é só sobre comida. Na maioria das vezes, é sobre o
que está acontecendo *ao redor* da comida.
Pessoas exaustas. Pressionadas. Carregando frustrações há
tanto tempo explodem com quem menos tem a ver com elas
— e muitas vezes, transferindo essa pressão a filhos e
familiares.
E sabe o que isso tem a ver com Obesidade?
Tudo.
Porque quando nossas células sentem esse estresse — essa
tensão, essa raiva não resolvida, esse ambiente tóxico — elas
respondem, agindo e reagindo à maneira delas.
Liberam adrenalina e cortisol.
Desregulam a fome.
Armazenam gordura.

Não estou falando de "comer emocional". Mas de Química.
Fatores biológicos que os relacionamentos desencadeiam
dentro e fora de nossas células.
O doutor dessa história sabe disso. Por isso ele não quer
reagir à provocação. Ele entende que tratar a Obesidade é
complexo porque seres humanos são *pessoas* complexas,
com histórias complexas, em famílias
complexas. Independentemente de haver Obesidade.
Continue lendo. Ele está prestes a fazer
algo surpreendente.

51

RECUPERANDO A CONEXÃO

O doutor reconheceu que a dinâmica daquela família começava a transparecer. [11]

Quando estamos no meio de um problema, pensou, é difícil enxergarmos a raiz dele. [12]

Mas problemas familiares — pessoais ou profissionais — precisam ser resolvidos porque afetam profunda e negativamente o funcionamento das nossas células.

Preciso recuperar a atenção do garoto, concluiu.

Elevando o tom de voz com serenidade, disse:

— Agir na vida diariamente é diferente de fazer uma experiência sistematizada.

A mãe, mais para sair do clima desagradável do que por interesse real, perguntou:

— Por quê?

A voz dela chamou a atenção do marido, que "voltou".

— Porque experiências escolares são feitas para investigarmos algo novo — o doutor explicou. — Algo diferente do comum, da rotina. É uma condição preparada com segurança para proporcionar a aprendizagem prática de alguma teoria e, ao mesmo tempo, proporcionar amadurecimento humano. [13]

Confuso, o garoto perguntou:

— O que é amadurecer o humano?

O doutor sorriu, feliz por ter a atenção dele de volta:

— Amadurecer humanamente significa, por exemplo, **pensar antes de falar. Pensar antes de agir. Pensar antes de tomar uma decisão.**

A mãe, sentindo-se culpada, interveio com um sorriso:

— Você amadureceu com a experiência dos feijões, meu bem.

— Amadureci? — o garoto perguntou, genuinamente surpreso.

— Sim — ela respondeu com voz suave. — Quando os primeiros morreram, você **teve a iniciativa** de plantar outros e procurou **ser mais cuidadoso**. E conseguiu!

— E consegui! — ele repetiu, satisfeito consigo mesmo.

Essa percepção o aliviou tanto que seus músculos relaxaram e ele se recostou molemente na poltrona.

Em seguida, seu rosto foi se iluminando conforme relembrava o brilho daquela conquista.

Agora ele tomava consciência de seu próprio amadurecimento.

Entender essa evolução o fez sentir-se mais confiante. Ele não percebeu, mas com essa autoconfiança cresceu, também, sua segurança em si mesmo e, por consequência, sua potência de existir.

Mais seguro e mais potente, se reconheceu como alguém capaz de cumprir combinados. Como alguém que se torna responsável.

Não percebeu, mas agora se sentia mais preenchido. Mais inteiro. Mais completo.

O MEDO DE ERRAR

Extremamente satisfeito com a evolução da conversa, o doutor acrescentou:

— Muito bem! Ao decidir refazer a experiência, buscando corrigir o que deu errado, você venceu um dos maiores medos humanos:

Ele pausou para checar se o garoto estava acompanhando:

— **O medo de errar.** [14]

O pai deu um pulo na cadeira, surpreso:

— Nunca pensei que errar tivesse um lado bom!!

Mesmo ainda irritado, passou a se interessar pelo assunto.

Aliviado, o doutor continuou:

— Os professores orientam essa experiência dos feijões porque, além dos inúmeros ganhos para aprendizagem dos necessários conteúdos do currículo escolar, é uma condição segura e sutil para pais e filhos trabalharem o tema da finitude da vida.

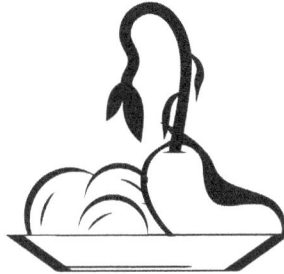

Ciente da complexidade do assunto, ele explicou com cuidado:

— Afinal, lidar com a morte de um vegetal, seja por sede ou fome, tem consequências psíquicas bem menores do que perder um bichinho de estimação pelos mesmos motivos.

— Nossa! É verdade — o pai concordou em voz alta, reconhecendo a delicadeza do tema.

A mãe, aliviada com a mudança do marido, acrescentou:

— Entender que é normal errar na primeira vez tira um peso da gente! Diminuímos a pressão que fazemos em nós mesmos! [15]

O garoto viu o pai segurar a mão da mãe carinhosamente enquanto melhorava de humor. Concordando com a cabeça, ouvia o doutor atentamente.

Vamos falar sobre fracasso?[16]
Não o fracasso dos feijões do garoto. O *nosso* fracasso diário.
Aqueles abandonos constantes de dietas. Aquelas retomadas à academia que não ultrapassam 4 vezes.
Aquelas promessas de Ano Novo que duram até 15 de janeiro ou as novas decisões que muitas vezes não duram 24 horas.
Você se lembra como cada um deles dói?
"Eu não tenho força de vontade. Nunca vou conseguir."
Mas quando olhamos para o todo, a perspectiva muda!
Você não falhou. É que mudar comportamento é difícil. Pior ainda é contrariar as necessidades energéticas das nossas células.
A indústria da dieta lucra bilhões nos fazendo acreditar que o problema somos nós. Que se "realmente quiséssemos", conseguiríamos. Que é só "nos esforçar mais".
Essa visão, além de curta, desconsidera nossas necessidades reais.
Em primeiro lugar, nossas células trabalham, também, para impedir que realizemos decisões que contrariam as

necessidades delas. Vamos ver isso em detalhes.

Em segundo lugar, **errar faz parte do processo de aprender**.

Nosso garotinho matou os feijões na primeira tentativa. E o doutor disse: *"Quase todos nós matamos os feijões de sede. "Quase todos!*

Porque acertar na primeira vez é estatisticamente improvável quando estamos fazendo algo novo.

Mas a sociedade, as revistas, os influencers fitness vendem a ilusão de que existe um caminho perfeito. Uma fórmula que, para quem seguir direitinho, funciona de primeira.

Para quase ninguém é assim porque começar ou retornar significa fazer diferente do que fazemos.

E quando não funciona (porque não vai funcionar de primeira), assumimos que erramos.

Mas não erramos.

Estamos apenas buscando acertar.

O erro está em quem insiste em ensinar a termos medo de errar.

Este livro quer relembrar você de que, mesmo que haja uma fórmula infalível, aprender requer tentar de novo. E de novo. E de novo. E mais outra vez. Até acertarmos.

Porque é assim que mudanças reais acontecem.

A NATUREZA SEGUE REGRAS CLARAS

O doutor prosseguiu:

— Estou falando da experiência do feijão porque ela é **uma das primeiras vezes que sentimos a**

responsabilidade de ter um ser vivo dependendo da gente todos os dias.

<u>Essa percepção é tão intensa</u> que quase todo adulto se lembra dessa experiência que fez na escola. [17]

Os pais sorriram, confirmando.

Eles também se lembravam dos próprios feijões.

— Não me lembro de ter pensado muito sobre isso na época — o pai admitiu. — Mas me lembro com clareza do que fiz. Essa experiência realmente marca a gente.[18]

O doutor concordou:

— Outra coisa importante que aprendemos nessa experiência é que, **para se conseguir os resultados esperados, é necessário seguir certas regras.**

O pai concordou, mas a irritação voltou à sua voz:

— É verdade. Mas também é uma chance de perceber que algumas regras são simplesmente inúteis.

Desta vez, o doutor estava mais atento.

Não se deixou levar pela provocação.

Ele deve estar se sentindo muito pressionado, pensou. *Por isso volta a ficar com raiva sem motivo aparente.*

Respirou fundo e continuou com suavidade:

— Na natureza, tanto em animais quanto em plantas, **as células só funcionam direito se as condições estiverem perfeitas para elas.**[19]

Ele pausou, deixando a informação reverberar:

— Quando paramos de cuidar delas, nossas células ficam doentes e vão morrendo uma a uma. Como feijões que não receberam água, luz ou ar.

A PERGUNTA FINAL

Novamente o garoto sentiu seu estômago roncar de fome.

Ai! Será que já estou prejudicando minhas células?

Mas percebeu que era uma dor diferente.

Será que ter medo de errar faz doer o estômago?

Queria perguntar isso. Queria tanto saber...

De repente, a dor veio tão forte que lhe deu coragem para obter respostas.

Tentando organizar as ideias, falou de forma improvisada:

— Mas... Então, o feijão não engorda? Ele é só ar, sol e água?

Essa pergunta do garoto é genial.

E revela exatamente o problema que precisamos resolver.

Porque ele não está perguntando só sobre feijões.

Ele está perguntando: *"Se feijão é só energia, por que comida me faz engordar?"*

É a mesma pergunta que todos nós fazemos quando olhamos para aquele prato de salada e pensamos: "Isso não vai me encher – satisfazer, matar a minha fome."

Ou quando evitamos pão porque "carboidrato engorda".

Ou quando aprendemos a contar calorias como se nosso corpo fosse uma calculadora computando cada uma.

Aqui está a realidade que somente é encontrada quando se tem coragem de perguntar:

Comida não é matemática.

Célula não é matemática.

Nosso corpo não é "calorias que entram - calorias que saem = peso".

Essa conclusão foi o resultado de uma simplificação brutal de um processo biopsicossocial incrivelmente complexo que envolve neurotransmissores, receptores, ritmo circadiano, sinais vitais, pensamentos, raciocínios, visão de mundo...

...e sim, também aquele bate boca que tivemos ontem.

Agora, o garoto está prestes a descobrir que o feijão precisa de muito mais do que "ar, sol e água" para crescer saudavelmente.

E você está prestes a descobrir que por que "comer menos e se exercitar mais" é insuficiente para tratar obesidade.

APÊNDICE 2
Referências do capítulo 2

1. A matéria dos alimentos é formada por seus nutrientes. A energia dos macronutrientes produz capacidade de realizar trabalho, de fazer a matéria se mover. Na natureza, a energia existe em diferentes formas, mas a que está presente, dentro da matéria, é a energia interna, que é química. Segundo o Sistema Internacional de Unidades (SI) estas unidades de energia podem ser medidas em joule (pronuncie joul), simbolizado por J, ou em caloria, simbolizado por cal. **Referência:** UCKO, D. A. Química para as Ciências da Saúde. São Paulo: Manole, 1992.

2 O tempo de sono vem diminuindo e nas sociedades ocidentais, esta restrição crônica se tornou comum. Dentre os primeiros estudos que alertaram para este de 2005 que, medindo participantes por polissonografia, encontrou que, em comparação com os participantes que dormem 8h, independente do IMC, quem habitualmente dorme **5h por noite**, apresentou os hormônios **leptina** (que suprime o apetite) **15% menor,** e **grelina** (que estimula o apetite) **15% maior**, além de IMC maior. Resultados que explicam como as **mudanças no dormir afetam os hormônios reguladores do apetite e contribuem para o aumento da Obesidade. Referência:** TAHERI, S. et al. Short sleep duration is associated with reduced leptin, elevated ghrelin, and increased BMI. *PLoS Medicine*, v. 1, n. 3, e62, 2004.

3. As células mantêm atividade contínua, com ritmos distintos entre vigília e sono. **Referência:** ver Capítulo 1, Referência 13.

4. O brincar estimula inteligências múltiplas e neuroplasticidade. **Nota editorial:** conteúdo aprofundado nos próximos capítulos (Método ObesidadePRO).

5 Na psicanálise **"o princípio de prazer é a força motriz que nos guia e, possivelmente, o impulso guia mais forte do viver"**. Mas, na contramão, vem crescendo o número de regras e ações que pretensiosamente nos (des)prepararam para a vida adulta. Com isto, em paralelo tem aumentado, também, a incidência de doenças mentais, a ansiedade, a depressão e o suicídio. Faz-se necessário relembrar que a vida humana é regida por ambos, tanto pelo princípio do prazer quanto pelo princípio de realidade. O brincar é uma forma divertida de aprender a lidar com ambos, compará-los e essencial até para checar esses resultados. É

brincando que desenvolvemos valores, nos libertarmos do medo e nos preparamos, melhor, para a vida. Inclusive na fase adulta, pois o prazer é uma das necessidades humanas – O princípio do prazer é estruturante do desenvolvimento humano. **Referência:** FRANCO LEITE, R. O brincar e o princípio do prazer. *Revista Estudos de Psicanálise*, n. 43, p. 139–144, 2015.

6. Estudamos, na escola, sobre fotossíntese, cadeia, teia e rede alimentar porque é exatamente isso que ocorre em nossas células. Nós, os seres vivos, somos formados por matéria orgânica, também chamada de biomassa. A biomassa é passada de um ser para o outro, quando se alimenta dele. Esta transferência de matéria entre os seres vivos permite a reutilização dos elementos químicos, assim como ocorre nos ciclos de carbono - C, oxigênio - O e nitrogênio - N. O mesmo ocorre, também, durante o movimento, em nossas contrações musculares), ou no funcionamento das células, tanto durante o dia, quanto à noite, no período de sono. – Fotossíntese, cadeia alimentar e metabolismo celular seguem princípios universais de transferência de energia. **Referência:** ver Capítulo 1, Referência 2.

7. Nosso corpo sente prazer em movimentar-se mas não quando estamos doentes. Para tratar a Obesidade é desnecessário incluir movimentos no brincar, contudo, divertir-se é fundamental – O prazer no movimento depende do estado de saúde celular. **Referência:** CEZAR, C. Comer, tratar, curtir: obesidade tratada com abordagem tridimensional. 2. ed. (no prelo).

8. A privação do sono afeta a produção dos hormônios grelina e leptina, alterando nossas percepções de forme e de saciedade, comprometendo essa regulação essencial. **Referências:** COLTEN, H. R.; ALTEVOGT, B. M. *Sleep Disorders and Sleep Deprivation*. Washington: National Academies Press, 2006 | Heywood, K.M. e Getchell, N. *Desenvolvimento motor ao longo da vida*, Artmed - 5a ed. 2009. Ver, também, a nota 2 deste.

9. Nós, seres vivos, somos constituídos por células, necessitamos de energia para realizar metabolismo, responder a estímulos, apresentar material genético, nos reproduzirmos e evoluirmos. Nos classificar é uma tarefa bastante difícil, mas tentada há séculos. Atualmente, estamos todos divididos em 5 reinos: Monera, Protista Fungi, Animalia (animal) e Plantae (vegetal). **Referência:** ver Capítulo 1, Referência 13.

10. As sementes são estruturas reprodutivas formadas por várias células. Elas podem ser definidas como óvulos maduros e fecundados, ou seja, pequenos invólucros que contêm um embrião em repouso mas com reservas de alimento para seu

desenvolvimento inicial. **Referência:** ver Capítulo 1, Referência 13.

11. **Dinâmica familiar** se refere aos padrões de interações entre parentes, seus papéis e relacionamentos, e os vários fatores que moldam suas interações. Como os membros da família dependem uns dos outros para apoio emocional, físico e econômico, eles são uma das principais fontes de segurança ou de estresse nos relacionamentos. **Relacionamentos familiares seguros** e de apoio fornecem amor, conselhos e cuidado gentis, enquanto **relacionamentos familiares estressantes** são sobrecarregados com argumentos (discussões de relacionamentos), avaliações críticas constantes e demandas onerosas. As **interações interpessoais entre os membros da família têm impactos duradouros** e influenciam o desenvolvimento e o bem-estar de uma pessoa através de vias psicossociais, comportamentais e fisiológicas. Assim, **a dinâmica familiar e a qualidade dos relacionamentos familiares podem impactar positiva ou negativamente a saúde**.

Vários fatores impactam beneficamente a dinâmica familiar. Alguns pesquisadores identificaram a individuação, a mutualidade, a flexibilidade, a estabilidade, a comunicação clara e a reciprocidade do papel como os principais fatores que contribuem para a dinâmica familiar saudável. Em particular, a reciprocidade, um sentimento compartilhado de coesão e calor, foi identificado como o fator contribuinte mais vital. Em contraste, **os fatores que contribuem para a dinâmica familiar pouco saudável incluem emaranhamento, isolamento, rigidez, desorganização, comunicação pouco clara e conflito de papéis. Referência:** JABBARI, B.; SCHOO, C.; ROUSTER, A. S. Dinâmica familiar influencia saúde biopsicossocial. *Family Dynamics*. StatPearls, 2023. **Disponível em:** https://www.ncbi.nlm.nih.gov/books/NBK560487/. Acesso em: 3/5/2025.

12. Substituir as práticas convencionais curativas por uma **abordagem centrada na vigilância à saúde, a qual integra a atuação do setor da saúde às várias dimensões do processo saúde-doença, especialmente em sua determinação social,** exige uma visão mais ampla. Os profissionais de saúde podem (e precisam) ajudar as pessoas a **entenderem seu papel no processo saúde-doença.** O sucesso desta estratégia requer construir relacionamentos com vínculos mais fortes, que dialogam e trocam conhecimentos, exigindo que o trabalho em saúde respeite e interaja com os cuidados que as **famílias já estão realizando, sem culpabilizar nem criticar. Referência:** BEERENWINKEL, A.; KEUSEN, A. L. Abordagens em saúde devem integrar dimensões sociais e familiares. *Saúde em Debate*, v. 38, n. 103, p. 771–782, 2014.

13. Donald Winnicott (1896-1971), pediatra e psicanalista inglês, entende que o amadurecimento humano vai da dependência para a independência, sabendo-se, no entanto, que a independência nunca é absoluta e torna-se melhor quando integrada a vida social e a vida cultural. Ele explica que a vida de um indivíduo são, mentalmente saudável, se caracteriza mais por medos, sentimentos conflitantes, dúvidas, frustrações do que por seus aspectos positivos. O essencial é que o homem ou a mulher se sintam VIVENDO sua própria vida, responsabilizando-se por suas ações ou inações, sentindo-se capazes de atribuírem a si o mérito de um sucesso ou a responsabilidade de um fracasso. Pode-se dizer, em suma, que esta pessoa saiu da dependência para entrar na independência ou na autonomia. - Winnicott e o amadurecimento humano. **Referência:** FULGENCIO, L. *Paidéia*, v. 21, n. 50, 2011.

14. Diz o texto: "Nosso medo mais profundo não é o de sermos inadequados. Nosso medo mais profundo é que somos poderosos além de qualquer medida. É a nossa luz, não as nossas trevas O que mais nos apavora. Nós nos perguntamos: Quem sou eu para ser Brilhante, Maravilhoso, Talentoso e Fabuloso? Na realidade, Quem é você para não ser? (...). Não há iluminação em se encolher, Para que os outros não se sintam inseguros Quando estão perto de você.

Sobre sua origem e autoria, em 2017, a conta verificada de Marianne Willianson no Twitter publicou: "Para aqueles que viram minha citação de "Um retorno ao Amor" erroneamente atribuída pela CNN – Cable News Network), a Nelson Mandela, ontem à noite na cerimônia de premiação "Heroes Awards", aqui está a correção oficial da Fundação Mandela: https://www.nelsonmandela.org/news/entry/deepest-fear-quote-not-mr-mandelas/ .... Eu teria ficado honrada se o Sr. Mandela tivesse citado essas palavras, mas ele não fez. Disponível em: https://quoteinvestigator-com/2019/06/30/deepest/?_x_ tr_sl=en&_x_tr_tl=pt&_x_tr_hl=pt&_x_tr_pto =sge Acesso em 31/dez/25.

15. A cultura da autoexigência e o mito do acerto imediato. **Nota editorial.** Quem já refletiu sobre "como e quanto", inadequadamente, nos pressionamos para a primeira vez que fazemos algo, talvez tenha prestado atenção à frase: "e a primeira vez é sempre a última chance", que aparece na letra da música Teatro dos Vampiros, da intelectual banda brasileira Legião Urbana. Nós precisamos nos conscientizar de que, na primeira vez, errar é natural. Tomar esta consciência é a melhor forma de quebrarmos este ciclo, internacionalmente comum, de autoexigência excessiva ou inalcançável.

16. Aprender exige errar. **Nota editorial.** A expressão "eu nunca perco (ou erro) porque ou eu ganho ou eu aprendo" é uma orientação de resiliência e crescimento pessoal que depois que ouvi, busco praticar. Sobre sua autoria e origem, também é comumente atribuída – na internet e redes sociais, ao estadista líder sul-africano Nelson Mandela, símbolo global de luta pela liberdade e igualdade.

A central de inteligência e de informações das células é o núcleo. A linguagem que as células usam para se comunicar é o código genético. Detalhadamente em Harper, H. A.; Rodwell, V. W. e Mayes, PA Manual de química fisiológica - Ed. Atheneu, 1982.

17. Aprendizagem experiencial e memória de longo prazo. **Nota editorial.** A orientação: "diga-me e eu esquecerei, ensina-me e eu poderei lembrar, envolva-me e eu aprenderei", atribuída à Benjamin Franklin, é famosa entre os profissionais de Educação justamente porque "ao vivenciarmos um conhecimento" é que nos envolvemos psíquica e biologicamente, uma experiência que se torna mais inteira e completa. A complexidade neurobioquimica deste processo de envolvimento é que fixa a informação em nossa memória de longo prazo. Uma maneira de aprimorar a aprendizagem da leitura é ler ouvindo o texto. Acesse este audiolivro na Amazon, audible ou diretamente no Kindle (veja disponibilidade).

18. Para o Educador Régis de Morais "é a emoção que fixa a informação". Este mecanismo neurobioquímico explica que para saber apresentar e discutir conteúdos é desnecessário ser carismático, mas é essencial ter paixão pelo que ensina, justamente porque **ensinar é provocar um encontro sensível e inteligente com a vida**. Uma das competências de quem ensina, segundo ele, é a capacidade de mostrar aos alunos que mais vale ser vulnerável ao outro do que se proteger desse calor humano. Ele conclui: IN-SIGNARE significa marcar com um sinal, o sinal da paixão de viver e de conhecer, conviver e participar, razões pelas quais o ensinar e o educar jamais podem ser apolíticos – Emoção como fixadora do conhecimento. **Referência:** MORAIS, R. *O que é ensinar*. São Paulo: Pedagógica Universitária, 1986.

19. As células seguem regras próprias de funcionamento. **Nota editorial integrativa.** Para começarmos a andar por esse caminho mais completo e, portanto, mais complexo, precisamos seguir as regras de funcionamento das células. Só para contextualizar, usemos como exemplo, as regras dos esportes. Se vamos jogar basquete, precisamos seguir as regras internacionais de basquete porque, se usarmos regras de outra modalidade esportiva ou, se inventarmos alguma regra nova, que esteja fora do livro de regras internacionais do basquete, significa que estamos jogando qualquer outra coisa, mas jogo de basquete, como ele existe em nível internacional, não é.

Para as células, é a mesma situação. Fora das regras delas, das condições perfeitas de funcionamento para elas, significa impor regras que não são delas e, consequentemente, ruins para elas. Regras que as sobrecarregam e as adoecem...

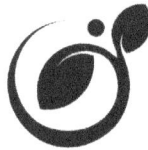

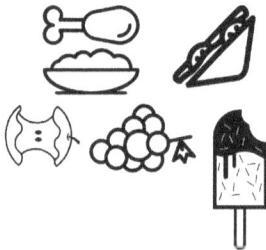

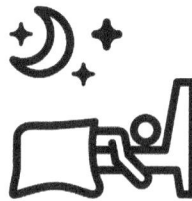

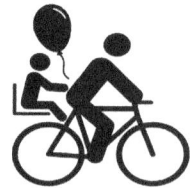

Capítulo 3
Os nutrientes são a matéria-prima dos alimentos, as mesmas substâncias químicas, naturais, que aprendemos na escola.

AVISO: Este capítulo vai desafiar profundamente o que você acredita sobre carboidratos.

Você provavelmente cresceu ouvindo que "carboidrato engorda". Que pão é o inimigo. Que arroz deve ser evitado. Que macarrão é traição à dieta.

Eu sei. Eu também ouvi isso durante anos.

Mas aqui está a realidade inconveniente que a indústria da dieta não quer que você saiba: **Suas células morrem sem carboidrato.** Literalmente.

Seu cérebro para. Suas hemácias param. Seu coração para.
Não em semanas. Em *minutos*.

O garoto naquele consultório está prestes a descobrir isso da pior maneira possível. E você está prestes a entender por que todas aquelas dietas low-carb falharam.

Não porque você é fraco. Mas porque você estava realmente matando suas células de fome.
Então prepare-se: o final deste capítulo vai pegar você desprevenido.

A PERGUNTA QUE MUDA TUDO

Os pais riram da pergunta do garoto. Mas, ao mesmo tempo, ficaram curiosos para conhecer a resposta.

"O feijão não engorda? Ele é só ar, sol e água?"

O doutor sorriu:

— O feijão, assim como todos os alimentos de origem vegetal, faz **fotossíntese**. Um processo incrível onde as plantas usam luz do sol para transformar água (H_2O) e ar (CO_2) em glicose ($C_6H_{12}O_6$).

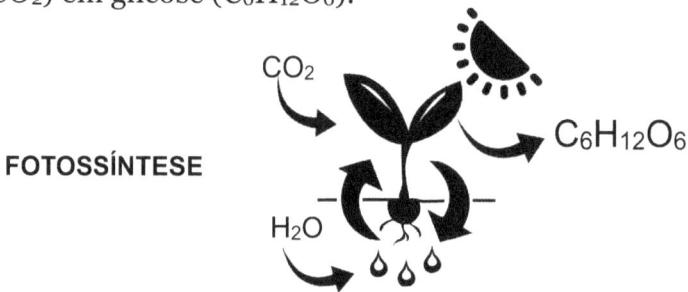

CO_2

$C_6H_{12}O_6$

FOTOSSÍNTESE

H_2O

Sófocles pausou, maravilhado
com essas poderosas organizações cíclicas da natureza:

— Somente as plantas têm essa capacidade. Nós, animais, **não** fazemos glicose. Por isso precisamos comer plantas para obter essa essencial fonte de energia.[1]

O garoto, reconhecendo que havia coerência com o que vem estudando na escola, associou:

— Essa energia é a mesma que é transferida pela cadeia alimentar?

— Sim! — o doutor respondeu, entusiasmado.

Ele se inclinou para frente:

— Sabe, assim como a água, todas as coisas da natureza são formadas por partes tão pequenininhas que nossos olhos não conseguem ver. Essas partículas são ainda menores que as células. São chamadas de **elementos químicos**.

— Os elementos químicos são os átomos? — o garoto perguntou, achando que já tinha ouvido falar disso.

— Uau! — o pai se surpreendeu, orgulhoso. — Você tá estudando, hein?

Ele mesmo estava achando difícil acompanhar aquele raciocínio. Afinal, fazia tempo que tinha memorizado tudo aquilo só para passar no vestibular.[2]

A TABELA PERIÓDICA

Rápido, para não perder o interesse do garoto, o doutor abriu uma gaveta e tirou uma tabela periódica:

— Essas pequenas partes de tudo que existe — e que os seres humanos já conseguiram identificar — ficam reunidas aqui. Assim, todos no mundo inteiro podem aprender sobre esse assunto tão importante pra saúde.

A mãe contextualizou:

— Filho, **o avanço real da humanidade depende de cada pessoa se apropriar do conhecimento que já foi construído antes.**

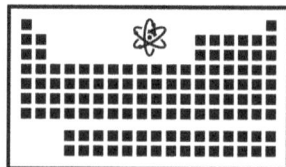

— Porque assim, campeão — o pai acrescentou — pegamos esse conhecimento pronto! Não precisamos demorar tantos anos como os estudiosos que descobriram cada elemento. Já recebemos tudo explicadinho!

— Explicadinho? — o garoto fez uma careta. — Eu acho esse assunto bem complicadinho!

Todos riram.

A mãe disse:

— Sim, meu bem, é complicado mesmo. Mas o que a gente está querendo dizer é que antes dessa tabela existir era ainda mais complicado.[3]

O garoto estava com uma cara tão feia que parecia que ia explodir.

"Já foi pior? Nem quero imaginar..."

O doutor deu uma risadinha: — Os átomos *são* os elementos químicos. Em outras palavras, o oxigênio é átomo e também é elemento químico.[4]

O garoto surpreendeu a todos quando, de repente, recitou:

— No núcleo dos átomos tem prótons e nêutrons. Mas ao redor deles tem a eletrosfera, onde os elétrons ficam girando.

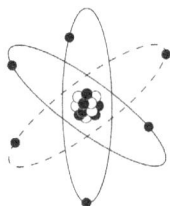

— Isso mesmo! — o doutor exclamou, impressionado. — Eles giram por causa de suas cargas elétricas. A carga dos prótons é positiva, a dos elétrons é negativa e a dos nêutrons é neutra.

A PERGUNTA QUE FEZ OS PAIS ARREPIAREM

O garoto assentiu. Mas então, perdendo o brilho nos olhos, conectou o que tinha aprendido com a fotossíntese:

— Então... eu não preciso comer? Beber e respirar é suficiente para ficar vivo?

A pergunta arrepiou os pais.

Eles sabiam que uma resposta errada poderia ter consequências sérias para a saúde do filho.

Com medo, olharam para o doutor em busca de ajuda.

Mas o doutor sequer olhou para eles.

Estava embevecido de alegria por conseguir discutir esse assunto fascinante com aquele garoto.

Do ponto de vista dele: ***somente cuida bem da saúde das próprias células quem entende suas necessidades.E aprende a satisfazê-las.***

Com um sorriso sapeca, explicou:

— Se nosso corpo pudesse fazer fotossíntese como as plantas, nós também conseguiríamos obter energia só do ar e da água. Mas, é claro, seríamos verdes como elas.

Ele piscou:

— Bom, aí talvez eu até fosse mais bonito!

O garoto gargalhou, imaginando o doutor em cor verde abacate.

Os pais riram, aliviados ao ver o filho entender a resposta.

Você percebeu o que quase aconteceu aqui?
O garoto estava a um passo de concluir que não precisava comer.
Que respirar e beber água seria suficiente.
Isso **não** é pensamento inocente de criança curiosa.

É assim que iniciam muitos transtornos alimentares.

E começou com uma pergunta científica legítima sobre fotossíntese.

Em 30 anos de consultório, vi centenas de adolescentes chegarem a conclusões perigosas através de lógica aparentemente racional:

"Se energia = calorias, e eu quero menos energia armazenada, devo comer menos calorias."

"Se plantas sobrevivem de sol e água, por que eu não posso sobreviver de menos?"

"Se jejum aumenta a longevidade em certos tipos de estudos, por que não fazer jejum sempre?"

A ciência mal compreendida é perigosa.

E a indústria da dieta *adora* ciência mal compreendida.

Porque vende livros. Vende produtos. Vende promessas.

O doutor dessa história sabe disso. Por isso ele **não** apenas responde — ele *ensina com base nas Ciências Universais.*

Continue lendo. A ciência real está vindo. E ela é MUITO mais fascinante e duradoura do que qualquer dieta da moda.

A QUÍMICA DA VIDA

Rindo também, o doutor esperou que se acalmassem:

— A fotossíntese é um processo exclusivamente vegetal, que ocorre em duas fases.

Ele desenhou no papel:

— Primeiro, a planta separa as moléculas de água (H_2O) e do ar (CO_2) em átomos de carbono, oxigênio e hidrogênio.

— Na segunda fase, a planta usa energia solar para reunir esses átomos e formar uma molécula de glicose ($C_6H_{12}O_6$).[5] É por isso que as plantas crescem: elas estão sempre fazendo glicose.

A CÉLULA VEGETAL SEPARA E REÚNE ÁTOMOS

NA 1ª FASE ELA SEPARA AS MOLÉCULAS EM ÁTOMOS

NA 2ª FASE REUNE ÁTOMOS P/ FORMAR NOVA MOLÉCULA

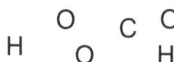

Ex. Separa moléculas de água (H_2O) e de ar CO_2 ⟶ EM ÁTOMOS ⟶ Para reuni-las e formar, por exemplo, 1 molécula de glicose

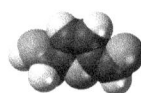

Figura 6 — Esquema simplificado da fotossíntese.

A família ficou em silêncio.

Ele concluiu:

— Nossos olhos não conseguem ver uma molécula de glicose. Mas quando centenas delas se juntam, formam o **carboidrato**.[6] Assim, muito maior, conseguimos enxergar — como no caso do feijão ou do milho.

— Ahhhh! — o pai gemeu tão alto que fez a família rir. —

Quer dizer que os alimentos ricos em **carboidratos** são sempre de origem vegetal? **Sempre vêm das plantas**?

— Isso mesmo! — o doutor respondeu.

O pai ficou visivelmente preocupado, mas foi interrompido pelo filho:

— Mas se todas as plantas usam sol e água, por que o milho tem gosto diferente do feijão?

— Nossa! — o doutor se espantou. — Sua pergunta foi genial! Quero dizer, todas as perguntas são sempre importantes, mas essa foi do tipo complexa![7]

Ele adora raciocínios completos.

— Bom, primeiramente, o solo é rico em átomos. Além da água, **as raízes das plantas também absorvem minerais que já estão na terra**, como ferro, potássio e cálcio. Cada absorção ocorre conforme as orientações que estão na semente da planta — no DNA dela.[8]

O pai admirou:

— **O DNA da planta tem informações da espécie! Por isso ela sabe o que precisa absorver do solo.** Para ser feijão ou uma deliciosa espiga de milho!

Mas o garoto não conseguiu ouvir essa resposta.

Sentia-se zonzo. Confuso.

Conhecia bem essas sensações. Eram exatamente as mesmas que vinha sentindo na escola há semanas.

"Acho que estou com sono", pensou.

OS MACRONUTRIENTES

O doutor reparou que a expressão do garoto havia mudado. Ele não estava mais tão animado e parecia pálido.

Tentando reanimá-lo, acrescentou:

— Sabia que as plantas também fazem proteínas e gorduras? E que, assim como os carboidratos, são **macronutrientes** formados por partes menores?

— Uma **proteína é a união de centenas de aminoácidos** como, por exemplo, o triptofano — ele escreveu no risque rabisque: $C_{11}H_{12}N_2O_2$.[9]

— E uma **gordura é a reunião de centenas de ácidos graxos** como, por exemplo, o ácido palmítico — escreveu: $C_{16}H_{32}O_2$.[10]

MACRONUTRIENTES DOS ALIMENTOS	
MOLÉCULAS MAIORES $\longrightarrow$	**moléculas menores**
CARBOIDRATOS $\rightarrow$	glicoses
PROTEÍNAS $\rightarrow$	aminoácidos
GORDURAS $\rightarrow$	ácidos graxos

— E na espiga de milho tem os dois! — concluiu sorrindo. É por isso que todo fazendeiro precisa entender sobre solo, clima e até geografia.[11]

A mãe, que estava de olho no filho, nesse momento ficou tão envolvida na conversa que se esqueceu de tudo.

Essas histórias a transportaram de volta para a infância, quando passava férias na fazenda dos avós. Seus olhos brilhavam com as memórias que estava revivendo.

— É por isso que, depois da colheita, eles precisam mudar o tipo de alimento a ser plantado na safra seguinte? — ela perguntou, mas respondeu a si mesma: — Porque as plantas absorveram os minerais do solo e a terra ficou empobrecida deles?

— Isso mesmo — o doutor concordou.

O pai, fascinado, interveio:

— Mas a terra fica empobrecida apenas dos minerais que a planta retirou! Daqueles que sobraram, ela continua rica, certo?

— Sim — o doutor respondeu. — Inclusive, quem planta só um tipo de alimento precisa deixar o solo descansar. Sem plantar, a própria terra vai recuperando seus minerais naturalmente ou com adubação.

Arrebatada pelas memórias de infância, a mãe concluiu:

— É por causa do solo que algumas regiões se tornam especialistas em um determinado alimento? Como a uva ou o morango? Porque o solo tem exatamente os minerais que esses frutos precisam?

— E até para formar seu tamanho e sabor — o pai acrescentou. — Fabricantes de vinhos escolhem espécies de uvas adequadas para o solo que têm.

— Tudo isso junto — o doutor elogiou. — Cada semente contém uma sequência exata de átomos para formar uma planta determinada.[12] Afinal, como dizem, quem planta pepinos não colhe tomates!

Todos riram.

A EXPLOSÃO DO PAI

— Além dos macronutrientes e dos minerais — o doutor continuou — as plantas contêm vitaminas. Por exemplo, o milho tem minerais como potássio, magnésio e fósforo, além das vitaminas A e E, tem mais duas do complexo B: traços de riboflavina e niacina.

Ele explicou:

— Vitaminas e minerais são **micronutrientes** fornecidos pelos alimentos — nossas células precisam deles em pequena quantidade – miligramas ou microgramas. Os macronutrientes são necessários em maior quantidade, em gramas. Relembrando que "a" grama é mato e só "o" grama é peso – sorriu.

---

microNUTRIENTES DOS ALIMENTOS

VITAMINAS	EXEMPLOS	VIT. A (ácido retinóico) Vit. C (ácido ascórbico)
MINERAIS		Fósforo (P) Magnésio (Mg)

A mãe, maravilhada, constatou:

— Agora estou reparando! A margarina é gordura vegetal porque vem do óleo de uma planta. Óleo de milho ou de soja! Mas a manteiga é uma gordura de origem animal.

Ao finalizar a descoberta, ela ficou sem jeito pois percebeu que o marido riu, achando isso bastante óbvio.

Porém, quase que imediatamente, ele mudou de humor:

— Origem vegetal? — resmungou, quase esbravejando. — Não nos diga que iremos comer proteína de origem vegetal em vez de proteína animal!

Ele adora carne.

Sorrindo, o doutor respondeu:

— A **pirâmide dos alimentos** separa todos os macro e micronutrientes que nossas células precisam em cinco grupos **insubstituíveis** entre eles.[13] Por exemplo, para satisfazer as necessidades de proteínas das células, todo ser humano precisa ingerir de duas a três porções tanto do grupo "carnes e ovos" quanto do grupo "leites e derivados". Por dia.

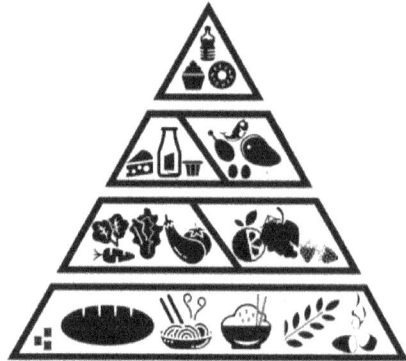

Ele ficou sério:

— Quem está pensando em mudar esta proporção precisa procurar orientação de um(a) profissional. A proteína de origem animal afeta diretamente a formação e replicação celular. Um pequeno erro nessa ingestão facilita adoecimentos — de um simples resfriado a uma arritmia cardíaca, câncer ou doenças autoimunes – fatais.[14]

O pai se assustou, mas ficou satisfeito em saber que **nada seria proibido.** Acalmou-se.

O filho perguntou:

— Para que o corpo precisa de proteínas?

DENTRO DA CÉLULA

— Apesar das células serem pequenininhas — o doutor respondeu, pegando uma pecinha de montar — dentro delas tem estruturas ainda menores chamadas **organelas**. São esses componentes que mantêm cada célula funcionando perfeitamente.

O pai notou que a expressão do filho não estava boa.

"Ele não está entendendo", pensou. *"Na idade dele, eu entendi facilmente porque tive aulas com a dona Estela."*

Ao lembrar daquela professora, sentiu saudades. Ela fazia a turma rir com explicações engraçadas.

"Vou contar para ele entender."

Atropelando as explicações do doutor, o pai começou:

— Filhão, faz de conta que uma célula é uma pessoa! Um ser humano! Então, para viver, toda célula precisa ter órgãozinhos dentro dela. Eles fazem a respiração celular, a digestão celular, organizam o ambiente interno... Um deles funciona tipo um cérebro! Outro tira de dentro dela o que não serve mais. Como se fosse uma evacuação celular, sabe?[15]

Ele riu, lembrando das graças da professora.

O doutor, impressionado, gostou:

— Que explicação fantástica! Nós precisamos ingerir proteína animal para que cada célula construa todas essas organelas — seus minúsculos órgãos.

COMPONENTES DE
UMA CÉLULA ANIMAL

Complexo de Golgi

Núcleo

Mitocôndria

Lisossomos

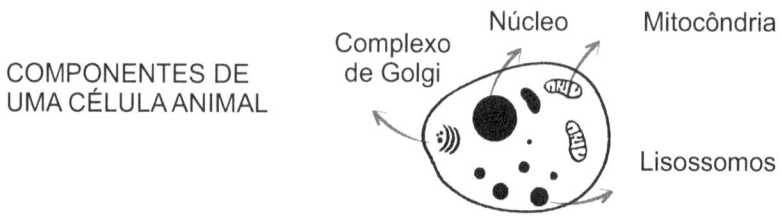

O pai continuou, empolgado:

— Filhão, as células também formam o citosol, aquele líquido que tem dentro delas!

O doutor confirmou:

— A proteína animal também é usada para formar colágeno e elastina, as proteínas estruturais que sustentam a membrana — a parede da célula — além das milhares de enzimas construídas dentro dela, todos os dias.

— Uau! — o menino fez baixinho.

Satisfeito, mas visivelmente fraco. A expressão parecia cansada.

Ainda assim, resolveu perguntar:

— As células do coração usam proteína de boi ou frango?

— Ou de leite? — o pai complementou e cochichou: — Ótima pergunta!

A mãe achou graça do elogio porque gostou de ver seu marido sendo tão atencioso com o raciocínio do filho.

O SISTEMA DIGESTÓRIO

O doutor respondeu sorridente:

— Usam todas elas, porque as células animais fazem como as vegetais! Primeiro, separam tudo em partes menores e, só depois, as reúnem novamente de outra forma — montando as moléculas que precisam.

Relembrando suas aulas, o pai disse:

— Primeiro, as células do corpo separam os alimentos em macronutrientes. Só depois os quebram em suas menores partes: glicoses, aminoácidos, ácidos graxos, vitaminas, minerais, água e eletrólitos.[16] Acertei?

O doutor confirmou:

— Nosso poderoso sistema digestório é o responsável por essa separação. Tudo começa nas células da boca, com os dentes e a saliva quebrando os nutrientes. Sem eles, as células do estômago teriam que trabalhar horas extras.

Essa fala fez o pai perder a animação.

Ciente de sua falta de tempo para mastigar, olhou para o filho:

— Estômagos não têm dentes! Precisamos mastigar bem.

A mãe segurou o riso. Sabia que essa frase tinha sido dita pelo gastroenterologista do marido.

Então se emocionou com a pergunta do filho:

— Nossas células sofrem?

"Nossas células sofrem?"
Penso sobre essa pergunta há 30 anos.
Porque a resposta é: *sim*.
Suas células sofrem quando você pula refeições.
Sofrem quando você dorme mal.
Sofrem quando você vive estressado.
Sofrem quando você come correndo, sem mastigar.
Mas aqui está uma realidade chocante:
Elas não sofrem em silêncio. Elas gritam.
Através da fome que você ignora.
Através do cansaço que você disfarça com café ou chiclé.
Através da dor no estômago que você mascara com antiácido.
Através daqueles quilos que você não entende por que não saem e, mais difícil, continuam aumentando.
Cada sintoma desses é um grito de células sofrendo.
E enquanto você continuar tratando seu corpo como uma máquina inconveniente que precisa ser "consertada"
com dietas e remédios...
...suas células vão continuar gritando.
O garoto está prestes a entender isso da maneira dramática.

O SOFRIMENTO DAS CÉLULAS

— Muito! — o doutor confirmou. — Por exemplo, se os dentes não mastigam bem, as células do estômago ficam sobrecarregadas. Se elas não conseguem fazer o trabalho delas, sentimos azia. Sem mastigar adequadamente, piora para refluxo.

Como esses eram alguns dos sofrimentos atuais do pai, ele se indignou:

— Mas por que os alimentos precisam ficar tão pequenos?

— Para que consigam entrar pelas microvilosidades dos intestinos — o doutor respondeu. — Elas são nossas minúsculas portinhas para a corrente sanguínea. É através delas que as menores partículas dos alimentos passam para o sangue e circulam até cada célula do corpo. Desde o cérebro atéééé os dedinhos dos pés.

— Ah! Eu lembrei! — o pai disse tão alto que quase foi um grito.

Percebendo que a empolgação foi exagerada, riu e corrigiu a postura na poltrona:

— Cada célula recebe as partículas dos alimentos para suas organelas construírem o que ela precisa!

— Isso! — o doutor concordou. — Com essas matérias-primas vindas das proteínas, gorduras, carboidratos, vitaminas, minerais, água e eletrólitos, cada célula constrói hormônios, enzimas, novas células e tudo mais que precisa.

— Inclusive — o pai anunciou — as células usam proteínas de origem animal para consertar danos em si mesmas e nos proteger de doenças!

— Cada célula parece uma empresa — a mãe notou.

— Sim! — o pai gostou. — Cada célula recebe matéria-prima, fabrica seus produtos e os distribui!

Mesmo lento, o garoto conseguiu arrumar forças para discordar:

— Mas as gorduras dos alimentos não têm utilidade...

— Têm sim! — o doutor respondeu entusiasmado. — As gorduras são exatamente os tijolos que formam as membranas — as paredes de *todas* as células do corpo.[17]

Lembrando da professora Estela, o pai completou:

— As membranas formam capinhas protetoras para os neurônios, as bainhas de mielina!

— E também são fundamentais para formar estruturas de neurotransmissores e hormônios[18] — o doutor enfatizou. — Aliás, um deles é o hormônio de crescimento.

— Nossa! — o pai disse, visivelmente feliz. — Quer dizer que, além das carnes, também podemos comer as gorduras?

O doutor sorriu e alertou:

— Essa resposta está na pirâmide alimentar. Observe que o óleo, que representa os alimentos ricos em gorduras, está no topo. Isso significa que devemos acrescentar **pouquíssima gordura** por dois motivos:

Ele contou nos dedos:

— Primeiro: as plantas e os animais que comemos já contêm as gorduras que nossas células precisam.

— Segundo: as gorduras têm mais do que o dobro de energia dos carboidratos ou proteínas.

A MATEMÁTICA DA ENERGIA

O pai, que antes estava animado, perdeu a alegria:

— É o dobro por causa da quantidade de elementos químicos, não é?

Mas ele mesmo continuou, sem esperar resposta:

— Eu somei a quantidade de átomos quando você escreveu as fórmulas — ele apontou o risque rabisque. A glicose tem 24 elementos químicos, a proteína tem 27 átomos e a gordura tem 50 dessas partezinhas!

— É praticamente o dobro! — a mãe se espantou.

— Muito astuto! — o doutor gostou. — É exatamente isso. Se a energia de cada nutriente está em suas ligações químicas, quanto mais átomos, maior a quantidade energética.

Ele olhou para o garoto e percebeu que parecia desatento. Aéreo. Desfocado.

Mas assim que o menino notou o doutor olhando, reuniu forças para disfarçar. Reanimou-se e perguntou, meio gago:

— Para que servem os minerais e as vitaminas?

O doutor ficou surpreso.

"Ele faz perguntas, mas não parece que está prestando atenção às respostas..."[19] [20]

Ainda assim, respondeu amavelmente:

— Os micronutrientes são fundamentais para formar, fortalecer, recuperar e alertar as **células de defesa** do nosso organismo — aquelas que pertencem ao sistema imunológico e combatem infecções bacterianas ou virais.

Enquanto explicava, foi pegando pecinhas que pareciam soldadinhos para ilustrar o tema.

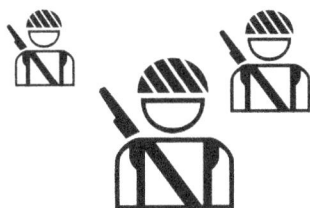

Mas percebeu que o garoto já não prestava atenção.

Quando ia comentar que o menino não parecia bem, foi atropelado por um lamento irritado do pai:

— Mas se todas as plantas contêm carboidratos e quem precisa emagrecer não pode comer carboidratos... o que meu filho vai comer? Só alimentos de origem animal? Agora ele não pode nem salada? Se as folhas das plantas são carboidratos, o que ele vai comer?

O tom de voz mais alto e impetuoso do pai despertou o garoto daquela sonolência.[21]

A REALIDADE SOBRE A GLICOSE

O doutor achou as perguntas super pertinentes — muita gente confunde isso.

Com profundo respeito pelo sofrimento do pai, respondeu atencioso:

— Sua preocupação é excelente para esclarecermos que **a glicose é uma fonte essencial de energia**. Nenhum ser humano sobrevive sem ingerir glicose. E ela existe somente nos alimentos que contêm carboidratos.

Mas essa resposta deixou a família ainda mais confusa.

Percebendo isso, ele pegou um caminhãozinho vermelho de brinquedo:

— Vamos imaginar que nossas células vermelhas do sangue — chamadas de **hemácias ou glóbulos vermelhos** — são este caminhão.

— A função das hemácias[22] é carregar os átomos de oxigênio que entraram pelo nariz e chegaram aos pulmões. Essas células pegam o oxigênio dos alvéolos e, pelos túneis de sangue, transportam esses átomos até cada uma das outras células.

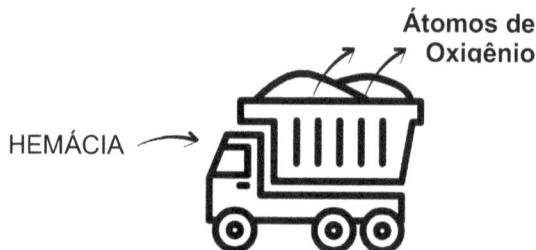

Como pareciam interessados, continuou:

— Esses glóbulos vermelhos circulam pelo corpo inteiro, de noite e de dia, desde o cérebro até os músculos do dedinho do pé, indo e voltando, sem parar para descansar.

Ele se divertiu imaginando tudo isso:

— Estou falando que hemácias se parecem com um caminhão porque atravessam o organismo transitando pelas longas estradas de vasos sanguíneos, carregando essa carga preciosa que é o oxigênio.

Ele pausou e olhou pro pai:

— Mas o mais importante: **o combustível da hemácia — a única substância que faz o motorzinho dessa célula funcionar — é a glicose**.

— Uau!! — pai e filho disseram juntos, eletrizados.

Finalmente entenderam que sem glicose as células não funcionam.

— Perceberam! — o doutor disse, sorrindo. — Sem glicose, nossos glóbulos vermelhos **não** chegam onde o oxigênio é necessário. **E órgãos inteiros, como o cérebro, podem morrer se ficarem sem oxigênio por cerca de 3 minutos.**

Entendendo essa importância, o pai se acalmou:

— Isso significa que ele precisa comer glicose? Digo, ele tem que comer alimentos ricos em carboidrato?

O doutor confirmou com a cabeça:

— Seu filho, eu, você e toda pessoa que deseja ter boa saúde física e mental — **querendo emagrecer ou não** — precisa comer alimentos ricos em carboidratos.

Como ninguém falou nada, ele continuou:

— O cérebro e o transporte de oxigênio são vitais. Sem eles, o corpo perde a capacidade de viver.

A PIRÂMIDE ALIMENTAR

— Mas é melhor comer frutas e verduras porque têm menos carboidratos, certo?[23] — a mãe perguntou, preocupada com possíveis erros.

Apontando para os diferentes grupos, ele respondeu:

— A pirâmide nos explica que, todos os dias, as células do nosso corpo **precisam ingerir esses cinco grupos de alimentos.** Cada um deles proporciona somente alguns dos vários nutrientes que elas precisam.

— Nenhum alimento contém todos os nutrientes? — o pai duvidou.

— Não — ele respondeu gentilmente. — É por isso que os

alimentos do grupo 1 não substituem os dos grupos 2 ou 3, e assim por diante.

Muito satisfeito, o pai perguntou:

— Mas segundo essa pirâmide, as frutas e verduras **não** substituem os alimentos ricos em carboidratos. Isso está correto?

— Completamente correto — o doutor concordou. — **Os alimentos ricos em carboidratos — como pão, macarrão, arroz com feijão — são tão necessários que formam a base da pirâmide.**

— Embora necessárias, as frutas e verduras são pobres em carboidratos e, por isso, estão em outro grupo.

— Mas ouvir isso é um alívio, doutor! — o pai anunciou com um sorriso enorme, esquecendo completamente do filho. — Sabe? Meu corpo não tem fome de tomate nem de alface! Eu e minhas células temos fome só disso mesmo, do que está na base dessa pirâmide! Arroz com feijão, pão, macarrão.[24]

Ele disse acariciando o próprio estômago.

Achando graça na brincadeira dele, o doutor confirmou:

— Isso mostra que **você está atento às necessidades de suas células.** Quando sentimos fome — que é apenas um leve desconforto no estômago — é sinal de que o cérebro está nos orientando a comer para responder ao pedido das células. Como as reservas de glicose diminuíram, é necessário comer para repor o estoque.

— Ou seja — o pai completou — **nossa fome nos informa que a reserva de energia diminuiu e precisa ser reabastecida antes que as células fiquem sem combustível**.

HIPOGLICEMIA

— As reservas podem acabar? — a mãe perguntou, preocupada.

Para acalmá-la, o doutor explicou:

— Se a glicose acabar, o cérebro e as hemácias param de funcionar. Então, **antes** que isso aconteça, nossos receptores – que ficam nas próprias células, detectam essa redução e mandam um recado para o cérebro que...

— Que nos causa fome para reabastecer os estoques — o pai atropelou, mostrando que havia entendido.

Concordando com a cabeça, o doutor completou:

— Somente assim nosso corpo não precisa entrar no

estado de **hipoglicemia**.

"Hipoglicemia?", o garoto pensou. *"O que seria isso? Espera, eu conheço essa palavra..."*

— O que é hipo, mesmo? — ele balbuciou baixinho, sem perceber que chamou a atenção dos adultos.

— Deixa eu lembrar...

— Hipo?

— Hipopótamo? Não...

— O que é hipo, mes... mo?

O garoto disse, confuso, pausando, quase gemendo em vez de falar.

— Deve ter naquela ficha ali... na mesa...

— Eu vou...

— Eu vou ver...

E assim, todos viram, sem entender muito bem, o garoto se levantar lentamente. Com visível dificuldade, inclinar-se sobre a mesa.

Mas ao ficar em pé e inclinado à frente, sentiu tudo rodar.

Ficar escuro.

E, imediatamente, caiu molemente, inconsciente, sobre

aquele grande tampo de madeira.

Pecinhas de montar foram espalhadas para todo lado.

O barulho foi tão estrondoso que fez os corações dos adultos dispararem.

Ele desmaiou.
Por hipoglicemia.
Enquanto o pai conversava animadamente sobre pirâmide alimentar.
Enquanto a mãe se maravilhava com memórias de infância.
Enquanto o doutor explicava pacientemente sobre nutrientes.

O garoto estava literalmente morrendo de fome.

E ninguém percebeu.
Porque ele disfarçou. Porque ele fingiu estar bem. Porque ele tinha medo de decepcionar.

Isso é o que transtornos alimentares fazem.
Eles acontecem enquanto a vida normal continua
ao redor.
Enquanto pais preocupados buscam ajuda.
Enquanto médicos explicam ciência.
Enquanto todos acreditam que "está tudo sob controle".
Mas não está.
E nunca esteve.

No próximo capítulo, você vai descobrir o que acontece quando o corpo de uma pessoa fica sem glicose.

Não é bonito.
Não é teórico.
É real. É assustador. E acontece mais vezes do que você pode imaginar.

Se você tem filhos, continue lendo.
Se você já fez dieta restritiva, continue lendo.
Se você acha que "só um pouquinho de fome não mata ninguém"...
Siga para o próximo capítulo.

Porque você está prestes a descobrir que mata, sim.

APÊNDICE 3
Para quem quer ir mais rápido:

Sobre a digestão: Os órgãos do nosso sistema digestório começam na boca e terminam no ânus. São as células de cada um deles que separam as grandes moléculas dos alimentos em suas partes menores e, depois, em átomos.

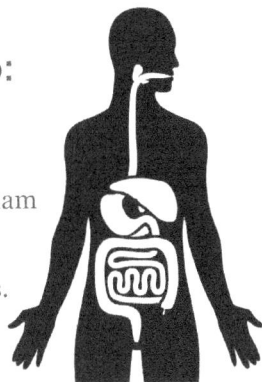

Referências do capítulo 3

1. O tipo de energia que a glicose e todos os alimentos fornecem é química (os químicos a chamam de energia interna). Energia é a

capacidade de gerar trabalho, de fazer a matéria se mover. Por exemplo, nossos músculos precisam **se contrair** para dobrarmos um dedo (ou estendê-lo). Essa **contração** somente pode ocorrer usando a energia da glicose (que já está dentro do próprio músculo e chegou lá circulando pelo sangue). **Detalhadamente** nos apêndices n. **2, 5, 9, 10 e 11 do Capítulo 1**; nos apêndices n. **1 e 2 do Capítulo 2**; e nos apêndices n. **4, 5 e 9 deste capítulo**.

2 Memorizar ou decorar um assunto apenas para passar no vestibular (ou em qualquer outro tipo de prova/aprovação, é diferente (praticamente o oposto), da experiência de aprender por formas significativas, como descrito nas **referências:** ver apêndices n. 13 a 17 do Capítulo 2 e apêndice n. 21 deste capítulo. Um conteúdo decorado com este objetivo, além de **não** ser transferido para a memória de longo prazo, se torna inacessível devido à falta de sentido, de utilidade ou de conexão com os demais conhecimentos que foram entendidos como essenciais à existência – A aprendizagem significativa difere da memorização mecânica, não se consolidando na memória de longo prazo sem vínculo com experiências, emoções e contexto.

3. Nós, humanos, **dependemos e evoluímos a partir dos conhecimentos já encontrados**. Um exemplo do quanto o conhecimento aplicável é valorizado, dentre outras formas de notabilidade, está o Prêmio Nobel, uma honraria internacional que, desde 1901, reconhece pessoas e instituições que realizaram pesquisas, descobertas ou contribuições notáveis para a humanidade. Idealizado por Alfred Nobel (1833-1894), devido ao desconforto de ter sido nomeado "mercador da morte", pois criou fortuna desenvolvendo, principalmente, armas de fogo, esses ser humano decidiu deixar sua fortuna para ser usada como premiação para aqueles que **desenvolvem conhecimento essencial à vida**, um dos maiores benefícios para a humanidade - In: WIKIPÉDIA: a enciclopédia livre. Wikimedia, 2025. Disponível em: https://pt.wikipedia.org/wiki/Prêmio_Nobel. – O avanço do conhecimento humano ocorre por meio da apropriação, integração e aplicação do saber já construído historicamente. **Referência interna:** ver apêndices n. 7 e 12 do Capítulo 1.

4. A estrutura atômica e os elementos químicos presentes no cotidiano fundamentam a compreensão das transformações da matéria nos sistemas biológicos. **Referência:** TITO, C.; CANTO, E. *Química para o cotidiano*. São Paulo: Moderna, 2002.

5. Uma molécula de água contém dois átomos de hidrogênio e um de oxigênio. Sua fórmula química é H_2O, (leia H 2 O) e a imagem com as esferas mostra sua estrutura molecular, contendo 3 átomos. Os átomos se agrupam pelas ligações químicas, condição que somente

existe quando um de seus elétrons é compartilhado, perdido ou acrescentado – **Referências:** ver apêndices n. 5 e 10 do Capítulo 1, n. 2 do cap. 2 e apêndice n. 1 deste capítulo.

6. A glicose, a frutose e a galactose são os 3 tipos de monossacarídeos que, quando reunidos, formam o polissacarídeo, que é o carboidrato complexo (também chamado de hidrato de carbono devido a seus átomos). **Referências:** ver apêndices n. 5, 6 e 10 do Capítulo 1; apêndice n. 6 do Capítulo 2; e apêndice n. 1 deste capítulo.

7. A pergunta interessada, real, demonstra que a pessoa está entendendo o contexto da informação nova e precisa de auxílio para que essa novidade faça sentido junto ao conhecimento que ela já detêm/domina. Quanto mais complexa uma pergunta, mais níveis diferentes de conhecimento estão dominados por quem a realiza. A importância de elaborar uma boa pergunta começou há milênios, com os primeiros filósofos. Esta importância se mantêm até hoje, justamente porque a pesquisa científica é uma forma sistematizada de responder perguntas. Quanto melhor a pergunta, melhor a compreensão e a descrição de um problema (científico ou não) e, portanto, melhor será a solução encontrada para a dúvida em questão. – A formulação de perguntas é base estruturante do pensamento científico e da construção do conhecimento.

8. O ácido desoxirribonucleico - DNA, é molécula que contém as instruções genéticas da planta, armazenado em três organelas da célula vegetal, está no núcleo, na mitocôndria e no cloroplasto. – **Referências:** ver apêndices n. 5 e 10 do Capítulo 1; n. 6 do Capítulo 2; e n. 12 deste capítulo.

9. **Todas as proteínas das células do nosso corpo são formadas por apenas 20 aminoácidos diferentes.** Destes 20 aminoácidos, o corpo humano NÃO consegue fabricar apenas 9 (eles são essenciais) e, por isto, precisamos ingerir alimentos que os contenham. **Todo aminoácido tem nitrogênio (N)** em seu grupo amino e, por isto, se ingerido **acima** da quantidade necessária para idade, sexo, condições de saúde, gestação ou estilo de vida (atleta/ não-atleta) **sobrecarrega o fígado e os rins** – Aminoácidos essenciais participam do metabolismo proteico e da manutenção estrutural e funcional dos tecidos. **Referência:** MARZZOCO, A.; TORRES, B. B. *Bioquímica básica*. Rio de Janeiro: Guanabara Koogan, 1999.

10. Triglicerídio ou triacilglicerol é o nome da molécula de lipídio porque 'tri-acil' refere-se às **3 moléculas de ácido graxo** (ácido carboxílico) que estão ligadas à **1 molécula de glicerol** (álcool). – Detalhadamente nas **referências** deste apêndice n. 2.

99

11. No ensino médio, aprendemos que a adubação pode ser **orgânica** (esterco) ou **inorgânica** (das minas) – **Referência:** ver apêndice n. 2 do cap. 1.

12. É a **ordem** e a **quantidade** de cada elemento químico, pré-estabelecida no DNA da planta, que modela o tamanho, o aroma, o sabor, a cor, a consistência e a forma de cada alimento. O ácido desoxirribonucleico (DNA) é um dos 2 tipos de ácido nucléico, assim chamados porque foram descobertos primeiramente no núcleo das células. O 2º é o ácido ribonucleico - RNA. O DNA está entre as maiores e mais importantes moléculas orgânicas, presente em todas as formas de vida, de vírus a mamíferos. **Referências:** detalhadamente nos apêndices n. 5 e 10 do Capítulo 1, n. 6 do Capítulo 2 e n. 4 e 5 deste.

13. A Pirâmide dos alimentos tornou-se uma diretriz internacional para o planejamento alimentar porque reúne resultados de pesquisas realizadas desde 1940, por meio de esforços da World Health Organization, Food and Agriculture Organization, Food and Nutrition Board e Institute of Medicine National Academy of Sciences, estas duas últimas dos Estados Unidos – Maham and Escott-Stamp. – Referência completa no apêndice n. 6, do cap 1. **No volume 2 do CDB,** você aprende a aplicar esse planejamento no prato e na rotina – com as quissimetas do ObesidadePRO.

14. Nosso corpo NÃO fabrica os 9 aminoácidos essenciais, disponíveis nos alimentos. Nas proteínas de origem animal (carnes magras, peixes, leite e iogurte), eles estão em quantidades mais adequadas. Construir um cardápio vegetariano equilibrado é uma tarefa complexa porque, em geral, ou as calorias excedem as necessidades diárias ou faltam nutrientes e ambos facilitam o desenvolvimento de uma série de doenças (causadas exatamente por má alimentação), e aumento de GC. O ideal é consultar-se com um profissional de Nutrição para obter um cardápio personalizado para suas condições, necessidades e paladar.

15. As organelas são estruturas presentes no citoplasma das células e desempenham funções comparáveis às dos órgãos. Por exemplo, as mitocôndrias fazem a respiração, os lisossomos a digestão, o complexo de golgi a secreção e o núcleo controla as atividades celulares. **Referências:** conforme apêndices n. 5 e 10 do Capítulo 1, n. 6 do Capítulo 2 e n. 4 e 5 deste capítulo.

16. No corpo humano, **os eletrólitos** participam da regulação dos fluidos dentro e fora das células, do volume plasmático, da condução dos impulsos nervosos e da contração muscular. Os eletrólitos são substâncias que, ao serem dissolvidas na água, se dissociam em íons

de carga positiva (cátions) ou negativa (ânions). Íons são átomos que perderam (+) ou ganharam elétrons (-). Eles podem ser sais simples como Sódio (Na), Potássio (K) e Magnésio (Mg), ou moléculas orgânicas complexas como sulfato e lactato (que também são sais, não ácidos). **Referência:** ver apêndice n. 6 do Capítulo 1.

17. As membranas celulares são formadas por uma camada bilipídica, também denominadas de dupla camada de fosfolipídio. As moléculas de fosfolipídio podem deslizar entre elas sem perder contato umas com as outras, condição que confere característica elástica às membranas celulares. Esta elasticidade evita rompimentos e explica sua alta capacidade de regeneração. **Referências:** conforme apêndices n. 5 e 10 do Capítulo 1, n. 6 do Capítulo 2 e n. 4 e 5 deste capítulo.

18. Os hormônios são, em sua maior parte, substâncias formadas por proteínas que são constituídas de 3 a mais de 200 unidades de aminoácidos. A insulina, por exemplo, é uma proteína que contêm 51 aminoácidos. **Referência:** detalhadamente na referência do apêndice n. 5 deste capítulo.

19. O amadurecimento psiquicamente saudável do ser humano corresponde a um longo processo. Ao nascer, o bebê não tem possibilidade de reconhecer a realidade externa a ele. Mas, pressionado por suas necessidades existenciais, tanto instintuais como relacionais, tende a buscar algo que ele não sabe o que é. Mas, gradualmente, aprende que agradar as pessoas ao redor tanto facilita a satisfação de suas necessidades quanto alivia desconfortos. A prova disto é que, frente a bebês desconhecidos, gostamos, mais, daquele que é simpático. Nossa cultura, em nível mundial, reforça esta característica humana, porém, seu uso excessivo está nos levando à compreensão INadequada de que "é necessário agradar alguém (ou o outro), para obtermos aceitação, reconhecimento, termos o nosso ponto de vista aceito ou até mesmo, para evitarmos a rejeição. Confusões nesta área dificultam tanto a capacidade de dizer "não" , de forma natural e sem culpa, quanto entender os próprios sentimentos. Somente pais e líderes com autoestima alta conseguem educar ensinando que **obter a própria aprovação** é muito mais importante do que a de qualquer outra pessoa. **Referência:** GIKOVATE, F. O mal, o bem e mais além: egoístas, generosos e justos. São Paulo: MG Editores, 2005.

20. Sobre a proporção de nutrientes que realmente são utilizados pelo organismo. **Referência:** COZZOLINO, S. M. F. *Biodisponibilidade de nutrientes*. São Paulo: Manole, 2016. 5. ed.

21. De diferentes maneiras, aprimoramos nossa capacidade de suportar o estresse físico e psíquico para enfrentar rotinas difíceis.

Mas a pergunta é: Com qual qualidade de vida experienciamos cada um dos nossos dias? Sobreviver, em nome disto ou daquilo, **não** pode ser mais importante do que vivenciar, prazerosamente, a realidade experimentada agora. Há de se fazer certo investimento no futuro, mas se o presente é intencionalmente ruim, o futuro carregará essas emoções desagradáveis simplesmente porque foram construídas no momento da vivência.

22. Cada hemácia contém, aproximadamente, 250 milhões de moléculas de hemoglobina. Cada hemoglobina é capaz de se ligar a 4 moléculas de oxigênio. **Referência:** WILMORE, J. H.; COSTILL, D. L. *Physiology of sport and exercise*. USA: Human Kinetics, 1994.

23. Ingestão adequada de carboidratos (ou de outro nutriente), significa satisfazer as necessidades das células, as quais variam individualmente conforme idade, estágio de desenvolvimento motor, prática física diária, desempenho físico padrão, paladar, preferências pessoais, hábitos alimentares, condições socioeconômicas, facilidade de preparação e habilidades culinárias. Precisa ser suficiente para proporcionar energia e nutrientes para cada célula fazer reparos, manter seus processos de vida necessários para crescer, se desenvolver e funcionar perfeitamente – Krause´s Food, nutriotion, & diet therapy. Conforme **referência** do apêndice n. 6 do cap. 1. Lembrando que o ideal é tirar dúvidas com um profissional de Nutrição.

24. A orientação do plano alimentar disponibilizado na pirâmide indica que sejam ingeridas de **6 a 11 porções de alimentos ricos em carboidratos por dia.** Este número varia de duas formas: 1ª em acordo com o número de horas que estamos acordados (por exemplo, ingerir uma porção deles por refeição equivale, no total do dia, a 6 porções/dia se fizermos desjejum, lanche do meio da manhã, almoço, lanche do meio da tarde, jantar e ceia). A 2ª forma considera nossas necessidades físicas que, no caso dos atletas, se torna muito maior porque eles treinam de 3 a 12 horas por dia e têm, em geral, maior quantidade de massa muscular do que não-atletas ou sedentários e, por isso mesmo, precisam ingerir 2 ou mais porções de alimentos ricos em carboidratos à cada refeição. Na dúvida, consulte-se com um profissional de Nutrição. **Referência:** detalhadamente no apêndice n. 6 do cap. 1.

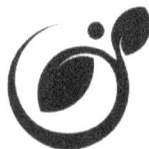

Capítulo 4

A fome sinaliza necessidade real das células — não dói. Dor por fome = o 2° ou 3° alerta de falta.

Quando o Corpo Grita (E Ninguém Escuta)
Ele desmaiou.

E agora você vai descobrir o que acontece depois.

Não a parte médica — essa você já sabe.

Estou falando da parte que ninguém conta:

O constrangimento.

A vergonha.

O medo de decepcionar.

A tentação de mentir.

Porque é isso que transtornos alimentares fazem com a gente: eles transformam a fome em segredo. O sofrimento em silêncio. O pedido de ajuda em desculpa.

E enquanto isso, o corpo continua gritando.

Através de desmaios.

Através de dores.

Através de sinais que aprendemos a ignorar porque "todo mundo aguenta".

Este capítulo não é só sobre um garoto que parou de comer.

É sobre todos nós que aprendemos a desligar o volume das nossas células.

Prossiga com a leitura.

Mas aviso: você vai reconhecer a si mesmo aqui.

E talvez isso doa um pouco.

O DESPERTAR

— Filho! — gritaram quase ao mesmo tempo, pai e mãe.

O barulho das vozes junto com o impacto do corpo sobre a mesa acordaram o garoto.

Com dificuldade, ele abriu os olhos.

Todos estavam ao redor, olhando assustados para ele.

— O que aconteceu, filho? — o pai perguntou, enquanto o ajudava a voltar para a poltrona.

A mãe, com as mãos trêmulas e os olhos marejados, pegou o copo com água da mesa.

Ainda confuso, sem entender por que acordou sobre a mesa, ele respondeu baixinho:

— O que aconteceu?

— Você empalideceu e desmaiou — o doutor respondeu calmamente. — Mas antes disso, penso que estava sentindo dor de cabeça. Sim?

— Tava... — ele respondeu, sem jeito, encolhendo-se na poltrona.

— Quando foi sua última refeição? — o doutor perguntou gentilmente. — Eu suspeito que você desmaiou por hipoglicemia.

O garoto sentiu um arrepio percorrer o corpo.

Olhou rapidamente para os pais.

Baixou os olhos.

Contar que não comia desde ontem deixaria os pais enlouquecidos...

— Pensei nisso pelo histórico que li em sua ficha — o doutor descreveu sem julgar — e também porque você pareceu desconcentrado nos últimos minutos. Antes, quando chegou, estava mais atento.

Sorriu amavelmente para ele.

Percebendo o constrangimento do garoto e a aflição dos pais, o doutor parou de falar.

Abriu uma gaveta, pegou um pacote de bolachas, abriu a embalagem e colocou na frente do garoto.

— Não, obrigado! — ele respondeu automaticamente, sem descruzar os braços.

Por medo, estava mais na defensiva do que pensando sobre o que acontecera segundos atrás.

Mas assim que o cheirinho delicioso das bolachas invadiu suas narinas, seu estômago roncou tão alto que pareceu o rugido de um leão faminto.

Ele não sabia, mas suas células olfativas avisaram ao cérebro que havia comida disponível.

De repente, avançou nas bolachas sem conseguir se controlar.

Só para disfarçar o impulso, falou:

— Beleza. Vou comer!

A EXPLICAÇÃO

Ver o filho aceitar as bolachas fez os pais começarem a se acalmar.

O doutor prosseguiu:

— Como estávamos falando, se não houver ingestão de carboidratos quando o sinal de fome ocorre, a glicemia diminui drasticamente.

— A glicemia[1] é a glicose do sangue? — a mãe perguntou.

— Sim — o doutor respondeu. — Quando a glicose está no nível adequado, estamos em **normoglicemia**. Mas quando sua concentração diminui, entramos em **hipoglicemia**.

Ele continuou:

— O cérebro então diminui nossa frequência cardíaca, nos levando para uma bradicardia. O objetivo é fazer o coração pulsar menos vezes. Assim, menos células precisam de sangue, glicose e oxigênio. Esse cuidado garante que o cérebro e as hemácias continuem recebendo o combustível de que precisam — **porque os neurônios e as hemoglobinas são vitais e não podem parar.**

— Foi por isso que ele empalideceu? — o pai perguntou.

— Sim — o doutor disse. — É que além da bradicardia, também ocorre vasoconstrição. O sangue não chega ao rosto, aos dedos, às orelhas. A pele fica pálida.

Ninguém falou nada.

Ele continuou:

— Quando a glicose fica muito baixa, junto com a bradicardia, também diminui a frequência respiratória. **Nossa respiração desacelera.**

Vendo a preocupação dos pais, tratou de acalmá-los:

— Todas essas mudanças acontecem para o corpo economizar energia — a glicose. Mas se não houver entrada desse nutriente, o cérebro provoca o desmaio para gastar ainda menos. **Essa economia é inteligente, evita a hipoxemia** — redução de oxigênio no sangue — que levaria à hipóxia cerebral. E essa falta de oxigênio mata células neurais.

As lágrimas da mãe rolaram:

— Filho, você não almoçou de novo?

Quando o garoto olhou para ela, também começou a chorar.

Os dois se abraçaram.

O pai se juntou a eles.

"Filho, você não almoçou de novo?"

De novo.
Essa repetição devasta.
Porque revela que não foi a primeira vez.
Nem a segunda.
Foi uma de muitas.
E ninguém percebeu até ele desmaiar.
Em 30 anos de consultório, aprendi que quando uma pessoa finalmente desmaia de fome, o problema da alimentação ultra restritiva já vem acontecendo há *meses*.
Porque os enganos para emagrecer são mestres em esconder.
"Empurre a comida no prato para parecer que comeu".
Diga que "ja almoçou na escola" – no trabalho.
Invente dores de barriga para evitar o jantar.
Tudo com a intenção de não decepcionar.
Tudo para não preocupar.
Tudo para alcançar aquele corpo "perfeito" que se vê nas redes sociais.
E enquanto isso, uma a uma, as células vão morrendo.
De fome.

O coração desacelera.
O cérebro desliga.

O corpo grita.
Mas a criança aprendeu a não escutar.
Porque se escutasse, teria que admitir que está com fome.
E admitir fome, no mundo das dietas, é fracasso.
Continue lendo. Porque o doutor está prestes a ensinar algo que vai mudar tudo.
Mais fascinante e duradoura do que qualquer dieta da moda.

O MOMENTO DE VIRADA

O doutor também se emocionou.

Imaginava que, provavelmente, esse desmaio não era o primeiro.

Mas preferiu não dizer nada.

Essa família estava experienciando um momento muito importante para o tratamento ObesidadePRO. [2]

Para tentar aliviar a situação, o pai se recompôs:

— Não almoçou comida, mas tá almoçando bolacha, né, campeão?

O garoto e a mãe entenderam a brincadeira e, sorrindo, afastaram-se, enxugando as próprias lágrimas.

O doutor aproveitou o clima ameno:

— É muito melhor almoçar bolachas do que almoçar "nada" — fez aspas com os dedos. [3] — Pelo menos não terá desmaio ou danos. O cérebro continua funcionando. As capacidades mentais ficam minimamente mantidas.

Mas o pai retomou:

— Filhote, você já teve isso antes?

O garoto, meio receoso, mal respondeu que sim com a cabeça.

— Antes de desmaiar — o doutor continuou — além da dor de cabeça, você se sentiu confuso? Notou se a visão ficou embaçada? Esses são alguns dos sinais da hipoglicemia.

Como o garoto não respondia, o pai carinhosamente segurou seu queixo para garantir que estivesse prestando atenção:

— Filho, são as células do cérebro que controlam todas as outras células do corpo.

Olhando para o pai, o garoto ouvia, mas não conseguia agir.

Com voz suave e amorosa, o pai complementou: — Sem a energia dos alimentos, o cérebro não controla as células dos seus olhos ou da sua mente. Agora você entende por que não pode parar de comer?

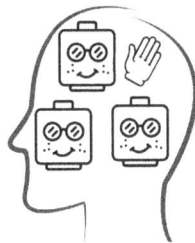

O garoto respondeu que sim com a cabeça.

Mas continuou triste.

Tinha entendido, mas ainda não conseguia aceitar que precisava comer.

A ÚLTIMA TENTATIVA DO CORPO

Ciente do quanto é difícil mudar crenças[4] — pois isso requer desconstruir ideias ou conceitos em que aprendemos a confiar — o doutor explicou:

— Desmaiar é a última tentativa do corpo de nos avisar que estamos ficando sem carboidratos. Nosso cérebro nos força a adormecer para diminuir ainda mais o número de células em funcionamento. Isso reduz os gastos com oxigênio e glicose para menos da metade.[5]

— Que horror! — a mãe disse, sem conter as lágrimas.

Ela abraçou o filho e, amorosamente, disse:

— Meu bem, agora você entende que só pedimos para você comer porque suas células precisam dos nutrientes?

Os olhos do garoto fitaram os olhos da mãe.

Ele disse, com a voz embargada, quase sussurrando:

— Desculpa, mãe. É que eu preciso emagrecer logo. Tipo a Debylis,[1] sabe?

— Quem? — a mãe reagiu, aborrecida. — Aquela nossa vizinha? Todo dia aquela menina inventa uma novidade chamativa, meu filho!

— Mas ela tem mais de um milhão de seguidores! — ele argumentou.

Antes que o clima voltasse a ficar tenso, o doutor interveio:

— **E se, em vez de acreditar nos outros, você valorizasse o que as suas células estão fazendo você SENTIR?**

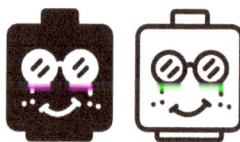

Os pais se animaram.

O garoto achou a pergunta curiosa.

— Afinal — o doutor completou, sorrindo — sem você mandar, suas células curam seus cortes quando você se

---

1 Debylis é um nome fictício. Qualquer semelhança com pessoas é mera coincidência.

machuca. Como são inteligentes, elas estão trabalhando, segundo a segundo, para você ficar bem e viver na sua melhor capacidade. Com seu maior potencial.

— E fazem isso todos os dias! — o pai reforçou. — De segunda a domingo!

— Como? — o garoto perguntou, empolgando-se.

Todos, inclusive o doutor, se sentiram aliviados ao verem que, finalmente, esse garoto havia se recuperado da hipoglicemia e retomava o interesse pelo assunto que o salvaria.

Ele não sabia que precisava entender e dominar tudo isso para melhorar as escolhas ruins que v fazendo.

Não comer estava destruindo a saúde das células dele.

O doutor respondeu, entusiasmado:

— **Como? Prestando atenção em você! No que está SENTINDO!**[6]

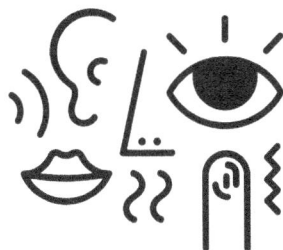

A LIÇÃO SOBRE SENTIR

Mas assim que terminou de falar, o doutor sentiu seu ânimo esvair.

Percebeu que o garoto não tinha entendido.

Então acrescentou:

— Por exemplo, se alguém lhe diz para comer algo que tem cheiro ou sabor que você SENTE como ruim, significa que pode até ser bom para essa pessoa, mas certamente **não** será bom para você. Estou conseguindo me explicar?[7]

— Um momento, doutor! — a mãe interrompeu, aflita. — Muitos remédios são ruins, mas precisamos tomar!

— Ah, sim, entendo — ele respondeu respeitosamente. — Mas quando estamos bem de saúde, o principal critério para aceitarmos ou negarmos algo é "nos percebendo", **reconhecendo o que estamos sentindo,** independentemente do que nos digam.[8]

A mãe ficou boquiaberta.

Pensando em si mesma, perdeu a fala.

Sempre escolheu valorizar o que diziam.

Como ninguém falou ou perguntou, o doutor sorriu e continuou:

— **Nossas células nos dizem, nos fazendo SENTIR, se devemos concordar ou discordar de uma informação, ideia ou sugestão externa.**[9]

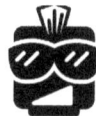

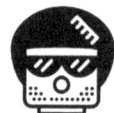

"As células nos dão dicas", o pai pensou, mas sem dizer.

O doutor prosseguiu:

— Um exemplo concreto são as pessoas alérgicas. Um alimento inofensivo para a maioria pode ser perigoso e até mortal para quem tem alergia. Por isso, a maioria das pessoas alérgicas rejeita até o cheiro do alimento — porque suas células "sabem" que ingerir aquilo será prejudicial.

— Bem — a mãe concordou — eu consigo perceber se o leite está estragado só pelo cheiro. [10]

— Isso! É dessa capacidade que estamos falando! — o doutor elogiou. — O odor do leite azedo é um alerta das suas células olfativas porque, com certeza, as células do seu cérebro já registraram essa informação na memória. Já aprenderam na prática.

Ela disse, sorrindo para o filho:

— Aprendizagem proporcionada pelas células gustativas da minha língua! Argh! Experiência péssima.

Todos riram.

A PERGUNTA DO PAI

— Essa regra de sentir o corpo, perceber as células, serve

sempre? — o pai perguntou, desconfiado. — Digo, mesmo se for outra coisa, outra experiência ruim, sem ser com comida?

— Dê um exemplo, por favor — o doutor pediu gentilmente. — Assim eu entendo melhor o **contexto** da sua pergunta.

— Bom — o pai falou visivelmente sem jeito — as pessoas falam que caminhar faz bem... Mas o meu corpo rejeita, sabe? Só de pensar em andar eu sinto até asco!

Reconhecendo a seriedade e a profundidade do problema, o doutor respondeu acolhedoramente:

— **Caminhar é um dos movimentos mais naturais e básicos do ser humano. A prova disso é que os bebês engatinham e dão seus primeiros passos voluntariamente.**

Visivelmente irritada, a mãe o interrompeu, falando entre os dentes:

— Essa sua preguiça vai te matar e não é culpa de célula alguma!

Acostumado a ser mal compreendido nessa dor, o marido baixou os olhos, constrangido.

Desejou que fosse possível puxar sua pergunta de volta para a garganta.

O doutor, no entanto, continuou como se nada tivesse sido dito — porque ele sabe que é desnecessário encontrar culpados. [11]

— Mas se o simples fato de "pensar" em caminhar já te dá um arrepio, está causando repugnância, seja aversão física ou mental, **significa que é hora de dar uma olhada séria nessa situação.**

Ele elevou o tom de voz:

— **Nossas células NÃO mentem!**

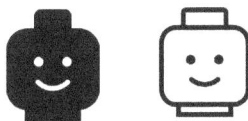

"Nossas células nunca mentem."
Pense um pouco sobre essa orientação.
Porque ela muda tudo.
Você já foi chamado de preguiçoso ou preguiçosa quando disse que não queria se exercitar?
Já foi acusado ou acusada de "não querer se ajudar" quando não conseguiu seguir uma dieta?
Já ouviu que "é só uma questão de força de vontade"?
Agora você está entendendo que era mentira.
Quando nosso corpo **rejeita** algo que "deveria ser bom", **não** é fraqueza.
É informação interna. É autoentendimento.
Nossas células estão nos dizendo algo que precisamos ouvir:
Isso está me machucando.

Isso não é para mim.
Isso precisa parar.
Mas somos <u>treinados</u> a ignorar essas mensagens.
A empurrar com a barriga.
A "aguentar firme".
A parar "com frescura".
E enquanto isso, acumulamos dores.
Físicas. Emocionais. Relacionais.
Até que o corpo não aguenta mais.
E adoece.
Ou desmaia.
Ou melhor, simplesmente nos faz desistir.
O pai daquela sala está prestes a descobrir algo que você também precisa saber:
A dor não é inimiga. É mensageira.

AS CÉLULAS NÃO MENTEM

A mãe se surpreendeu imensamente.

Mas o pai sentiu grande alívio.

Ficou mais impactado do que ela.

Seus músculos faciais relaxaram e um sorriso quase escapou dos lábios.

Ele sentiu o nariz arder e as lágrimas brotarem.

Porque, até então, nunca, *nunca* alguém tinha lhe dito algo tão esclarecedor.

"Nunca me senti tão compreendido", pensou.

Pela expressão do pai, o doutor percebeu que ele sofria de dores bastante antigas.

Então, suavemente, insistiu:

— O mundo nos impõe regras excessivas. Precisamos estar atentos a dor ou não descobriremos o que realmente nos serve nesta vida. [12]

O pai não conseguiu falar.

Sua voz tinha ficado presa.

O doutor percebeu e continuou:

— A capacidade de caminhar é nossa forma de nos movermos pelo mundo e pela vida.

Olhando para o garoto, explicou:

— Todos nós caminhamos de forma automatizada, intuitiva. Fazemos isso sem pensar.

Pausou:

— Mas quando o organismo prefere NÃO caminhar, é necessário descobrir por quê. Essa imobilidade, certamente, encobre uma dor ou ...

várias dores.

— Você sente dor? — a esposa não acreditou.

— Não — o pai respondeu, confuso e pensativo. — Não sei...

— Muitas vezes — o doutor interveio — **nos acostumamos com a dor porque, culturalmente, somos ensinados a ignorá-la e seguir em frente, sem reclamar.**

— Como assim? — a mãe duvidou, achando isso absurdo.

— Um exemplo simples pode ser — ele sinalizou aspas — "estou com dor, mas tenho que ir ou tenho que fazer".

Todos viram que o semblante do pai mudou.

Ele finalmente entendeu sua realidade.

Os pais se entreolharam, confirmando com a cabeça.

Este era um dos estresses mais comuns nessa família.

AS PEQUENAS DORES QUE ACUMULAMOS

A mãe lamentou:

— Mesmo com os pés doendo, tenho que usar sapato de salto alto para trabalhar.

O pai endossou:

— Nossa... Eu tinha esquecido completamente do quanto eu já odiei usar terno e gravata no trabalho! Já me esqueci do quanto tive que sofrer para me acostumar a ficar com eles o dia inteiro. [13]

— Nós nos forçamos a nos acostumar com a dor — a mãe desabafou — porque, embora a situação nos machuque, parece que não afeta os outros! Parece que, se não conseguirmos fazer igual, somos fracos!

Surpreendendo a todos, o garoto também desabafou:

— Ficar sentado na aula a manhã toda é um sufoco! Meu corpo até dói...

O doutor confirmou:

— Infelizmente, muitos de nós preferimos nos adaptar às condições culturais ruins quando "a maioria faz". Aí, nos obrigamos a fazer também... Mesmo quando não queremos. [14]

Consternada, a mãe confidenciou baixinho:

— Ainda não havia pensado sobre o quanto aceitamos nos maltratar...

Mas o pai, tentando juntar os pensamentos, compartilhou:

— Acho que a gente vai se acostumando com essas

pequenas dores porque nosso corpo consegue se adaptar. Isso tem que ser bom... Não é?

Bastante sério, o doutor respondeu:

— **Termos essa capacidade de nos adaptar é bom *até o ponto* em que essa adaptação NÃO prejudique as nossas células.**

Vendo que entenderam, continuou:

— Como somos pessoas diferentes, **precisamos aprender a fazer escolhas que NÃO nos façam sofrer. Mesmo quando essas escolhas são incomuns.**

"Precisamos aprender a fazer escolhas que não nos façam sofrer."

Parece simples, sim?

Mas não é.

Porque fazer escolhas diferentes significa:

- Decepcionar pessoas
- Ir contra a corrente
- Ser chamado de "difícil"
- Explicar o inexplicável
- Defender o indefensável

É mais fácil calar a dor.

Mais fácil se adaptar ao ruim ou ao difícil.

Mais fácil fingir que está tudo bem.

Até que o corpo não aguenta mais.

E adoece.

Ou desmaia.

Ou **engorda** descontroladamente.

Porque a **Obesidade não é sobre falta de controle**.

É sobre <u>perda</u> de escuta.

Você parou de ouvir suas células há tanto tempo que

elas pararam de orientar. De pedir. De implorar.

Agora elas gritam através do peso.

Através da fome que nunca passa.

Através do cansaço que nunca melhora.

No próximo capítulo:

Você vai descobrir o que acontece quando

finalmente começamos a escutar o que se passa dentro de nós.

Quando paramos de forçar.

Quando permitimos que o corpo nos guie.

E por que isso, paradoxalmente, é a única forma

real de emagrecer.

O garoto está prestes a aprender a lição mais importante

da vida dele.

Você também.

APÊNDICE 4

Referências do capítulo 4

1. Glicemia, do grego glikys (doce) + haima (sangue), significa presença de glicose no sangue. **Referência:** STEDMAN. *Medical Dictionary*. Baltimore: Williams & Wilkins, 1990.

2 Assim como a perda de um ente querido, também o choque causado pela descoberta de difíceis situações veladas pode influenciar a dinâmica de uma família, uma vez que o sistema familiar é alterado e os seus membros são obrigados a se reorganizar. Um bom funcionamento familiar é aquele com abertura para a comunicação e expressão de sentimentos e pensamentos, pois esta coesão entre os seus membros pode colaborar para um processo de ajustamento adaptativo à situação de sofrimento. Referência: DELALIBERA, M. et al. Family dynamics during the grieving

process: a systematic literature review. *Ciência & Saúde Coletiva*, v. 20, n. 4, 2015.

3. Nossas células precisam e, portanto preferem, os nutrientes de uma refeição completa e equilibrada que siga o plano alimentar da pirâmide. Na impossibilidade deste ideal, almoçar os carboidratos da bolacha é melhor do que deixar de comer, desde que seja uma exceção em meses de almoços adequados.

4. Desde o nascimento, em nível racional e emocional, CONSTRUÍMOS nosso conhecimento, como quem encaixa as 10 mil peças de um quebra-cabeças. Assim, fomos construindo nosso caráter, edificamos cada um dos conteúdos ensinados por nossos pais e professores, estabelecemos amizades e relacionamentos amorosos ou profissionais e tudo o mais. Porém, vivendo, vamos percebendo que certos ensinamentos não foram tão úteis, às vezes perdemos a fé em algo ou experimentamos o rompimento de relacionamentos que acreditávamos "seriam eternos" e, para nos mantermos construindo, somos obrigados a DESCONSTRUIR esta parte do todo. Contudo, esta desconstrução **não** é uma destruição total das 10 mil peças já organizadas. É uma retirada, quase cirúrgica, daquelas peças que percebemos como "desnecessárias" ou "incoerentes". RECONSTRUIR a parte descartada é o passo conseguinte, pois nossa lucidez se apoia nas peças deste quebra-cabeças mental que construímos durante a vida. Desconstruir uma ideia ou conceito adquirido não é, apenas, um trabalho intelectual porque também é físico, ocorre bioquímica e fisiologicamente dentro das células, por meio de empenho psíquico, tempo e atenção. Afinal, a nova informação precisa ser coerente e se encaixar com pontos de conhecimentos adquiridos anteriormente. Quer dizer, mudar verdadeiramente, não é um processo simples nem rápido. Requer paciência, aprendizagem, persistência e determinação.

5. No ensino médio se ensina que, por hora e por quilo de peso, um corpo humano adulto consome cerca de 5 quilocalorias (kcal) para se exercitar, 3kcal para andar, 1,8kcal para ficar em pé e apenas 1kcal (uma quilocaloria) para dormir. **Referência:** ver apêndice n. 2 do Capítulo 1.

6. Para a professora e Bióloga Danielle Paes Branco, entender o sistema sensorial requer refletir se "o que vemos, sentimos e percebemos é igual ao que o outro também vê, sente e percebe"! Ela explica que nosso sistema sensorial capta e interpreta o que está acontecendo no meio, porém, o mundo real é diferente do mundo percebido! Branco explica que para o mundo real ser percebido é necessário que exista um ser vivo que possua um sistema nervoso com a capacidade de sentir e de perceber as informações existentes no ambiente. Por este contexto, essa professora de Biologia nos

auxilia a concluir que: **duas pessoas podem NÃO ter a mesma percepção sobre situações iguais.** Ela ensina que quando se trata dos diferentes modos de perceber o mundo, é essencial levarmos em consideração **a sensação, a percepção e a relação destes modos com o sistema nervoso e o sensorial.** Referência: BRANCO, D. P. Sistema sensorial. Disponível em: https://projetandoneurociencia.org/project/sistema-sensorial/. Acesso em: 11 ago. 2025.

7. Devido à importância de entendermos o mundo externo (que nos cerca), bem como nosso mundo interno (o que ocorre dentro de nós), a Base Nacional Comum Curricular - BNCC, que define as aprendizagens essenciais a serem trabalhadas nas escolas brasileiras, orienta que crianças de 0 até 5 anos e 11 meses aprendam e se desenvolvam por meio de **Campos de Experiência** (e não por meio de disciplinas e áreas do conhecimento como nos ensinos fundamental e médio), **que são:** o eu, o outro e o nós; corpo, gestos e movimentos; traços, sons, cores e formas; escuta, fala, pensamento e imaginação; espaços, tempos, quantidades, relações e transformações. Conhecimento que tem por base o funcionamento dos 5 órgãos do sentido (imagem), cujo funcionamento resulta nas modalidades de somestesia, olfação, visão, audição e gustação. **Referência:** ver apêndice n. 6 deste capítulo.

8. Nossas diferentes modalidades sensoriais (audição, visão e etc) captam diversas formas de energia física e química existentes nos ambientes externo e interno. A sensação é nossa capacidade de codificar estas formas energéticas após terem sido captadas por nossos cinco (5) receptores sensoriais (mecanorreceptores, quimiorreceptores, fotorreceptores, nocirreceptores e termorreceptores). Este processo de captação é denominado transdução, o qual consiste em transformar a energia do estímulo ambiente, seja luz, calor, energia mecânica ou outra, em potenciais de ação (gerados pelas membranas dos receptores), impulsos nervosos capazes de serem compreendidos pelos neurônios e enviado ao sistema nervoso central (nos permitindo compreender a existência dos sentidos). **Referência:** ver apêndice n. 6 deste capítulo.

9. A percepção é a capacidade de vincular os sentidos a outros aspectos da existência, como o comportamento, no caso dos animais em geral e o pensamento, no caso dos seres humanos. As informações sensoriais ou estímulos sensoriais são dados codificados para que o sistema nervoso possa processar e emitir respostas, podendo ser conscientes ou não. Possui três funções principais: permitir o controle da motricidade, participar da regulação das funções orgânicas e contribuir para a manutenção da

vigília. **Referência:** ver apêndice n. 6 deste capítulo.

10. Os receptores sensoriais (mecanorreceptores, quimiorreceptores, fotorreceptores, nocirreceptores e termorreceptores), são as células do sistema sensorial que intermediam o sistema nervoso e o meio ambiente externo ou o meio orgânico interno. É por meio deles que ocorre o processo de transdução sensorial, no qual **uma forma de energia portadora da informação** é então TRANSFORMADA em uma forma de energia utilizável pelo sistema nervoso e que passa a ser a portadora dessa informação **no espaço neural** (sistema nervoso responsável por nossos processos decisórios). **Referência:** ver apêndice n. 6 deste capítulo.

11. Trecho do livro Trabalho corporal em Psicoterapia, fundamentos e técnicas de – **referência** – GAIARSA, J. A. Trabalho corporal em psicoterapia. São Paulo: Ágora, 1982: "A busca por culpados é nosso machado cultural – trogloditas que somos. A busca do bode expiatório, nem sempre se diz, mas é apenas mais uma tática para NÃO resolver – para deixar tudo como está. Você "deve" significa, nove em dez vezes: não sei o que fazer." – Sobre machado cultural. **Referência:** ver NIETZSCHE, F. O crepúsculo dos ídolos: como filosofar com o martelo. São Paulo: Golden Books, 2009.

12. A dor é uma experiência sensorial e emocional desagradável associada a lesões reais ou potenciais. Representa um flagelo dramático para o ser humano, sendo a forma mais universal de estresse. Sem tratamento, seus efeitos são devastadores porque, gradualmente, causam grave sofrimento, prejuízos e incapacitações inimagináveis para bilhões de pessoas no mundo. CAUDILL, M. A. Managing pain before it manages you. New York: Guilford Press, 1995.

13. Em ambientes quentes as roupas precisam ser frescas para facilitar a dispersão da temperatura interna, a fim de evitar a vasodilatação que diminui a pressão sanguínea pois, com ela, diminui, também, a atenção, a concentração e a acuidade visual devido a estas alterações fisiológicas. Em funções onde ambas são essenciais, como nos serviços de segurança nas portarias de prédios no Brasil, por exemplo, que tem clima tropical, este vestuário deve ser evitado, assim como os tecidos sintéticos, escuros e de modelo fechados e quentes, como o terno.

14. Permitir-se viver autenticamente está relacionado ao desenvolvimento da consciência de si mesmo, desfrutando de nossa natureza gregária, de ser social. Referências: na Psicologia Analítica de JUNG, C. G. Arquétipos e personas: benefícios e efeitos adversos. Petrópolis: Vozes, 2013., bem como no Mito da Caverna, extraído do de PLATÃO. *A República*. São Paulo: Lafonte, 2017.

Capítulo 5

A dor é um alerta do cérebro algo está prejudicando as nossas células.

Vamos falar sobre dor.

Não a dor romântica dos filmes.

Não a dor heróica das histórias de superação.

A dor real. A que você sente e ignora. A que você engole e esconde. A que você empurra com café, analgésico e "força de vontade".

Aquela dor que você aprendeu a chamar de "frescura".

Dor de cabeça que você ignora porque "tem cabeça".

Dor nas costas que você aguenta porque "todo mundo tem".

Dor no estômago que você mascara porque "stress é assim mesmo".

Mas aqui está o que ninguém te contou:

Dor não é inimiga. É mensageira.

E quando você a silencia com remédios, disciplina ou "mentalidade positiva"...

...você não está sendo forte.

Está sendo surdo. Surda.

Este capítulo vai doer.

Porque você vai reconhecer todas as vezes que escolheu ignorar seu corpo, suas células, para agradar outras pessoas.

Todas as vezes que chamou suas células de preguiçosas quando elas estavam gritando por socorro.

> Todas as vezes que tratou sua dor como fraqueza quando ela era sabedoria.
> **Prepare-se.**
> O pai naquela sala está prestes a descobrir algo devastador   sobre si mesmo.
> E você também.

O DESPERTAR CULTURAL

— É... É cultural mesmo! — a mãe disse, confusa, pensando no filho sentado tanto tempo na escola.[1] — Todos fazem sem reclamar.[2]

Desalentado, o pai lamentou:

— Sim, amor, eu sei que é difícil. Mas se ninguém reclamar, nem se posicionar contra as coisas ruins, vamos continuar repetindo os mesmos erros. Um bom exemplo de **incoerência** é o uso de terno e gravata no clima quente da nossa região tropical! Fazemos isso apenas porque copiamos o modelo europeu...

O doutor concordou:

— **Seja qual for a dor — física ou psíquica — ela precisa ser "o" critério para fazermos nossas escolhas. Somente se estivermos atentos às nossas <u>sensações corporais de dor e desconforto</u> poderemos evitar maiores danos ao organismo.[3]**

Ele alertou, com um sorriso sapeca:

— Doeu?[4] Então pare com isso!

Tentando se animar, o pai perguntou:

— É para isso que serve aquela escala de dor, usada nos hospitais?[5]

— Não — o doutor respondeu. — Mas essa confusão é bem comum.

Mostrando uma imagem, explicou a diferença:

— A **escala de dor** **permite entender a intensidade da dor quando ela** *já existe*.

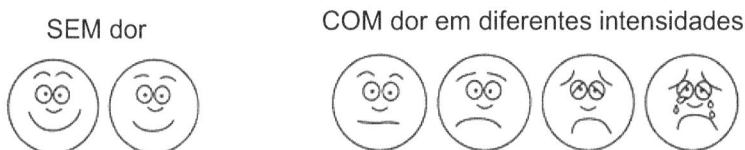

SEM dor   COM dor em diferentes intensidades

Mas — continuou — usar a dor como critério para escolher significa optarmos por ações mais confortáveis — *sem* dor ou, no mínimo, a menos dolorosa. Com essa regra, construímos uma vida melhor, mais em acordo com nossas necessidades.

Pensando nas escolhas difíceis que vinha fazendo, o pai confidenciou:

— Acho que, culturalmente, somos empurrados para uma competitividade desnecessária... [6] **Ensinamos e somos ensinados a sermos heróis... Os tais...** sem avaliar as dores para isso...

— Pode ser — o doutor respondeu. — Mas o fato é que cada um de nós é único. **Temos interesses e limites distintos.** Quanto mais estivermos atentos a nós mesmos, menor é nosso interesse em competir ou alcançar feitos dolorosos.

— É! — o pai ralhou, caindo em contradição. — Mas também temos que desenvolver capacidades de enfrentamento da realidade! Aprender a suportar adversidades e frustrações da vida!

Ele se zangou.

— Entendo — o doutor concordou com serenidade. — Mas quando estabelecemos que **nosso limite é a dor**[7] — pois entendemos que ela vem das células — aprendemos mais sobre nós mesmos e sofremos menos.[8]

A mãe, lembrando de conteúdos das reuniões de pais, realizadas nas escolas dos filhos, acrescentou:

— Como cada pessoa é única, precisamos desenvolver nossas habilidades no nosso próprio ritmo.[9] Ganhar sofrendo **não** é ganhar realmente, porque a dor é um preço muito alto a se pagar.

Ela acariciou o rosto do filho.

Visivelmente aborrecido, o pai desabafou:

— **Às vezes somos criados em ambientes tão competitivos que nem nos damos conta de que estamos disputando...** Que cultura insana...[10]

Voltando a pensar no salto alto, a mãe rebateu:

— Concordo. Por outro lado, **quando somos educados para a submissão e conformidade, suportamos a dor apenas porque ouvimos os outros dizerem que <u>não</u> a sentem.** É um absurdo.

— Conflitos vão sendo armazenados em nosso interior — o doutor explicou. — Simplesmente porque não demos voz às nossas células, **ao que estamos sentindo.**[11]

O CONFLITO INTERNO

— Conflito?[12] Qual conflito? — o pai perguntou, confuso.

O doutor usou suas duas mãos como se elas estivessem falando.

Com a mão direita:

— De um lado, está a racionalidade, a nossa mente, dizendo: "Esqueça a dor e continue!"

131

Com a mão esquerda:

— Do outro lado está a sensação, as células do corpo, implorando: "Está doendo! Por favor, pare!"

Ele fez o garoto sorrir:

— "Pare com isso!" — reforçou.

— Nossas grandes dores começam assim? Com uma pequena dúvida? — o pai perguntou, pasmado.

Parecia que começava a tomar consciência da origem de sofrimentos muito antigos.

— Dúvidas simples — o doutor concordou. — **Mas em vez de tomarmos partido de nós mesmos, respeitando e satisfazendo as necessidades das nossas células, valorizamos as opiniões dos outros.** Optamos por fazer o que nos disseram, mesmo que vá contra o que estamos **sentindo**.

A mãe, percebendo total **coerência** com seus próprios problemas, compartilhou:

— Desprezar as necessidades das nossas células para agradar outra pessoa é a raiz da **baixa autoestima**!

— Analogia perfeita! — o doutor disse, satisfeito.

De repente, o pai disse para a esposa, afinando a voz:

— As células não mentem! A raiz da autoestima baixa está em ignorar a necessidade das nossas células!

Mas antes de terminar, viu que todos riam.

Sentiu-se desconfortável, envergonhado.

"Por que eu fiz isso? Se o chato do meu sócio estivesse aqui, já ia dizer que estou competindo com minha esposa porque o doutor está dando atenção pra ela! [13]

Humpf. Fungou, perdendo a animação.

Você viu isso?
O pai tentou participar.
Disse algo importante.
E imediatamente se **sentiu** ridículo.
Essa é a tragédia da dor silenciada.
Quando passamos anos ignorando nossas células,
perdemos a capacidade de confiar em nós mesmos.

Agora, vamos entender TRIDIMENSIONALMENTE.
Cada vez que escolhemos fazer "o que **os outros** pensam" em vez "do que **estamos sentindo**" – estamos agindo em nossa DIMENSÃO SOCIAL.
...essa **escolha** enterra um pedacinho da nossa autoestima – que está relacionada a quanto apreciamos ou gostamos do que somos ou fazemos, que é uma pequenina parte de nossa DIMENSÃO PSÍQUICA.
E o funcionamento das células está em nossa DIMENSÃO BIOLÓGICA – a única que conseguimos ver com os olhos.
Vamos escolhendo viver em função do que pensam sobre

nós e enterrando um tequinho de autoestima até que um dia não sabemos mais quem somos. Hipertrofiamos nossa dimensão social e **atrofiamos** nossas dimensões psíquica e biológica ao ponto de **não** sabermos mais o que queremos. Sentimos fome, mas nos dizem *"que isso* **não** *é fome"* – e acreditamos mais neles do que nas células.

Fazemos tanto isso que já **não** sabemos mais o que dói. E quando finalmente tentamos falar sobre isso, nossa própria voz soa estranha. Falsa. Até competitiva. Porque **desaprendemos** a linguagem do nosso corpo.

Entender a Obesidade pela tridimensionalidade humana é isso.
Não é sobre comida.
É sobre perda da própria voz.
Perda de escuta.
Perda da valorização de si mesmo. De si mesma.
Não queremos. Mas fazemos porque **parece** todo mundo faz.
Continue lendo. Porque o que vem a seguir é onde tudo começa a fazer sentido.

A ADAPTAÇÃO QUE DESTRÓI

Sem suspeitar dos pensamentos do homem, o doutor continuou:

— Com o tempo, nos adaptamos. Nos acostumamos tanto com a dor ou o sofrimento que mudamos nossa percepção sobre ela.

Pausou. Inspirou fundo e explicou com profundo pesar:

— **Quando nos adaptamos à dor, <u>não</u> danificamos apenas as células que estão sofrendo, mas também os tecidos aos quais elas pertencem. Com o tempo, danificamos tanto o órgão envolvido que podemos causar um dano potencialmente irreversível no sistema inteiro.**

Ele acrescentou:

— **Um exemplo clássico é a escoliose funcional por atitude escoliótica, causada pela má postura diária.** Essa pressão postural vai provocando pequenas alterações nas células dos tecidos muscular, ligamentar e tendinoso. Gradualmente, essa pressão vai danificando também as células ósseas, até alterar o sistema esquelético. Que vai sair de seu padrão inicial.[14]

— O corpo permanece em funcionamento, mas sob dor constante.

— Deformamos nossos próprios ossos sem perceber? — o pai duvidou, cético. — Não pode ser!

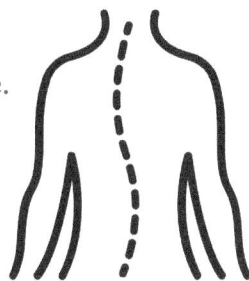

— Certamente as células sinalizam cada mínima dor do processo — o doutor respondeu, pesaroso. — Mas somos nós que escolhemos se atendemos ao sinal delas e as socorremos, ou se ignoramos cada um deles, suportando essa dor e nos habituando a ela.[15]

Ainda confuso, mas sensibilizado, o pai balbuciou:

— Agora entendi a gravidade do meu dilema, mas não identifico quais são as dores que me impedem de caminhar...

— Compreendo — o doutor acolheu. — Estou imaginando que essa confusão se deve a **um padrão mental** que, por anos, você **aprendeu a ignorar**, desconsiderando as sinalizações celulares de dor.[16] Faz sentido?

Surpreso, o pai ponderou:

— É... Faz quase duas décadas que me sinto desanimado para andar... É como se meu corpo estivesse anestesiado... Não sinto uma dor específica, porém evito o esforço...

O doutor sinalizou aspas com os dedos:

— Quando a racionalização mental passa a dizer "não dói", mas nossas células estão sentindo dor, **CRIAMOS um conflito interno**.

Nossa mente racional
contraria nossa sensação corporal.

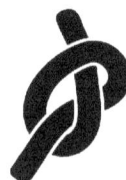

Os três estavam tão atentos que nem piscavam.

Ele continuou:

— **Possivelmente, você tem tentado lidar com essa dor seguindo sua razão e negando a sensação.** Para seguir a razão, negou as dores e foi convivendo com esse conflito interno. Mas como a dor é real, você foi se movendo cada vez menos, até que parou completamente para não sentir mais esse sofrimento físico. Essa escolha foi mudando tão gradualmente que você nem notou. **Não tomou consciência** dessa mudança importante na sua rotina.[17]

O filho entendeu na hora:

— **Não é preguiça, pai! É DOR!**

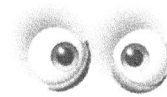

A REVELAÇÃO

— Ele sente que dói, mas está tentando se convencer de que não dói? — a mãe perguntou, confusa.

— As células do corpo reconhecem a dor — o doutor respondeu com semblante sério. — Elas sabem que a área está danificada e frágil. Por isso, o cérebro nos causa essa "falta de ânimo" para o esforço da caminhada.

Vendo que emudeceram, acrescentou:

— **Fazendo isso, o cérebro protege o organismo todo, evitando que ocorra uma lesão nos tecidos** muscular, tendinoso e ligamentar... ou que aumente uma microlesão já existente que poderia te colocar em muletas ou cadeira de rodas.[18]

Surpresa e comovida, a mãe olhou nos olhos do marido:

— Me desculpa, meu bem! Eu te julguei por anos! Mas eu não sabia! Jamais poderia imaginar...

Ainda atordoado, o marido apenas esboçou um meio sorriso e segurou a mão dela, trazendo-a para o joelho dele.

— É importante que observe — o doutor insistiu:

— **Você fez a escolha certa ao respeitar a falta de ânimo para o esforço físico. Você usou sua inteligência intrapessoal e, ao mesmo tempo, protegeu suas células.[19] Parabéns.**

NOSSA DIMENSÃO PSÍQUICA
INCLUI VÁRIOS TIPOS
DE INTELIGÊNCIAS

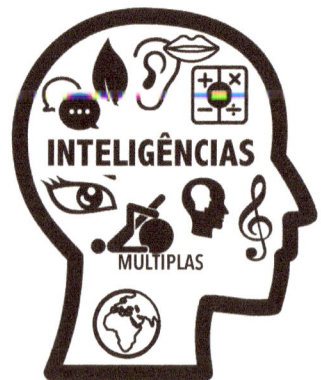

O pai entendeu, mas ficou meio confuso.

Estava feliz por finalmente ter encontrado uma solução para um problema antigo, mas também se sentia envergonhado.

"Por que isso agora? Falar do meu sofrimento não foi fraqueza e ainda aprendi sobre o sofrimento das células..."[20]

Tentando não pensar sobre isso, tratou de se distrair:

"Até conquistei a atenção do doutor sem competir..."

Riu internamente, buscando brincar consigo.[21]

"Meu sócio deveria ver isso."

O doutor, notando o silêncio e a postura cabisbaixa dele, sugeriu:

— Como estamos cuidando do seu filho, posso te encaminhar para uma avaliação ortopédica detalhada. Assim que tivermos os resultados, podemos analisar seu caso em outra consulta. Pode ser comigo ou com seu médico de confiança.[22]

— Por que o ortopedista? — o pai falou baixinho, surpreso, quase choramingando como criança.

Ele só percebeu que parecia fingir que estava sofrendo porque todos riram, achando que estivesse brincando.

Sentindo-se constrangido, encolheu-se na poltrona, contraindo os músculos sem perceber.[23]

A família não notou porque olhava para o doutor que, também ocupado escrevendo, explicou:

— Nosso aparelho locomotor é imenso. Só no pé temos células de 26 ossos, uns 20 músculos, quase 30 articulações e mais de 100 ligamentos.

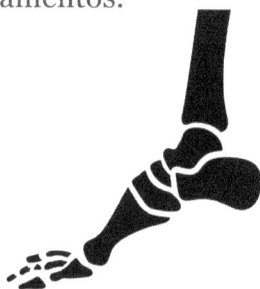

Assim que terminou de escrever, entregou ao pai:

— Precisamos começar por algum ponto e este me parece o mais adequado. Você se decide depois.[24] [25]

Reticente, o pai pegou a prescrição:

— É... Certamente vou descobrir que minhas dores têm causas reais. Eu jamais diria que falta de ânimo para caminhar pudesse ter causa nas células e não na preguiça.[26]

A DOR DA FOME

— A dor da fome também dói — o garoto alertou.

Gentilmente, o doutor corrigiu:

— **A fome é um desconforto físico, NÃO é dor.** É uma sinalização gentil das nossas células para informarem ao cérebro que os nutrientes no sangue foram reduzidos. **Por esse leve incômodo, nos tornamos cientes** dessa nossa necessidade interna.

Já bastante sensibilizado, o pai orientou o filho, praticamente recitando sua própria história:

— Filho, a fome vem, mas é você que escolhe se vai atender ao sinal das suas células, respeitando essa sensação que seu corpo está sentindo, ou...

Ele se chateou:

— ...se vai racionalizar e ignorar o sinal delas. Se vai suportar o desconforto e negligenciar suas próprias necessidades...

Finalizou, visivelmente chateado.

A mãe acrescentou com doçura:

— Filho, **a dor só vem se NÃO nos alimentarmos na hora que as células informam sobre a fome.**

— Isso mesmo! — o doutor confirmou, sorrindo. — **A DOR, assim como uma febre, é um sintoma principal, um alarme, um alerta.** [27]

A dor nos avisa que está ocorrendo algum estresse real sobre as células.

— Estresse? — o garoto perguntou, confuso.

— Sim! — o doutor respondeu. — **Nossas células gostam de rotina!** Elas adoram trabalhar para nós, mas **não gostam** de mudanças bruscas. Qualquer alteração no meio em que estão, ou na estrutura delas, as faz trabalhar em dobro para se adaptar. [28] [29]

A mãe concordou:

— Ah! Eu também me estressaria se precisasse trabalhar duas vezes mais para obter o mesmo resultado!

O doutor sorriu:

— **Com a dor, nossas células estão nos pedindo atenção e dizendo: "Ei! Assim, estamos sofrendo!"** [30]

O garoto se emocionou, pois associou essa fala com suas dores.

— Quando sentimos dor — o doutor continuou — precisamos entender o que está acontecendo para pararmos de fazer o que está causando esse estresse em nossas células. No começo, **a dor é como a sirene da polícia ou o apito do guarda-vidas. É apenas um alerta para o nosso próprio bem.**

Precisamos entender a DOR como uma sirene: um ALERTA sonoro – que às vezes é até visual – de PARE!
Pois continuar é um PERIGO REAL.

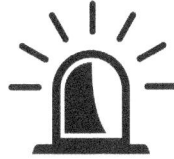

O SINTOMA COMO MENSAGEM

— Como a dor pode ser para o bem? — o pai esbravejou.[31]

— A dor é um sintoma, um sinal de que algo não está bem[32] — o doutor explicou. — Na área médica, **o sintoma é uma condição física incomum que o paciente nota. Algo diferente do que ocorre em seu dia a dia e pode ser indicativo de doença.**

Pode ser falta de ar, aceleração dos batimentos cardíacos, uma dor no músculo, uma dor na barriga... É repentino, é inusitado.

— Essa parte eu entendi — o pai retrucou. — O que preciso compreender é como algo anormal pode ocorrer para o nosso bem? Se é ruim, como pode ser um alerta "bom"?

Fez aspas, visivelmente irritado.

O doutor acenou em compreensão:

— <u>Na psicologia e na psicanálise</u>, **um sintoma é uma experiência pessoal desagradável que <u>não</u> está unicamente relacionada a uma doença física, em nossa parte orgânica. Também pode ser algo que acontece em nossa mente.**

Lembrando de situações desagradáveis que o filho experimentava, o pai pediu:

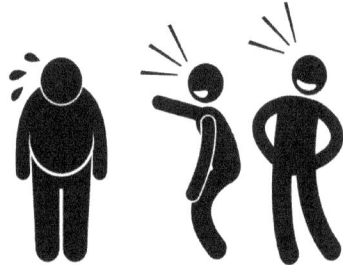

— Nos dê um exemplo, por favor. [33] [34]

— **Um sintoma pode ser** a experiência de um mal-estar — o doutor respondeu. — Pode ser sentir dificuldade de interagir, de lidar ou de falar com as pessoas. Estranhar um ambiente.

Também pode sofrer com insônia, com pesadelos recorrentes. Pode ser, inclusive, **não** conseguir se organizar ou, ao contrário, se organizar **demais**, excessivamente. Chorar muito ou **não** conseguir chorar...

— Mas essas situações são muito comuns — o pai contestou. — Como podem ser consideradas um sintoma?

— Em geral, **os sintomas são novidades desagradáveis** e, exatamente por isso — o doutor respondeu — **conseguem nos incomodar**. Chamar nossa atenção para reconhecermos que as células estão sendo estressadas por nós, de alguma forma que **não** estamos percebendo.

— Então — a mãe disse, tentando entender — esse alerta é bom porque, ao notarmos algo desagradável fora da nossa rotina, vamos identificar que isso é um sinal de que estamos estressando as células e que, **se não interrompermos o que causa esse estresse, adoeceremos**?

Confirmando com a cabeça, o doutor alertou:

— Esperar que o sintoma desapareça sem tomar

providências somente piora a situação. E esse agravo leva a mais dores e, invariavelmente, à doença.

Ele ressaltou:

— **É altamente valioso identificar, entender e solucionar o primeiro alerta — o primeiro desconforto — porque ele é sempre mais fácil de resolver. É mais simples tratar no começo.**

Vendo que os rostos expressavam dúvida, exemplificou:

— Vamos entender isso pelo sintoma de hipoglicemia.

145

— Ah, ótimo — o pai respondeu, cético e com sarcasmo.

O doutor se concentrou para não entrar no clima hostil:

— Há pouco falamos que, para as células não sofrerem com hipoglicemia, elas enviam um sinal para o cérebro nos tornar conscientes de que precisamos repor os nutrientes.

Ele sorriu para o garoto:

— Que sinal é este? Instigou o raciocínio dele.

O garoto achou fácil demais.

Mas por medo de que fosse uma pegadinha, preferiu perguntar:

— A fome é um sinal das células?

— Exato! — o doutor respondeu, declaradamente feliz. —

Agora me diga: esse primeiro sinal de fome é um desconforto ou é uma dor?

Feliz consigo por ter acertado e mais confiante, o garoto respondeu:

— A fome NÃO pode doer porque é só um sinal do cérebro informando que as células precisam de nutrientes e energia!

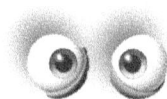

Mas antes que o doutor pudesse confirmar, viu que o pai ficou irritadíssimo.

Sem medo de desagradar, o homem esbravejou com todas as letras:

O pai está prestes a explodir.
E você sabe por quê?
Porque ele está reconhecendo a si mesmo.
Reconhecendo todas as vezes que ignorou a dor.
Todas as vezes que chamou de fraqueza o que era sabedoria.
Todas as vezes que se forçou a continuar quando deveria ter parado.
E agora, vendo o filho repetir o mesmo padrão...
...ele não aguenta mais.
Essa raiva não é sobre o doutor.
Não é sobre o filho.
É sobre ele mesmo.
Sobre todos os anos perdidos ignorando seu corpo.
Sobre todas as células que morreram gritando por socorro.
Sobre toda a dor que ele acumulou, enterrou. Negou.
E agora está explodindo.
No próximo capítulo:
Você vai ver o que acontece quando a raiva
finalmente encontra palavras.
Quando o corpo finalmente encontra voz.
Quando a dor silenciada por décadas finalmente grita.

E por que isso — essa explosão, esse caos, essa honestidade brutal — é o início da cura real.

Não fuja.

Continue lendo. Porque o que vem a seguir é onde a transformação verdadeira começa.

APÊNDICE 5

Para quem quer ir mais rápido:

Sobre a dor: Assim como a placa PARE, a **dor** também indica que PAREMOS com as escolhas que estão **prejudicando** as nossas células.

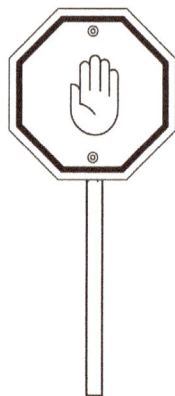

Referências do capítulo 5

1. Já existem inúmeras iniciativas que solucionam este sério problema da Educação. Conheça detalhadamente estas propostas na **referência:** CAMPOS, F. R.; BLIKSTEIN, P. Inovações radicais na educação brasileira. Porto Alegre: Penso, 2019.

2 Para a professora e Filósofa Marilena Chauí, quando nos sentimos descontentes com as aparências das coisas ou com ideias cristalizadas em nossa sociedade, é exatamente quando a atitude filosófica se inicia. Para ela, é assim que podemos compreender a resposta que um filósofo deu quando lhe perguntaram: "Para que filosofia?". Ele respondeu: "Para **não** darmos nossa aceitação imediata às coisas e às ideias, sem maiores considerações" - **Referência:** CHAUÍ, M. *Iniciação à filosofia*. 2. ed. São Paulo: Ática, 2013.

3. **A dor é considerada uma experiência genuinamente subjetiva e pessoal.** A PERCEPÇÃO de dor é uma experiência multidimensional, diversa na qualidade e na intensidade sensorial, e pode ser afetada por variáveis afetivo-motivacionais. Referência: SOUSA, F. A. E. F. Dor: o quinto sinal vital. *Revista Latino-Americana de Enfermagem*, v. 10, n. 3, p. 446–447, 2002.

4. A dor, aguda ou crônica, pode alterar os padrões de sono, apetite e estado de ânimo ou vitalidade diária; também pode causar irritabilidade; diminuição da capacidade de atenção e concentração, dificultar atividades pessoais, familiares, profissionais, sociais ou de lazer. **Referência:** Ver Apêndice n. 12 do Capítulo 4.

5. A escala de dor é uma medida de autorrelato sobre a intensidade da dor, desenvolvida para possibilitar a pontuação da sensação de dor. Fácil de administrar, não requer equipamento pois a dor é uma experiência subjetiva que não pode ser determinada objetivamente por instrumentos físicos (como aqueles usados para mensurar temperatura, pressão arterial, frequência cardíaca ou ventilatória), justamente porque essa   experiência interna é complexa e pessoal. **Referência:** INTERNATIONAL ASSOCIATION FOR THE STUDY OF PAIN (IASP). Disponível em: https://www.iasp-pain.org. Acesso em: 14 fev. 2020.

6. Os efeitos danosos da competitividade excessiva são discutidos nos capítulos seguintes, no contexto das dimensões social e psíquica do ser humano. – nossas DIMENSÕES SOCIAL & PSÍQUICA.

7. Atualmente, a dor é considerada o 5º sinal vital mais importante, após a temperatura, pressão arterial, frequência cardíaca e frequência ventilatória (respiração). Deve ser avaliada em ambiente clínico, com o objetivo de se empreender um tratamento ou uma conduta terapêutica de alívio ou de interrupção. **Referência:** LORENZ, K. A. et al. How reliable is pain as the fifth vital sign? *Journal of the American Board of Family Medicine*, 2009.

8. Na dor crônica como, por exemplo, na Síndrome de Fibromialgia, na Síndrome da Fadiga Crônica e na Síndrome da Dor Miofascial, a solução mais importante e valiosa no processo de controle da dor e tratamento, resulta de seu maior entendimento, por parte do(a) paciente, sobre sua condição de dor e de causas da dor. **Referência:** CHAITOW, L. Síndrome da fibromialgia: um guia para o tratamento. São Paulo: Manole, 2002.

9. Cada pessoa **desenvolve suas habilidades e capacidades em um tempo que é próprio, pessoal e único.** O cérebro, os músculos e os órgãos internos aprendem pela experiência. Mas desenvolvemos um conflito interno quando passamos a supor que "temos" um corpo que obedece a mente. Assim, estabelecendo um "eu mítico", acreditamos que **não** temos que nos experienciar como processo biológico, celular – perdemos o sentido do corpo que somos e do corpo que vivemos, perdemos contato com nossa autoformação e nos entendemos como partes separadas de corpos e mentes. Tendemos a acreditar que nossa maturidade é mais um estado de espírito do que estado de corpo e não sabemos como

ajudar o organismo a maturar. **Com isto, nos experienciamos como vítimas do impulso vital contínuo deste corpo, que pede para reformular-se, e enfrentamos, com horror, as transições (naturais) de nossa vida. Referência:** KELEMAN, S. *Realidade somática.* São Paulo: Summus, 1994.

10. Os impactos danosos da cultura social na formação da pessoa são aprofundados nos capítulos seguintes – eixo da dimensão social.

11. Quando nossa capacidade de lidar com a circunstância é insuficiente ocorre um conflito entre mente e corpo. Em geral, esta situação é dolorosa ou intimidativa e o dano psíquico pode se estender em 4 estágios de agressão: choque, trauma, abuso e negligência. **Referência:** Ver Apêndice n. 9 deste capítulo.

12. Síndromes como da Fadiga Crônica, da Dor Miofascial e da Fibromialgia, são exemplos de dor crônica desencadeadas por distúrbios emocionais, conflitos internos (sensação de nó na garganta, nó no peito, tensões musculares aparentemente sem explicação). É importante ressaltar que, embora tais síndromes se manifestem primariamente como dor musculoesquelética, esta **não** é a origem do problema. Os protocolos de abordagem corporal são oferecidos como meios de propiciar alívio sintomático e ou assistir na reabilitação, mas são insuficientes para proporcionar a "cura" – **Referência:** Ver Apêndice n. 8 deste capítulo.

13. Sair da superficialidade cultural e ampliar a consciência sobre si, tem a ver com entender, buscar reconhecer, nossas reais intenções por trás de como agimos, das escolhas que fazemos. Quer dizer, ter clareza sobre o motivo real que nos leva a ser quem somos. **Referências:** Ver Apêndice n. 14 do Capítulo 4; Apêndices n. 1 e 9 deste capítulo.

14. Escoliose funcional é uma adaptação da coluna para compensar desequilíbrios ou problemas posturais, como uma diferença de comprimento de uma perna ou uma postura antálgica (adotada para evitar dor). A má postura diária pode contribuir para o agravamento da atitude escoliótica e dificultar a correção. A escoliose estrutural, é uma deformidade tridimensional da coluna vertebral caracterizada por uma curvatura lateral e rotação das vértebras causada por alterações no formato ou comprimento dos ossos da coluna, tornando a curvatura permanente. **Referências:** BRICOT, B. *Posturologia.* São Paulo: Ícone, 2006 | GAGEY, P.; WEBER, B. Posturologia: regulação e distúrbios da posição ortostática. 2. ed. São Paulo: Manole, 2000. O mesmo ocorre na hiperlordose e hipercifose (nessa última, em especial, pelo uso dos celulares).

15. Segundo o médico e pesquisador brasileiro, Marcelo Demarzo, o sofrimento humano pode ser diferenciado entre **"mal-estar ou primário",** naturais da condição de existirmos e, portanto, **inevitáveis,** como envelhecer, adoecer, morrer e ver nossos entes queridos morrerem, e "**secundários ou evitáveis",** que, no caso da Obesidade, estão relacionados aos desnecessários "coma menos e gaste mais". **Referência:** DEMARZO, M.; GARCIA-CAMPAYO, J. *Manual prático de mindfulness.* São Paulo: Palas Athena, 2015. Disponível em: https://mindfulnessparaodia dia. blogosfera.uol.com.br/2019/06/26/tipos-de-sofrimento-ou-mal-estar-o-primario-e-o-secundario-evitavel acesso em 1/jul/2025.

16. Segundo os estudos que fez, reuniu ou acompanhou, a professora de psicologia na Universidade Stanford e especialista internacional em sucesso e motivação, Carol S. Dweck, nós temos dois tipos de mentalidade. Uma é de crescimento e a outra é do tipo fixo. Um assunto absolutamente essencial para todo ser humano que quer proteger as próprias células de doenças cronicodegenerativas como, por exemplo, o Alzheimer. Além, obviamente, de aprender sobre facilitar a rotina, a produtividade e a vida. **Referência:** DWECK, C. S. Mindset: a nova psicologia do sucesso. Rio de Janeiro: Objetiva, 2017.

17 Para Carl Gustav Jung, fundador da Psicologia Analítica, nossas percepções subliminares são captadas pelos nossos sentidos sem que nos demos conta de termos contato com o fato em si. Arquivadas no inconsciente pessoal, estão agrupadas num grande banco de dados e podem surgir na consciência a qualquer momento. O drama deste "pai" exemplifica uma das frases mais célebres de Jung: **"Até você se tornar consciente, o inconsciente irá dirigir sua vida e você irá chamar este fenômeno de destino". Referência:** Ver apêndice n. 14 do cap. 4.

18. Nosso sistema nervoso recebe as informações sensoriais (estímulos externos ou internos) para que possa processar e emitir respostas, conscientes ou não, para realizar três funções principais: permitir o controle da motricidade, participar da regulação das funções orgânicas e contribuir para a manutenção da vigília. Nossos sensores que captam a dor e transformam essa informação em potencial de ação (impulso nervoso), são os nocirreceptores (noci de nocivo). Praticamente todos os estímulos conseguem agir em um nocirreceptor, seja uma lesão ou uma temperatura extremamente alta ou baixa, pois além de estimular o termorreceptor também estimulará um nocirreceptor. **Referência:** Ver apêndice n. 6 do cap. 4.

19. A inteligência intrapessoal é uma das 9 inteligências múltiplas sinalizadas por Gardner e é definida como **a capacidade de**

conhecer a si mesmo. Está relacionada à capacidade de perceber os próprios sentimentos, sensações, emoções, motivações e desejos; identificar hábitos inconscientes, usar o conhecimento de si mesmo para tomar decisões; lidar com situações estressantes e adversas. **Referência:** GARDNER, H. Estruturas da mente: a teoria das inteligências múltiplas. Porto Alegre: Artmed, 2002.

20. Por **des**conhecer a seriedade deste tema, algumas pessoas entendem, **inadequadamente**, a dor como um sinal de fraqueza ou de vulnerabilidade. Esta compreensão superficial leva ao sentimento de vergonha, especialmente se a pessoa passou a se sentir incapaz de lidar com a dor devido à grandiosidade do problema. A vergonha de sentir dor impede que busquemos orientação médica ou suporte profissional, piorando o quadro clínico e agravando a condição das células. **Referência:** Ver Apêndice n. 21 deste capítulo.

21. **Na experiência cotidiana, a raiva comumente acompanha a perda de autoestima.** Raiva defensiva e retaliatória, ou um estado de fúria humilhada, podem decorrer de **sentimentos de vergonha** que acompanham o fracasso quando a autoestima está em jogo. Pessoas com autoestima instável apresentam alta hostilidade diante de ameaças ao ego, reforçando a ideia de que raiva e hostilidade são respostas à busca frustrada de objetivos de autoestima. Crianças com autoestima instável indicam que ficam com raiva devido aos aspectos dos eventos que ameaçam a autoestima. **Referência:** CROKER, J.; PARKER, L. E. The costly pursuit of self-esteem. *Psychological Bulletin*, v. 130, n. 3, p. 392–414, 2004.

22. **Consultar-se com o mesmo profissional de saúde permite, devido à convivência de longo prazo, que ele ou ela possa identificar, melhor, nossa linguagem não-verbal.** Nós verbalizamos apenas o que conseguimos perceber, mas as informações ocultas em nossa fala e em nosso histórico de adoecimentos contribuem para que o profissional consiga montar um quebra-cabeças que tanto nos orienta no tratamento quanto evita recaídas, pioras ou migração de uma doença simples para outra mais complexa. Sentir dor e ou desconforto tem significados mais profundos e mais complexos que só podem ser melhor traduzidos e interpretados quando o profissional nos acompanha durante nossa trajetória de vida. Caso haja necessidade, ele(a) mesmo nos encaminha ao especialista. Este é um cuidado pessoal que evita a hipocondria e a automedicação, altamente prejudiciais mas cada vez mais frequentes. **Referência:** PERESTRELLO, D. *A medicina da pessoa*. Rio de Janeiro: Atheneu, 1974.

23. Em uma pesquisa de mercado, a empresa OnePoll entrevistou **2.000 norte-americanos adultos e quase metade deles relataram sentir-se ansiosos antes de uma consulta médica**. De acordo com esta pesquisa nacionalmente representativa dos EUA, houve um aumento de 39% em relação ao ano anterior. A ansiedade médica, um medo às vezes incapacitante de médicos e ambientes médicos, é uma questão generalizada: em 2023. A ansiedade médica difere da ansiedade de saúde ou hipocondria, que envolve uma extrema preocupação com o desenvolvimento de doenças graves, como câncer, problemas cardíacos ou doenças neurológicas. Mas pode se sobrepor à "hipertensão do jaleco branco", um aumento na pressão arterial experimentado por até 30% das pessoas quando medido durante uma visita médica, de acordo com a pesquisa da American Heart Association. **Referência:** HARVARD HEALTH PUBLISHING. Disponível em: https://www.health.harvard.edu. Acesso em: 14 mar. 2024.

24. A **ansiedade em relação aos cuidados médicos geralmente não existe isoladamente.** Em geral, já temos ansiedade generalizada, que também surge fora dos ambientes de saúde. Ir ao médico só piora a situação. A recomendação é que identifiquemos a ansiedade médica e procuremos tratamento, que pode incluir psicoterapia, medicamentos ou ambos. **Referência:** Ver Apêndice n. 21 deste capítulo.

25. **Nosofobia**, uma manifestação dos transtornos de ansiedade ainda não detalhada no DSM-5 é considerada uma "fobia específica" de adoecer. Pessoas que sofrem de nosofobia têm medo persistente e irracional de contrair uma doença específica, sentem preocupação e ansiedade excessivos em relação ao desenvolvimento de **determinadas enfermidades**. Quem a possui pensa frequentemente que está predisposto a manifestar um diagnóstico grave. Então, na presença de qualquer sinal diferente no organismo, já associa a sintomas, tumores, cânceres ou infecções sexualmente transmissíveis (ISTs), por exemplo. As pessoas mais propensas são aqueles que já têm quadros de ansiedade ou contato direto com outras pessoas enfermas ou com profissionais da saúde. **Referência:** HUNTER, R. C. A. et al. Nosophobia and hypochondriasis in medical students. *Journal of Nervous and Mental Disease*, 1964.

26. **A resistência em buscar ajuda médica pode surgir do medo do desconhecido e estar associada a diversos fatores,** como o receio de descobrir uma doença, a sensação de vulnerabilidade, e questões sociais, como sentimentos de inferioridade em relação a médicos, que podem ser vistos como "figuras de autoridade". Pode, ainda, ter origem em experiências traumáticas relacionadas ao ambiente médico, especialmente na

infância. Embora essa relutância não esteja diretamente ligada ao gênero, em geral homens são mais inflexíveis quando se trata de cuidar da saúde. Um dos motivos aventados para isso é o fato de muitos terem sido ensinados a "não demonstrar fraqueza", associando o autocuidado a uma suposta diminuição da masculinidade. O tratamento da **iatrofobia** pode ser difícil exatamente pela relutância em procurar ajuda; falar abertamente com os médicos sobre essa dificuldade é um passo importante, mas isso requer um relacionamento empático e de acolhimento. A psicoterapia tem papel fundamental, pois ajuda a identificar as causas e a desenvolver estratégias de enfrentamento das fobias. **Referência:** Disponível em: https://www.mbmacedosoares.com.br. Acesso em: 15 abr. 2025.

27. Caudill, 1995 – A dor funciona como um sinal de alerta fisiológico essencial à preservação do organismo. **Referência:** Ver Apêndice n. 12 do Capítulo 4.

28. **O estresse é "uma resposta das células do nosso organismo a qualquer demanda feita a ele"**, ou seja, todos os seres vivos estão constantemente sob estresse e qualquer coisa, agradável ou desagradável, que acelere a intensidade da vida, causa um aumento temporário no estresse, provocando um desgaste exercido sobre o corpo. Tanto um golpe doloroso quanto um beijo apaixonado, podem ser igualmente estressantes. A palavra "estresse" foi usada pela primeira vez na **física** para descrever a tensão e o desgaste em materiais. Posteriormente, passou a ser utilizado na biologia para explicar adversidade e aflição, só depois o complexo fenômeno composto de tensão, angústia e desconforto, característicos da vida em sociedade. No século seguinte, passou a expressar a ação de força, pressão ou influência tão forte sobre uma pessoa, que causaria nela uma deformação tal qual um peso específico pode fazer uma viga rígida se dobrar. Quando o ambiente interno das células permanece constante, apesar de mudanças no ambiente externo, está ocorrendo um equilíbrio chamado de "**homeostase ou homeostasia**". É a quebra desse equilíbrio que foi definida como **estresse** - O estresse corresponde à resposta do organismo a demandas internas ou externas que alteram a homeostase. **Referência:** SELYE, H. *The stress of life*. New York: McGraw-Hill, 1956.

29. (veja, primeiro, a nota de n. 28) - Suponha que a exposição a um estressor seja realmente ou percebida como intensa, repetitiva (estresse agudo repetido) ou prolongada (estresse crônico). Nesse caso, a resposta ao estresse é **desadaptativa** e prejudicial à fisiologia. A exposição a estressores **crônicos** pode causar reações desadaptativas, incluindo depressão, ansiedade, comprometimento

cognitivo e doenças cardíacas – A exposição prolongada a estressores pode gerar respostas fisiológicas desadaptativas.

30. Quaisquer estímulos físicos ou psicológicos que interrompam a homeostase resultam em uma resposta ao estresse. Esses estímulos são chamados de estressores, e mudanças fisiológicas e comportamentais em resposta à exposição a estressores constituem a resposta ao estresse. Uma resposta ao estresse é mediada por uma interação complexa de mecanismos nervosos, endócrinos e imunológicos, ativando o eixo simpático-adreno-medular (SAM), o eixo hipotalâmico-pituitário-adrenal (HPA) e o sistema imunológico. **A resposta ao estresse é adaptativa** quando prepara o corpo para lidar com os desafios estressores ocorridos em um ambiente interno ou externo. Por exemplo, as respostas fisiológicas, do corpo, ao trauma e ou à cirurgia invasiva servem para atenuar mais danos nos tecidos. **Referência:** CHU, B. et al. Physiology, stress reaction. *StatPearls Publishing*, 2024.

31. A competitividade é ruim quando competimos de maneiras que são ruins para as outras pessoas, por exemplo, vencer a todo custo. Pessoas hipercompetitivas sentem necessidade de vencer a qualquer custo e, com isso, se tornam mais impacientes e irritáveis do que seus colegas menos competitivos, apresentando, por consequência, mais problemas de saúde, incluindo doenças cardíacas. **Referência:** THORNTON, B.; RYCKMAN, R. M.; GOLD, J. A. Competitive orientations and the type A behavior pattern, Psychology, Vol 2, 5 411-415, 2011. Em geral, as pessoas hipercompetitivas também são altamente narcisistas e sentem menor autoestima e maiores taxas de ansiedade e depressão do que as demais. Por serem pessoas que necessitam de validação constante, buscam isto por meio de "incessantes rodadas de atividades sociais", uma carga de desempenho que, inevitavelmente, as faz ficar aquém de suas metas e "se sentirem perpetuamente insatisfeitas". **Referência:** RYCKMAN, R. M.; THORNTON, B.; BUTLER, J. C. Personality Correlates of the Hypercompetitive Attitude Scale: Validity Tests of Horney's Theory of Neurosis, Journal of Personality Assessment, 62(1):84-94, 1994 (qualquer semelhança com hiperatividade nas redes sociais em 2025, NÃO é mera coincidência).

32. Nas áreas da Psicanálise e da Psicologia o sofrimento **não** tem linearidade, mas ramificações. O sintoma é entendido como **uma resposta ao ambiente, ao contexto**. Por exemplo, uma criança irritada, irritável, dentro do contexto familiar, não se trata como uma gripe. Seu comportamento tem a ver com os pais, os pares e professores da escola, ou etc... O sintoma nem sempre é doença, mas alguma coisa específica que pode ser tratada conforme é proposto

pela semiologia médica. **Referência:** Ver Apêndice n. 10 deste capítulo.

33. Conforme referência na nota de n. 28 deste, o sintoma estressa as células tirando-as da homeostase. Este processo impacta tanto o meio interno quanto externo das células que saem da condição de homeostase e entram em distresse. Selye diferenciou o estresse em o eustresse, condição em que a pessoa possui meios físicos e psíquicos para lidar com a situação, e o distresse ou esgotamento, que indica a situação em que a exigência vivenciada é maior do que os meios físicos e psíquicos que a pessoa possui para enfrentar, sobreviver à experiência.

34. Este conhecimento complexo já está chegando nas escolas brasileiras desde 2022. Buscando diminuir o abandono escolar e apoiar a implementação do importante projeto de vida da Base Nacional Comum Curricular - BNCC e do próprio BNCC, o Ministério da Educação Brasileira vem oferecendo estratégias de desenvolvimento socioemocional que atendem 3 pontos especificamente: autoconhecimento e autocuidado; empatia, cooperação e comunicação; responsabilidade e cidadania + trabalho e projeto de vida. O objetivo é desenvolver 3 competências socioemocionais específicas: autoconhecimento e autorregulação; habilidade de relacionamento e consciência social; tomada de decisões responsáveis. Para tanto, colocou em seu kit de atividades, excelentes planos de aula com temas em saúde emocional, emoções e sentimentos, gerenciamento do estresse e escuta ativa de si que promovem entendimento sobre como a mente humana funciona; relacionam a mente humana com a saúde emocional (e gerenciamento de estresse); ampliam o entendimento sobre autoconhecimento e saúde emocional; facilitam a observação do funcionamento da mente; reconhecem os próprios fluxos de pensamento; ampliam o domínio e o autocontrole sobre pensamentos e emoções; estimula a escuta ativa de si mesmo; motiva o gerenciamento de emoções limitantes (ou destrutivas), causadoras do estresse. Todas estas atividades têm por base a compreensão do funcionamento do nosso sistema sensorial e da mente humana com técnicas de investigação dos pensamentos por Neurociência, conforme orientam autores como Joe Dispenza, Byron Katie e Heart Math Institute, sob curadoria e construção de conteúdo por Camila Moreno. **Referência:** Ver Apêndice n. 6 do Capítulo 4.

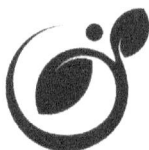

Capítulo 6
Sofrer por falta de alimentos causa confusão mental, irritabilidade e fortes dores estomacais.

Vamos falar sobre confusão conceitual:
Por que a fome dói.
Não estou falando daquela fominha leve que sentimos antes do almoço.
Estou falando da dor real. Aquela que atravessa o estômago como uma faca. Aquela que nos deixa irritados, confusos,
com dor de cabeça latejante.

Aquela dor que você aprendeu a chamar de "sucesso" quando está fazendo dieta.

Mas esta confusão vai acabar agora:
Quando a fome dói, suas células **não** estão te punindo.
Elas estão **gritando por socorro**.
E cada segundo que você ignora esse grito, elas trabalham mais. E mais. E mais.
Até que começam a morrer. Por fome.
Este capítulo vai revelar algo devastador:
Toda vez que você "aguentou firme" em uma dieta restritiva, você não estava sendo forte.
Você estava torturando bilhões de células que trabalham 24/7 para te manter vivo.
O pai naquela sala está prestes a explodir.

Porque ele finalmente entendeu que passou metade da vida torturando a si mesmo.

E chamando isso de "disciplina".

Prepare-se. Este capítulo pode doer.

Mas é uma dor que, ao tomar consciência dela, você se liberta.

UMA CONFUSÃO EXPLOSIVA

O pai explodiu:

— Você fica dizendo que as células são nossas amigas, são muito boas e tal, mas se não receberem comida **elas fazem a fome doer!**

O doutor não se surpreendeu com a reação.

Precisou se segurar para não elogiar o garoto bem naquele momento — afinal, ele tinha acertado — e disse calmamente:

— No começo, no primeiro sinal, a fome **não** dói. É só um leve desconforto no estômago, porque essa é a forma de comunicação das células. Elas são sempre nossas amigas e nos querem muito bem.

Inspirou fundo para se acalmar ainda mais.

— Nossas células trabalham de dia e de noite sem salário, com capricho e de boa vontade para nós vivermos e desfrutarmos da nossa vida ao máximo. Elas jamais nos farão mal.

Sorriu gentilmente.

— Então por que elas não podem ser mais gentis? — o pai perguntou, furioso.

E também chateado por toda a dor de fome que já tinha sofrido por quase metade da vida, tentando emagrecer.

Desconhecendo a história do pai, mas ciente de que esse sofrimento se repete cotidianamente na vida de inúmeras pessoas que estão sofrendo com a Obesidade, o doutor disse amavelmente:

— Mas nossas células fazem isso justamente porque estão atentas aos diferentes depósitos de combustível em nosso corpo.

Sorriu de novo.

OS TANQUES DE RESERVA

Lembrando das "células-caminhão" que transportam oxigênio, o garoto perguntou:

— Nossas células têm mais de um tanque?

Gostando da pergunta, o doutor sorriu:

— As células preservam seu combustível interno usando a glicose do sangue, sua fonte externa. Quando a glicemia começa a diminuir, elas já sinalizam esse fenômeno ao cérebro, que nos causa esse leve desconforto: "a fome sem dor".

— Ah! Agora eu entendi — o pai disse. — É quando começa a hipoglicemia.

— Ainda não! — o doutor respondeu.

Enfatizou:

— **No primeiro sinal de fome, o organismo ainda NÃO entrou em hipoglicemia.**

— Mas se sentimos o primeiro sinal de fome e insistimos em não comer, as células começam a usar glicose do "tanque" delas, um reservatório interno de **glicogênio que é um conjunto de glicoses.**

— Por que a célula não usa o próprio estoque? — o pai estranhou. — Por que ela prefere usar glicose da corrente sanguínea?

— O reservatório interno é, na realidade, uma **reserva para emergências**. Para o caso de a energia externa diminuir — o doutor explicou.

— Só por isso ela precisa nos causar dor? — o pai esbravejou.

— É que para usar seu próprio reservatório, a célula tem que trabalhar em dobro. Primeiro, **ela precisa**

transformar o glicogênio em glicose.[1] Somente depois disso é que pode usá-la.

Maravilhada com tanta inteligência em uma partícula tão minúscula, a mãe disse:

— Sem dúvidas, a dor é a célula nos informando que nosso comportamento está causando estresse para ela!

— Nossa! — o pai compreendeu, pensando em situações semelhantes no trabalho. — Se esse dobro fosse numa empresa, essa condição já seria suficiente para estressar todos os envolvidos! Diretor, gerente, entregador, vendedor e até o próprio cliente! Todos ficariam tensos até a situação ser resolvida!

— No corpo é igual porque tudo está conectado! — o doutor confirmou. — Nossas células funcionam interagindo com outras células. Porém, se mesmo nesse clima tenso insistimos em resistir sem comer, as células entram em um estresse ainda maior.

— É que além de realizarem a rotina de sempre, precisam trabalhar três vezes mais e nessa condição precária, ruim, difícil mesmo, que é a baixa de glicose.

Enfatizou:

— E esse é o segundo motivo.

Você entendeu o que acabou de ler?
Quando **sentimos** fome e **não comemos**, nossas
células simplesmente "**não** esperam".
Elas entram em modo de emergência.
Trabalham em dobro.
Depois em triplo.
Depois em quádruplo.
Tudo para nos manter vivos, mesmo quando
escolhemos ignorar as necessidades delas.
E sabe o que a indústria da dieta chama isso?
"Queimar gordura".
"Entrar em cetose".
"Ativar o metabolismo".
Confusão conceitual pura.
Em outras palavras: mentira.
O nome real é: **tortura celular**.

E quanto mais você "aguenta", mais danos você
"se" causa. Não é força de vontade. É violência.
Contra bilhões de células que trabalham incansavelmente
para você viver.
E a parte mais trágica?
Você aprendeu a se orgulhar disso.
A postar foto do seu "dia de jejum".
A competir com os outros sobre quem aguenta
mais tempo sem comer. A chamar de "fraqueza" o ato
de alimentar as próprias células.
Fez sentido? Confuso?
Continue a leitura.
O que vem a seguir vai mostrar exatamente o que
acontece dentro do seu corpo quando você faz isso.
E por que, eventualmente, ele desiste de gritar e...
simplesmente para.

OS TRÊS NÍVEIS DE ESTRESSE

— Humph! — o pai reclamou. — Quem não se estressa quando precisa trabalhar o dobro para produzir a mesma coisa?

O doutor continuou:

— E aí, nesse momento, ainda tentando evitar a hipoglicemia, o **fígado** recebe a ordem de liberar um pouco da glicose do reservatório dele, o **glicogênio hepático**.[2]

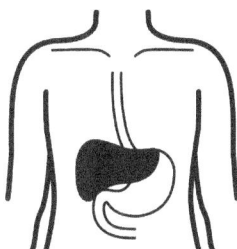

— Aaaaffii!! — o pai gemeu. — Mesmo quem não toma umas... digo, não toma bebidas alcoólicas — corrigiu — acaba fazendo seu fígado trabalhar em dobro![3] Nossa! Isso é muito estressante mesmo! Elas precisam sinalizar esse estresse com dor, mesmo...

O doutor evidenciou:

— Percebem que mais e mais células vão se estressando e trabalhando excessivamente, simplesmente porque **não** comemos carboidratos quando sentimos a fome?[4]

O garoto se sentiu culpado ao entender o que estava acontecendo às células.

Mesmo sabendo que o doutor estava explicando e não julgando, ele olhou para o chão e murmurou:

— Eu não sabia... Só queria perder peso...

O doutor, com o coração partido, levantou o queixinho dele com a mão:

— **Esse assunto era confuso e complicado para você. Nos culparmos é desnecessário. A partir de hoje, vamos agir para satisfazer as necessidades das células e elas se sentirão entendidas.**

Os pais se emocionaram e abraçaram o filho.

Mas ninguém viu suas lágrimas quando ele sussurrou:

— Eu amo as minhas células!

O AMOR DAS CÉLULAS

O doutor continuou:

— Nossas células sinalizam uma dor mais intensa conforme vão se estressando, mais porque elas sabem que essa redução de combustível continuará a afetar diretamente o funcionamento do nosso cérebro.

— **Elas se estressam em três níveis diferentes!** — a mãe percebeu.

Com uma expressão bastante séria, o pai reconheceu:

— É verdade! Elas realmente estão sofrendo! Só estão pedindo mais atenção da nossa parte para que possamos resolver a causa desse problema!

— Com uma solução que é gostosa para a gente! — o garoto observou, feliz, enquanto comia suas bolachas.

Todos riram da cena.

O doutor continuou:

— Todo mundo que já sentiu fome sabe que, mesmo quando a dor da fome é intensa, se esperarmos um pouquinho ela some.

— É verdade! — a mãe reconheceu, admirada. — Como isso é possível sem comer?

Ele ergueu as sobrancelhas:

— Nossas células sempre querem nosso bem e foram aprendendo, juntamente conosco, por meio das nossas próprias experiências de vida, que comer é uma necessidade vital. E que, desde crianças, quando sentimos fome, somente não comemos se realmente não tivermos algo ou se, no momento, não for possível.

— Que bonitinhas! — a mãe elogiou. — Elas entendem quando não nos alimentamos porque estamos em uma situação difícil! Se algo está nos impedindo ou pelo motivo mais simples, que é não termos o que comer! Além de inteligentes, elas são altamente generosas! Que graça!

— Ou seja — o doutor continuou — em vez de nos torturarem com mais dor, **nossas células trabalham 4 vezes mais para manter nosso funcionamento enquanto o organismo entra em hipoglicemia.**[5]

— Que trabalho incrível! — o pai elogiou. — Isso é que é amor próprio!

OS SINAIS DA HIPOGLICEMIA

Vendo o interesse deles, o doutor desafiou:

— Na opinião de vocês, já que não é a dor, quais são os três primeiros sinais que as células emitem para informar que nosso organismo entrou em hipoglicemia e precisa imediatamente da energia dos alimentos?[6]

Como ninguém respondeu, ele disse:

— Isso mesmo! Dor de cabeça, alterações no humor, fraqueza ou indisposição! Muito bem!

Eles riram porque foi engraçado ver que, mesmo sem responderem, ele elogiou como se tivessem acertado.

Como estavam se divertindo, não perceberam que o pai parou de sorrir.

Ele sentiu seu corpo congelar ao pensar, horrorizado:

"Eu não tenho vontade de caminhar porque me sinto fraco!"

Desconhecendo isso, o doutor continuou:

— Com a fraqueza vem também um certo desânimo e vamos nos sentindo sonolentos.

— Mas esses sintomas não causam dor! — a mãe disse, surpresa, olhando para o marido que, amuado por seus pensamentos, só concordou com a cabeça.

— Fraqueza, desânimo, cansaço e sonolência não doem — o doutor assentiu — e melhoram assim que comemos!

Vendo o marido amuado, a esposa insistiu:

— Amor, é por isso que os sintomas e a dor são desagradáveis: são para nos estimular a mudar o comportamento que está prejudicando as células! Se ficarmos atentos às nossas necessidades, solucionamos logo no começo, sem sofrer!

> **SINAIS DE HIPOGLICEMIA**
> - dor de cabeça
> - alterações de humor
> - fraqueza ou indisposição
> - sonolência / desânimo
> - visão turva e/ ou com moscas volantes
> - redução na concentração
> - redução na atenção
> - redução na memória
> - confusão mental
> - náusea
> - tontura
> - desmaio

Mas chateado por sua última constatação, o pai, novamente, só concordou com a cabeça, mal-humorado.

O doutor viu a cena e percebeu que a mãe ficou sem jeito.

Ela esperava uma interação animada do marido.

"Mais uma vez ele muda de humor, aparentemente sem motivo, e parece nem perceber o quanto interfere no emocional da família", pensou.

Mas continuou:

— **Se mesmo nos sentindo fracos nós <u>não</u> comemos, <u>a glicose do sangue diminui ainda mais</u> porque todas as células continuam**

trabalhando e, por isso mesmo, continuam consumindo a glicose circulante, piorando o estresse geral.

O garoto engoliu as bolachas que mastigava e confirmou, bem satisfeito:

— O corpo precisa de combustível!

QUANDO OS ÓRGÃOS COMEÇAM A FALHAR

Animado com as melhoras do garoto, o doutor lhe sorriu, renovado:

— Então, se ainda assim **não** comemos e nem dormimos, como a sonolência, o cansaço e a fraqueza solicitavam, o **funcionamento** dos nossos órgãos **começa a falhar**.

"Falhar?", o garoto pensou, já que preferiu não falar porque sua boca estava cheia.

— Nossa visão, por exemplo, fica turva, embaçada. Aparecem pontinhos pretos, chamados de moscas volantes. **Não** conseguimos prestar atenção, nos sentimos confusos e pensar vai se tornando difícil.

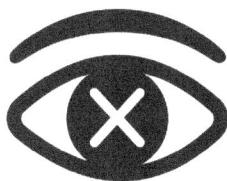

Reconhecendo que também vem sentido esses sinais, a mãe se apavorou:

"Não imaginava que esses sintomas fossem causados pela forma como eu me alimento!" Mas nada falou.

Mas o doutor – vendo que a expressão dela se tornara preocupada – supôs que fosse por compreender a relação da pouca alimentação com a piora das notas do filho na escola:

— Grande parte das queixas de transtornos na aprendizagem tem raiz na alimentação restritiva ou com intervalos superiores a três horas.[7] Esses dois comportamentos alimentares também diminuem a atenção, a concentração, a memória e ainda provocam confusão mental.

O assunto fez o pai retomar os problemas do filho e relembrar o motivo de estarem ali.

Esse raciocínio o tirou instantaneamente dos próprios pensamentos de culpa por estar fraco.[8]

Ele falou para a esposa:

— Tem **coerência**! Eu li que o cérebro é o órgão do corpo humano que mais consome energia! Quase um quarto do que comemos é usado para sustentar seu funcionamento![9] Mesmo quando estamos parados, ele consome energia! Isso é quase 25% de tudo que comemos!

O doutor, muito satisfeito com a observação, acrescentou:

— Lembrando que **nossas células cerebrais, assim como as que transportam oxigênio no sangue, só conseguem usar a GLICOSE como combustível.**[10]

A mãe, entendendo a explicação, resumiu:

— Quando **não** nos alimentamos bem, realmente "**não** conseguimos aprender". Mas isso é por causa da falta de nutrição adequada, **não** por algum problema no cérebro!

— É devido à complexidade desses dois assuntos, aprendizagem e nutrição — o doutor completou — que antes de emitir um diagnóstico de transtorno da aprendizagem, todo médico solicita diferentes exames, sempre ministrados por uma equipe interdisciplinar.[11]

Pare e pense nisso por um momento:
Quantas crianças e adultos estão sendo medicados
para "déficit de atenção"...
...quando na realidade estão apenas com fome?
Quantas pessoas acham que têm "memória fraca"...

...quando, na realidade, estão em **hipoglicemia crônica**?
Quantas pessoas culpam seu cérebro por "**não** funcionar direito"...
...quando na realidade estão simplesmente matando as próprias células de fome?
A resposta: milhões.

Afinal, temos sido treinados a acreditar que:

- Pular café da manhã é "jejum intermitente"
- Sentir fome é "estar no caminho certo"
- Ter dor de cabeça é "normal"
- Ser irritado é "personalidade"
- Não conseguir se concentrar é "problema psicológico"

Confusão conceitual – ou seja, mentira.
Todos esses são **sintomas de inanição**.
Mas receberam nomes bonitos.
Nomes "wellness".
Nomes "fitness".
Nomes que vendem livros, produtos, cursos.
E enquanto isso, suas células estão morrendo.
Uma a uma.
E seu cérebro desligando.
E você chama isso de "estilo de vida saudável".
Continue lendo.
Porque agora vem a parte sobre irritabilidade.
E você vai finalmente entender por que fica insuportável quando está "fazendo dieta".

A QUÍMICA DO MAU HUMOR

A mãe, ainda chateada por descobrir que suas escolhas alimentares não eram nada boas para suas células, murmurou:

— A hipoglicemia nos deixa distraídos, sem foco, com a memória ruim e confusos porque as células do cérebro estão parando!

A redução gradual de glicose no sangue diminui o funcionamento das células.

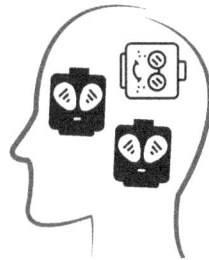

O doutor concordou:

— **Sem glicose**, que vem dos alimentos ricos em carboidratos, **fica difícil produzir hormônios, neurotransmissores e outras substâncias** que, por faltarem, acabam atrapalhando o funcionamento de outros órgãos.

Suspirando, acrescentou:

— Mudanças tão sérias que chegam a alterar aspectos de nossa personalidade, de nossas emoções.[12]

— Como assim? — a mãe perguntou, atordoada.

— Por exemplo — ele explicou — quando baixa a concentração de glicose no sangue, diminui também a produção de **serotonina**. <u>Isso nos deixa mais irritados e de mau humor.</u>

O doutor deu um pulinho de susto ao ouvir o que ele mesmo disse.

De repente, pensou sem falar: *"Será que a irritabilidade do pai desse garoto, que parecia sem motivo, pode estar ligada a isso?"*[13]

Neste instante, sem reconhecer que sua irritabilidade pode ser um sintoma, o pai perguntou, achando graça:

— Pô! Então aquela piadinha de que "a pessoa mal-humorada está com fome" é verdade? Quem come menos do que precisa fica irritado, mesmo?

— Infelizmente é verdade, sim — o doutor confirmou e já aproveitou para explicar: — A irritabilidade pode, precisa e deve ser tratada. É um sintoma que ocorre por inúmeras causas e apenas uma delas é a baixa ingestão de carboidratos.

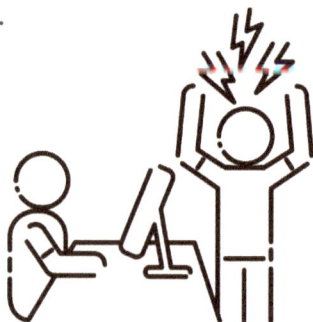

O pai, alegre mas inconsciente desse aspecto em sua

vida, disse:

— A partir de hoje vou disponibilizar bolachas e biscoitos nas reuniões do escritório e analisar se o clima fica menos tenso!

Se divertiu.

Surpreso, o doutor elogiou:

— Ótima ideia! Mas dê tempo para as pessoas se acostumarem com essa novidade. Mudar **não** é rápido.

— Certo! — o homem respondeu sorrindo, já imaginando que, talvez, melhorar o humor das pessoas facilitaria as vendas e negociações.

Mas em seguida se preocupou, pensando:

"Tem muitas pessoas em nossa equipe que vivem fazendo dieta... Será que a restrição de carboidratos que elas fazem está interferindo na produtividade profissional delas? No humor delas?"

Desconhecendo essas inquietações, o doutor continuou:

— Comportamentos modificados pela baixa ingestão alimentar, como, por exemplo, maior irritabilidade, são bem sérios porque alterações bioquímicas dentro das células causam modificações internas que, se mantidas a longo prazo, **se tornam permanentes**.[14]

ALGUMAS DAS DORES FEMININAS

Assustada com a fragilidade de suas escolhas alimentares, a mãe as associou com suas dores e perguntou, angustiada:

— Doutor, será que essas alterações podem causar tensão pré-menstrual?

— A síndrome da TPM é um fenômeno complexo. Seu tratamento deve ser multiprofissional e gerenciado por um médico de sua confiança. Assim, juntos, vocês encontrarão as **SUAS** causas de forma personalizada até sanar uma a uma. [15]

Ele acrescentou:

— Quanto aos alimentos que auxiliam, observe que são sempre ricos em carboidratos![16] Fale com seu médico porque **a dor é sempre um alerta para nosso bem e ninguém merece sofrer. Ouça suas células.**

A mãe agradeceu com um sorriso.

Aliviada, sentiu-se muito encorajada a resolver esse problema tão antigo.

Atento e cuidadoso com as dores da esposa, o pai vociferou:

— Aposto que a frequência de TPM era bem menor em nossas bisavós e naquelas mulheres que viveram antes da década de 1920. Hoje em dia, as mulheres vivem sob restrições alimentares! Isso é insanidade!

— Possivelmente os hábitos alimentares eram mais saudáveis sim, com mais carboidratos e rotinas mais consistentes — o doutor concordou com amabilidade.

— Naquela época — o pai continuou — nem existia essa moda maluca de tirar os carboidratos da alimentação!

O doutor assentiu e prosseguiu:

— Além da dor sempre ter função de alerta e de defesa, ela ocorre de duas formas. A dor aguda, sempre mais fácil de tratar porque, em geral, como as causas são recentes, nos favorece a lembrança, permitindo que sejam melhor compreendidas, controladas e sanadas.

DOR AGUDA VS DOR CRÔNICA

O pai, curioso, perguntou:

— A dor crônica é mais difícil de tratar porque a gente não lembra o que causou?

O doutor, falando devagar, explicou:

— A dor crônica é mais difícil de diagnosticar porque, com o tempo, ela se mistura com outras causas, diretas e indiretas, da dor inicial.

— Por exemplo — continuou — a fome é uma dor aguda. Mas se ficarmos sem comer ou comermos menos do que nossas células precisam, sentiremos dor de cabeça constante, persistente ou intermitente. Ela pode durar um dia, vários dias ou até anos porque, sem tratar a causa, a dor crônica continua e continua...

O garotinho, envergonhado, finalmente decidiu contar a verdade:

— *Eu sinto dor de cabeça...*

O doutor, com um olhar compreensivo, disse:

— Pode levar tempo para descobrir que a causa é a falta de carboidratos porque, na maioria das vezes, não associamos isso com o funcionamento do cérebro.

— Isso porque ninguém revela que está sem comer direito! — o pai vociferou, olhando seriamente para o filho, que se encolheu.

Agora, mais preocupado com o comportamento do pai do que com a seriedade do tema, o doutor acrescentou:

— É muito mais difícil tratar a dor crônica porque os médicos não conseguem "adivinhar" o histórico da pessoa. E nos casos graves, eles precisam de mais tempo para realizar uma boa análise no processo saúde-doença do paciente.

Impaciente, o pai perguntou:

— É por isso que não nos dão uma resposta clara em uma única consulta?

Com cuidado, o doutor respondeu:

— Quando o problema é crônico, precisa mais do que uma consulta justamente porque a pessoa demorou demais para procurar por atenção e orientação profissional.

A CONFISSÃO COLETIVA

O pai olhou para a janela e, pensando em sua rotina de trabalho, confidenciou:

— Infelizmente, a cada dia estamos menos tolerantes para encontrar soluções para dores físicas, conflitos internos ou problemas pessoais. Seja no trabalho, na família ou na vizinhança.

Suspirou, voltando a olhar sua família.

A mãe, concordando, desabafou:

— Estamos vivendo apressadamente... no automático. Queremos respostas rápidas, mas que não exijam reflexão. Será que é para economizar glicose?

Tentou brincar.

Mas o marido já não prestava atenção.

Percebendo que falava mais de si do que do filho, procurava um jeito de dissolver a pressão que havia lançado no pequeno.

Então disse com uma amabilidade forçada:

— Na próxima vez, você vai se lembrar que fome é um sinal das células pedindo para você reabastecer sua energia? Não queremos mais dor crônica nesta família, hein?

Buscando se defender, o garotinho disse asperamente:[17]

— Eu não vou ter dor crônica! Mas a mamãe vai! De manhã ela só toma uma xícara de café e nunca come carboidratos. Você acha que as células dela não doem? Não gritam? Se preocupe com ela porque comigo vocês não terão mais problemas.

A mãe corou.

Foi pega de surpresa e ficou visivelmente sem graça.

Agora ela se sentiu mais culpada ainda!

Era verdade! Tinha contribuído para as más escolhas alimentares do filho!

O pai percebeu que seu tiro saiu pela culatra e emudeceu, sem saber o que dizer ou fazer.

Ele só queria amenizar a opressão que causara antes sobre o filho, mas só piorou a situação porque, agora, no meio da consulta, constrangeu sua esposa!

Novamente o clima da reunião ficou tenso e o garoto dispersou, largando o resto das bolachas sobre a mesa...

O que você diria?
Confusão conceitual ou mental?
Ou hipoglicemia?

O pai, querendo tirar a pressão de cima do filho.
Acabou pressionando a esposa.
O garoto, para se defender, expôs a mãe.
E agora todos ficaram constrangidos.

Essa é a dinâmica tóxica que a hipoglicemia
cria nos relacionamentos. De todo tipo.
Não é sobre quem está certo ou errado.

É sobre um sistema inteiro baseado em:

- Julgamentos
- Segredos
- Mentiras bem-intencionadas
- Culpa
- Vergonha

E enquanto essa dança continua...
...ninguém melhora.
Porque o problema real **não** é comida.
É comunicação clara. Objetiva.
É vulnerabilidade.
É a coragem de dizer: "Eu também estou sofrendo."

No próximo capítulo:
Você vai ver o que acontece quando essa família
intencionalmente para de se atacar.
E começa a se entender.
Quando param de focar em "quem está errado".
E começam a focar em "como podemos nos ajudar".
É onde a cura realmente começa.
Não com dieta.
Não com regras.
Mas com compaixão.
Por si mesmo.
E pelos outros.

Vamos em frente.
O melhor está vindo agora.

APÊNDICE 6
Referências do capítulo 6

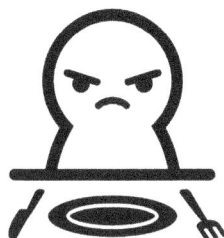

1. A transformação do glicogênio em moléculas de glicoses é um processo chamado glicogenólise, esta quebra é feita por hidrólise. "Lise" vem do grego lyses e significa dissolução ou afrouxamento. Hidrólise é divisão hidrolítica, um processo químico pelo qual um composto se divide em compostos mais simples com a captação de H e OH da molécula de água, em cada lado da ligação química dividida. **Referência:** ver nota n. 1 do Capítulo 4.

2 Quando o estoque de glicogênio dentro das células diminui, elas precisam pedir ao fígado para fazer **glicogenólise hepática** HEPÁTICA, a fim de distribuir glicose na circulação sanguínea para que este combustível chegue a todas elas. **Referência:** NEWSHOLME, E. A.; LEECH, A. R. Biochemistry for the medical sciences. New York: Wiley, 1983.

3. Após a refeição, os nutrientes absorvidos no intestino são conduzidos diretamente para o fígado, onde cerca de dois terços da glicose que chega é captada por ele e transformada em glicogênio (80g), quantidade equivalente a 5% do total de seu peso. **Referência:** ver apêndice n. 9 do Capítulo 3.

4. O desconforto da fome, sem dor, tem início cerca de 3 horas após uma refeição ingerida na proporção suficiente para funcionar o organismo de uma pessoa conforme suas necessidades por sexo, estatura, massa corporal total e atividades diárias. A sinalização com dor, descrita neste trecho do texto refere-se ao período pós–absortivo, durante o qual a glicemia é mantida principalmente pela glicogenólise hepática com uma contribuição crescente da gliconeogênese. **Referência:** ver apêndice n. 9 do Capítulo 3.

5. GLICONEOGÊNESE – Quando diminuem as reservas de glicogênio hepático sem ingestão alimentar, a regulação hormonal estimula a gliconegênese (glico = glicose; neo = novo; gênese = formação), que é a formação de glicose a partir de nutrientes que não são glicose (eles são lactato, aminoácidos e glicerol). **Referência:** FARRELL, P. A. Exercise effects on regulation of energy metabolism by pancreatic and gut hormones. In: LAMB, D. R. et al. *Energy and metabolism in exercise and sport*. USA: Brown & Benchmark, 1990. (in Perspectives in exercise science and sports

medicine Vol. 5).

6. **Referência:** GOODHART, R. S.; SHILS, M. E. Modern nutrition in health and disease. 5. ed. USA: Lea & Febiger, 1994.

7. Segundo o CID10 e o DSMV o diagnóstico do transtorno de aprendizagem depende de testes específicos, **cujo resultado somente demonstra comprometimento se destoar significativamente do padrão**, **respeitando-se os aspectos individuais, as condições ambientais, sensoriais e metodológicas.** A todas elas, a alimentação está diretamente relacionada porque impacta, profundamente, tanto os aspectos intrínsecos relacionados às capacidades de memória, atenção e concentração quanto as emoções - CEZAR, C. Conferência proferida para profissionais de saúde na Associação Paulista de Medicina, intitulada: "A importância da equipe interdisciplinar na compreensão e no tratamento dos transtornos de aprendizagem" - 17 de agosto de 2019.

8. A falta de consciência sobre o tipo de pensamento que temos desencadeia raciocínios automatizados, cuja sequência leva, invariavelmente, a desfechos catastróficos ou fantasiosos que antecipam ou previnem tragédias irreversíveis e irremediáveis. Esta é uma característica humana antiga, como já explicaram **Referências:** JUNG, C. G. (ver nota 14 do Capítulo 4); CAMPBELL, J. *O poder do mito.* São Paulo: Palas Athena, 1995; CURI, A. *Superando o cárcere da emoção.* São Paulo: Academia de Inteligência, 2006, por meio das "janelas killers."

9. Interrupção no fornecimento normal da glicose forma a base fisiopatológica de muitos distúrbios cerebrais porque este nutriente é a única fonte de combustível para o funcionamento do cérebro. Cada 100 g de tecido cerebral humano necessita de 5,6 mg de glicose por minuto, cerca de 20% da ingestão total diária. **Referência:** MARGHENTALLER, P. et al.. Sugar for the brain: the role of glucose in physiological and pathological brain function. Trends Neurosci, 36(10): 587-597, 2013. Um cérebro adulto consome cerca de 144 g de glicose (100 mg/min), dependendo de oxigênio e do metabolismo aeróbio desde que não haja hipoglicemia, o que implicaria em interrupção quase imediata de suas funções porque a quantidade de glicogênio cerebral é insignificante como reserva energética. **Referência:** FERNANDES, A. F. Respostas endócrino-metabólicas ao jejum, exercício físico e trauma. *Acta Medica Portuguesa*, v. 2, p. 49, 1980.

10. A mitocôndria é a organela responsável por gerar ATP a partir dos ácidos graxos (lipídios ou gordura). Assim como os neurônios e as hemácias, as células dos rins, das córneas, dos testículos e das

fibras musculares do tipo brancas também só usam a glicose como combustível justamente porque não têm mitocôndrias em seu interior. **Referências:** ver apêndices n. 2, n. 6, n. 11 e n. 12 do Capítulo 1; n. 2 do Capítulo 2; e n. 9 do Capítulo 3.

11. Conforme explicado no apêndice n. 7 deste capítulo.

12. Restrições dietéticas reduzem a concentração de neurotransmissores no sistema nervoso central e, com isto, influenciam o comportamento, fenômeno mostrado por Wurtman em 1983, ao associar **o triptofano à formação de 5-hidroxitriptamina em neuronios serotoninérgicos**. No cérebro, a serotonina atua como neurotransmissor e é responsável pela indução ao sono, pelo relaxamento e diminuição no desempenho mental. Nas plaquetas, no sangue e nas demais células, este neurotransmissor tem função vasoconstritora e está relacionada à fadiga. **Referência:** Ver nota n. 2 deste capítulo). A serotonina também é chamada de 5-hidroxitriptamina ou enteramina ou trombocitina ou trombotonina 3-(2-aminoetil)-5-indolol. **Referência:** Ver nota referência n. 1 do capítulo 4.

13. A produção de serotonina depende da concentração sanguínea de triptofano, aminoácido essencialmente obtido pela alimentação. Porém, na hipoglicemia predomina o hormônio glucagon, a função dele é estimular a gliconeogênese e, como nestas condições, todas as células passam a priorizar o funcionamento cerebral, em vez do triptofano ser utilizado para a produção de serotonina, ele é transformado em piruvato (para formar o lactato - ver nota 5 deste) para colaborar com a gliconeogênese até normalizar a glicemia. **Referência:** HARGREAVES, M. *Exercise metabolism*. USA: Human Kinetics, 1995.

14. Acompanhe discussões aprofundadas sobre corpo, emoção e comportamento humano nas seguintes **referências:** KELEMAN, S. *Anatomia emocional*. São Paulo: Summus, 1992; ARNTZ, W.; CHASSE, B.; VICENTE, M. *What the bleep do we know?* USA: Health Communications, 2002; DUHIGG, C. *O poder do hábito*. São Paulo: Objetiva, 2012.

15. Joseph Campbell, estudioso da mitologia, descreve que aquilo que se repete perde a novidade coletiva, por mais heróico, embora permaneça uma jornada individual profundamente significativa. Ele exemplifica este fenômeno usando a maternidade, que deixou de ser notícia mas, individualmente, **é sempre uma longa e solitária jornada heróica** pois a grávida realiza a proeza de abrir mão da própria vida em benefício da vida alheia. A mulher grávida tem que abandonar a segurança conhecida, convencional, da sua vida para assumir o risco do parto. **Referência:** Ver a nota de n. 8.

O sofrimento associado à TPM segue lógica semelhante, porque raramente está restrito às nossas condições orgânicas. Padecimento que merece (necessita) investigação multiprofissional, ampla e profunda que inclua tanto a cura do feminino ferido quanto ingestão adequada de carboidratos. **Referência:** Ver apêndice n. 8.

16. Tratar-se sem gerência médica ou psicológica não é tratar-se. Até os profissionais de saúde, quando precisam de tratamento, procuram por atendimento profissional externo. Eles sabem que tratar requer receber uma perspectiva diferente da nossa (que estamos dentro do "nosso" problema). Raramente encontramos as causas reais sem conhecer outra(s) forma(s) de ver nosso desconforto. Tentar resolver sozinho(a), invariavelmente, piora o quadro clínico e agrava nossas próprias condições de saúde.

17 Sobre como construímos nossos mecanismos de defesa, a Psicanalista Melanie Klein (1982-1960) explica que a criança, desde seu início mais remoto, já tem a possibilidade de estabelecer relações com objetos e pessoas, os reconhecendo como sendo diferentes dela, estabelecendo com eles uma série de relações afetivas, tais como amor, ódio, fantasias, ansiedades e defesas. Como o "eu" já está presente, de alguma forma, no bebê desde o início, dessas relações surgem angústias e, consequentemente, são colocados em funcionamento mecanismos de defesa contra elas (as angústias). Em outras palavras, sem consciência deste fato, quando angustiados, reagimos como se estivéssemos sendo ameaçados ferozmente. Angústias podem surgir por causas simples como, por exemplo, se desconhecermos uma situação, não sabemos solucionar um problema ou apenas porque estamos enfrentando uma condição diferente do padrão. **Referência:** Ver apêndice n. 13 do Capítulo 2.

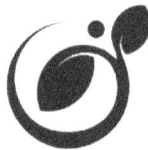

Vamos Fazer Uma Pausa Para Aquecer Nossas Células Cardíacas?

Se você chegou até aqui, já percebeu algo muito importante: **mais da metade da população mundial está convivendo com a Obesidade** — e, ainda assim, continua sendo orientada para estratégias que causam dor, culpa e sofrimento.

Porém, a Obesidade é:

• tão pandêmica quanto a COVID-19;
• tão degenerativa quanto a osteoporose;
• tão inflamatória quanto a fibromialgia;
• e tão difícil de tratar e recorrente quanto o câncer.

Apesar disso, milhões de pessoas seguem sendo proibidas de comer o que gostam e pressionadas a se exercitar, **mesmo quando essas duas ações não são soluções reais**, especialmente em casos de:

• dificuldade de locomoção,
• fadiga crônica, ou
• presença de critérios clínicos já reconhecidos internacionalmente, como os definidos pela Comissão de Diabetes e Endocrinologia da *The Lancet*.

Se este livro fez sentido para você até aqui, se trouxe alívio, clareza ou novas reflexões
— eu gostaria de te convidar para algo simples e muito poderoso.

☞ **Compartilhar sua experiência como leitor(a).**

Ao deixar uma avaliação na Amazon, você:

• ajuda outras pessoas a encontrarem este livro;
• contribui para quebrar o ciclo do sofrimento delas no tratamento da Obesidade;
• participa de uma comunidade séria, respeitosa e colaborativa;
• e me ajuda a aprimorar continuamente este conteúdo.

Como avaliar este livro na Amazon:

1. Acesse a página de detalhes do produto

2. Selecione *"Escrever uma avaliação"*

3. Escolha sua classificação por estrelas

4. Escreva sua opinião (não precisa ser longa)

5. Clique em *"Enviar"*

Sua vivência — positiva ou crítica — pode fazer diferença real na vida de outras pessoas que desejam, profundamente, **parar de sofrer**.

Te agradeço muito por caminhar comigo até aqui.

Com carinho,
Claudia Cezar

Capítulo 7

Células inteligentes se adaptam: SET POINT,
O "ponto de ajuste" que muda órgãos, corpo e metabolismo

Vamos falar sobre a CONFUSÃO CONCEITUAL mais perigosa da indústria da dieta:

"**Nosso corpo se adapta.**"
Soa positivo, não? Empoderador, até.
Seu corpo é resiliente. Forte. Capaz de se ajustar.
Mas existe outro lado – tudo tem mais de um lado:
Sim, suas células se adaptam.
Elas se adaptam a **tudo**.
Inclusive ao abuso.
Inclusive à fome crônica.
Inclusive à privação sistemática de nutrientes.
E quando elas se adaptam a essas condições ruins...
...elas não estão "ficando mais fortes".
Elas estão entrando em **modo de sobrevivência**.
E modo de sobrevivência tem efeitos colaterais devastadores.

Este capítulo vai revelar algo que a indústria da "dieta low-carb deseja que você não saiba:

Por que "tirar os carboidratos" parece funcionar.
No começo... e destrói você no final.

Por que seu corpo "se acostuma" com a restrição... mas a um custo terrível.
Por que você pode estar se adaptando à fome...
enquanto suas células vão morrendo lentamente.

O pai naquela sala está prestes a fazer a pergunta
que você também deveria fazer:

"Se faz todo esse mal, por que todo mundo fala em tirar os carboidratos para emagrecer?"

E a resposta vai mudar sua **visão de mundo**.
Prepare-se. Vale atenção.

A RECONCILIAÇÃO

O doutor, percebendo que o clima ficou pesado, e sabendo que nossos mecanismos de defesa psíquica disparam quando nos sentimos ameaçados, interveio com delicadeza:[1]

— **Nesse tratamento inteligente, é DESnecessário elegermos culpados ou responsáveis. Vamos apenas nos concentrar na solução e ficarmos bem?**

Com essas palavras, o pai estendeu a mão e, gentilmente, segurou a do filho.

Esse toque reconfortante trouxe um novo ânimo ao rosto do menino.

— Me desculpe, filho! — o pai disse. — Viemos aqui querendo aprender um tratamento mais inteligente, que entendesse o funcionamento e as necessidades das células para satisfazê-las, e eu estou atrapalhando o nosso processo. Sei que, quando descuido, a ansiedade me domina... Mas vou ficar mais atento!

Prometeu com um sorriso amigo.[2]

A voz do pai foi tão amável e sincera que deixou mãe e filho se entreolhando, concordando.

OS CINCO PONTOS

Satisfeito e olhando para o garoto, o doutor completou:

— Veja só! O que você disse trouxe pontos importantes para nossa conversa. Vou anotá-los para discutirmos um por um.

Enquanto escrevia, foi falando em voz alta:

> 1. A alta capacidade de adaptação das nossas células
> 2. Isso permite acostumar-se a tudo, inclusive coisas ruins
> 3. A piora se acelera quando a saúde está desequilibrada
> 4. Não usar o conhecimento escolar na vida nos faz inverter prioridades
> 5. A doença surge da adaptação das células à adversidade

Ao terminar, falou:

— Vamos começar! O primeiro desses cinco itens é:

1.5 Nossas células têm alta capacidade de adaptação.

A CAPACIDADE DE ADAPTAÇÃO

Ele soltou a caneta e explicou:

— Um exemplo real é como nossas células foram se adaptando a diferentes formas de absorver a energia dos alimentos.

— Não entendi — o garoto disse, um pouco perdido.

— Durante a gestação, na barriga da mamãe, o bebê absorve os nutrientes pelo **cordão umbilical**.

— Ah! — o garoto sorriu, entendendo.

— Mas ao nascer, precisa aprender o dificílimo processo da sucção! As células dos músculos e dos órgãos dos sistemas respiratório e gástrico precisam se adaptar rapidamente para obterem energia pela **boca**. Daí, ao se adaptarem ao **líquido**, elas terão que se readaptar ao alimento **pastoso** e, depois, ao **sólido**.

— É mesmo! — os pais concordaram, maravilhando-se.

Recordaram os primeiros dias dos nascimentos dos filhos.

O doutor sorriu:

— Sem entrar nos detalhes do sistema digestório, que agora começa pela boca, quero destacar as células dos músculos do pescoço. Nós raramente reparamos nelas, mas **a deglutição — que simplificamos pelo "engolir" — é a organização muscular mais complexa de todo o corpo**.[3]

Ele estava tão entusiasmado que falou apressadamente:

— As células de cada um destes grupos sabem quais delas devem respirar, engolir, **produzir as enzimas que separam as moléculas**, continuar a absorção do que sobrou desta separação pelos intestinos para circularem pelo sangue e chegar até as demais células! Em resumo, todas elas se comunicam e trabalham harmoniosamente!

Concluiu quase sem fôlego.

O garoto, vendo a empolgação, disse:

— Nossa, você ama as suas células!

191

— Você tem razão! — o doutor respondeu, surpreso, com seu costumeiro sorriso. — Na verdade, sempre imagino que elas me amam também! — confidenciou. E é um amor incondicional, porque mesmo quando estou triste ou zangado, elas fazem tudo por mim!

— Zangado é quando comemos bobagens? — o pai perguntou, brincando.

Todos riram, até o doutor.

SÃO AS CÉLULAS QUE APRENDEM A COMER

— Depois da fase de amamentação — ele continuou — as células do bebê aprendem a comer papinha. É um pouco difícil no começo, mas com tempo e paciência dos pais e cuidadores, os bebês vão diminuindo os engasgos porque as células se adaptam!

Os pais se entreolharam, lembrando, e o pai disse sorrindo:

— Eles engasgavam e babavam um bocado, lembra?

— Depois, quando nascem os dentinhos, o bebê vai aprendendo a mastigar os alimentos mais densos. Afinal, como o estômago não tem dentes, ele precisa receber os alimentos bem mastigados!

A mãe se surpreendeu:

— Se o estômago nunca terá dentes, mesmo na idade adulta, as células estomacais continuam precisando que os alimentos cheguem até ele na mesma consistência da papinha!

— Exato — ele confirmou. — Penso que é lindo perceber que, a partir dessa fase, nossas células musculares aprenderam as habilidades da mastigação e da deglutição de forma tão efetiva, que trabalharão exatamente dessa forma até nosso último dia de vida. Elas vivem para nós e por nós.

Pare e pense nisso:
Suas células aprenderam a mastigar quando você ainda não tinha 2 anos.
E nunca mais esqueceram.
Elas fazem isso todos os dias, sem você precisar pensar.
Enquanto você conversa. Enquanto trabalha. Enquanto assiste TV.

Isso é positiva.

Suas células se especializaram em algo **bom** para você.
Algo que te mantém vivo.

Mas aqui está o problema:
Células também se adaptam a coisas ruins.
Com a mesma eficiência.
Com a mesma permanência.
Se você passa meses pulando café da manhã...

...suas células aprendem a funcionar em privação.
Pior: aprendem que são desnecessárias e atrofiam.
Se você passa anos comendo menos carboidratos do
 que precisa...
...suas células entram em modo de sobrevivência.
E aí, elas não esquecem mais.
Assim como não esquecem de mastigar.
Vamos em frente.
Porque você está prestes a entender por que
é tão difícil desacreditar na dieta restritiva.
Não é falta de força de vontade.
É que suas células se adaptaram ao que aprenderam.
E agora estão presas nesse modo de sobrevivência.

A MEMÓRIA MUSCULAR

— Essa adaptação — o pai perguntou, interessado — é como aquela que elas precisam fazer para aprendermos a escrever ou andar de bicicleta? Quem aprende "não esquece jamais", mesmo?

Fez aspas.

— Exatamente! Um excelente exemplo! — o doutor respondeu.

Para ter certeza de que o garoto estava acompanhando, perguntou:

— Você lembra como foi difícil aprender a escrever? Demorou um tempão?[4]

— Lembra, filho? — a mãe incentivou. — Ficávamos com os ombros tensos, apertávamos muito as mãos... E eu, quando era pequena, ainda mordia a língua!

Imitou o gesto com uma careta.

O garoto sorriu e olhou para suas mãos.

"Queria, muito, conseguir ver minhas células!", pensou.

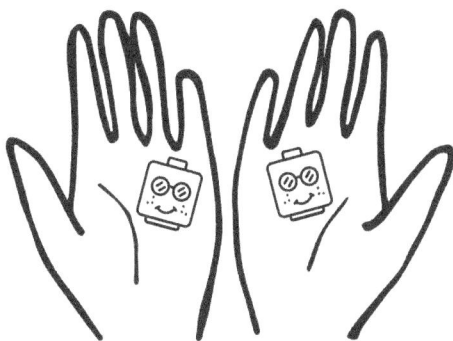

O doutor avançou:

— Essa demora ocorre com todo mundo porque **nossas células precisam repetir a ação, esse novo**

movimento, muitas e muitas vezes até que elas consigam definir e entender quais delas são as responsáveis em cada etapa e como podem se organizar para trabalharem todas juntas.

— É por isso que o processo de aprendizagem precisa ser repetitivo![5]

— E ainda tinha que ficar reto no caderno! — o garoto desabafou.

Todos riram.

O doutor complementou:

— E ao mesmo tempo, nossas células estão respirando, pulsando o coração para bombear sangue com oxigênio e nutrientes para as outras células do corpo!

— Da cabeça aos pés! — o pai lembrou.

— Sem falar na pressão emocional do medo de errar ou de querer agradar quem está nos ensinando! — o doutor acrescentou.

— Uau! Se a gente pensar bem, pelo lado delas — o pai falou com um meio sorriso — a coisa fica beeem mais complicada!

Todos concordaram.

O doutor completou:

— Porém, quando essa aprendizagem ocorre, significa que a partir desse momento são as células que, sozinhas, realizam todo o trabalho. Nós não precisamos pensar sobre o que estamos fazendo![6]

O CÉREBRO DELEGA

— Não é o cérebro que controla as células? — o pai duvidou. — Desde quando são as células da mão que escrevem, obtêm oxigênio, mantêm níveis ótimos de combustível e tudo mais?

Ironizou.

— O cérebro trabalha muito na fase da aprendizagem e, por isso, ficamos até tensos. Mas depois, ele fica livre para atender às informações que são novas, como, por exemplo, entender o texto que está sendo copiado.[7] [8]

— E até aprender outra coisa junto? — a mãe perguntou.

— Exatamente! — ele respondeu, animado. — **O cérebro adora delegar tarefas para conseguir aprender outras coisas!** Assim, tanto no processo de deglutir quanto no de pedalar, quem faz o trabalho pesado, mecânico, são as células. **O cérebro só administra o que é novo, que precisa ser aprendido ou evitado.**

— Ah! Entendi! — o pai disse. — A parte mecânica do movimento foi dominada pelas células musculares e o cérebro passa a se preocupar com os imprevistos! Ótimo! Liberdade! Aprender vale a pena!

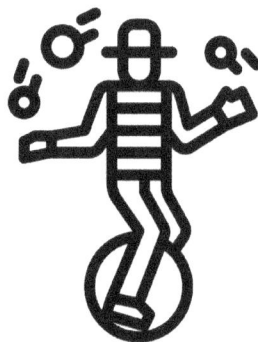

— Genial! — a mãe disse alto, fascinada. — É por isso que, enquanto dirigimos, conseguimos desviar dos outros motoristas que agem de modo inesperado? Prestamos atenção para evitar um acidente?

— Exatamente — ele confirmou. — Só conseguimos isso porque a tarefa mecanizada já está no automático, sendo realizada pelas células. Nessa condição o cérebro fica disponível para dar atenção a outra coisa.

Pausou:

— Mas entendam: **as células automatizam um processo somente após elas se MODIFICAREM internamente.** [9]

SET POINT: O PONTO DE AJUSTE

— Elas mudaram internamente? Como? — eles perguntaram juntos.

— As células ajustam a capacidade de trabalho delas de acordo com nossos hábitos diários. E isso é, exatamente, o que significa nível de condicionamento físico.[10] Por exemplo, quem se acostumou a ir de carro para o trabalho se sentirá exausto no dia que precisar ir pelo transporte público.

— As células se adaptam ao que a gente faz... — o pai balbuciou, encantado e surpreso.

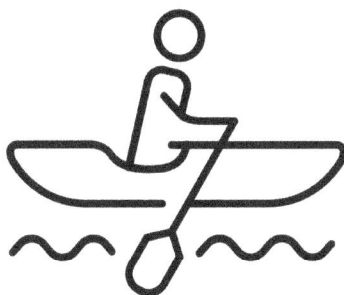

O doutor prosseguiu:

— Quando agimos diferentemente do que estamos acostumados, as nossas células sofrem grande estresse porque a mudança exige mais do que elas estão acostumadas a fazer.

— Por quê? — o garoto perguntou, voltando a comer suas bolachas.

O doutor olhou em seus olhinhos:

— Lembra que, enquanto trabalham, as células ainda respiram, digerem, produzem suas próprias organelas e expelem as partículas que não precisam?

Como estava mastigando, o garotinho disse sim apenas acenando.

Ele sabe que é educado não falar de boca cheia.

O doutor entendeu e continuou:

— Quando precisam aprender algo, como escrever ou pedalar, **nossas células se ESTRESSAM porque estamos pedindo a elas que, além de tudo o que já estão fazendo, trabalhem ainda "mais um pouco", por nós.**

Afundando na poltrona, o pai disse:

— Nossa! Agora entendo por que me dá preguiça de aprender coisas novas...

— Calma! — o doutor respondeu com um sorriso entusiasmado. — **Se dermos a a _carga adequada_, com a _frequência apropriada_, nossas células, inteligentes, se adaptam à nova aprendizagem _fabricando_ mais componentes internos em**

menos tempo![11] Assim, muito em breve, elas conseguirão realizar tudo simultaneamente.

— É como comprar uma máquina de lavar roupas maior, porque a família cresceu! — o pai exemplificou.

— Uma maior ou mais duas! — o doutor brincou. — É que, além de fabricarem o aumento no tamanho e no número de suas organelas internas, as células também precisam construir mais substâncias pertinentes.[12]

— Ah! Sim! — o pai concordou. — Se a lavadora aumentar, precisaremos de mais sabão, mais água, mais amaciante e tudo mais.

Sorriu.

A mãe se preocupou:

— Com esses acréscimos a célula se adapta ao esforço maior. Mas ela continua eficiente?

— Sim! — ele respondeu. — Células melhoradas são mais equipadas para lidar melhor e mais facilmente com o estresse de novos imprevistos!

— Até me animei para aprender — o pai disse. — Pois acabo de descobrir que dar uma estressadinha na célula faz bem!

— **Estressar no nível adequado** — o doutor corrigiu.

— **Estresse em excesso danifica as células!**[13]

Muito animada, a mãe perguntou:

— E se o estresse for menor do que elas conseguem lidar?

— Isso seria um estímulo fraco, uma carga baixa ou uma frequência **insuficiente** para provocar mudanças internas na célula. Inclusive, **todas essas mudanças DENTRO da célula alteram também o contexto EXTERNO onde ela está inserida,**[14] **melhorando o organismo como um todo e elevando esse ponto de ajuste, esse ponto de equilíbrio.**[15] [16]

— Depois da mudança, elas permanecem assim, adaptadas? — a mãe perguntou, animada.

Tentando adivinhar, o pai arriscou:

— Essa mudança adaptativa das células pode ser imutável, como no exemplo da ingestão alimentar, que mudou do cordão umbilical para a boca? Ou mutável, como no condicionamento físico, que está sempre melhorando ou piorando?

— Isso mesmo! — o doutor elogiou. — **Esse ponto de equilíbrio AJUSTADO da célula também é conhecido como SET POINT.** Entendê-lo facilita aderir ao tratamento inteligente ObesidadePRO por dois motivos.

Pausou:

— Primeiro, porque esclarece: **NÃO é qualquer pequena alteração alimentar que nos faz adoecer ou engordar!**

— Mas que notícia maravilhosa! — o pai exclamou. — Afinal, as células levam um tempão para se adaptarem perfeitamente!

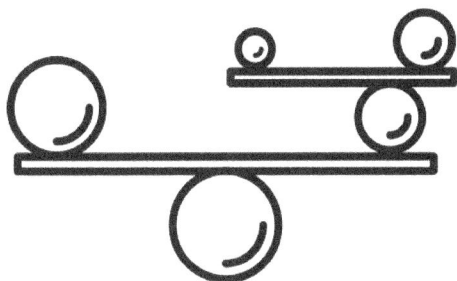

Figura 7 — Representação simbólica do equilíbrio e do deslocamento do ponto de ajuste (set point).

— E qual é o segundo motivo? — a mãe perguntou, curiosa.

— Quando a escolha é i-i-i-i-i-i-inadequada para as células — o doutor respondeu, enfatizando o "i" — elas também se adaptam, só que é para PIOR!

"Elas também se adaptam, só que é para PIOR."
Deixe essa frase ecoar.
Porque ela explica TUDO sobre dietas low-carb.
Sobre jejum diurno. Sobre jejum intermitente – muito mais grave quando é extremo.

Sobre restrição calórica severa.

Sobre todos os métodos que "funcionam no começo" e "param de funcionar depois".

Aqui está o que acontece:

Momento 1: Você corta carboidratos. Perde peso (água, principalmente). Celebra. Sente fraqueza e dor de cabeça, mas toma algo que disfarça isso.

Momento 2: Suas células entram em modo de emergência. Trabalham em dobro. Sente cansaço intenso, mas continua.

Momento 3: Suas células se ADAPTAM à privação. Fabricam menos organelas. Diminuem metabolismo. Entram em modo de sobrevivência.

Momento 4+: **Você está preso.** Suas células agora "esperam" privação. Se você comer normalmente, elas estocam tudo como gordura. Porque aprenderam que fome é o novo normal.

Isso não é "metabolismo lento".

Não é "genética ruim". Não é "falta" de disciplina.

É **SET POINT ALTERADO**.

Suas células se adaptaram à privação.

E agora, voltar ao normal parece "comer demais".

Porque PARA ELAS, é.

Este é o segredo que a indústria da dieta deseja muito que você não saiba:

Você não falhou na dieta.

A **dieta reprogramou suas células** para o modo **errado.**

E agora você está preso em modo de sobrevivência.

Continue lendo. O que vem a seguir explica exatamente como sair dessa armadilha.

ADAPTAÇÃO AO MAL

O doutor pegou a anotação e leu em voz alta:

2.5 – **Nossas células se acostumam com tudo até com as coisas <u>ruins</u>.**

— Entendo — o pai falou, olhando amorosamente para o filho. — **É como escolher pular uma refeição**, filho.

— Isso mesmo — o doutor confirmou. — **Os danos são os mesmos de quem NÃO toma o café da manhã ao acordar.**[17] Ele viu que os três se entreolharam, cúmplices, mas sem dizerem nada.

Então relembrou:

— Danos que ocorrem **se fizermos jejum maior do que três horas**, enquanto estivermos acordados.

Os pais estremeceram como quem dá um pulinho de susto, mas continuaram quietos.

Ele completou:

— **Os mesmos danos de ingerirmos menos alimentos ricos em carboidratos do que nossas células precisam**.

Silêncio novamente.

Ninguém falou nada.

Então o garoto perguntou:

— Por quê?

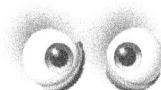

— Porque escolher uma dessas quatro condições — o doutor enumerou:

> 1. *Pular uma refeição*
> 2. *Não tomar café da manhã ao acordar*
> 3. *Fazer jejum por mais de três horas enquanto acordado*
> 4. *Comer menos carboidratos do que o necessário*

— **...faz com que nossas células se adaptem à escassez de carboidratos.**

Disse sério, com pesar.

Novamente, o silêncio foi total.

A FRAGILIDADE

Depois de uns segundos, a mãe, um pouco sem graça, disse:

— Desculpe, doutor, parece que perdi o raciocínio... Se as células se adaptam, por que é ruim que elas se acostumem com a escassez de carboidratos?

— Fico feliz que tenha perguntado! — ele respondeu. — Sua questão nos leva para o terceiro tópico da nossa lista:

3.5 A piora de nossas células se acelera quando a saúde está DESequilibrada.

— Lembram que na hipoglicemia, a baixa na glicose circulante faz as células trabalharem o dobro ou o triplo?

— Isso é inesquecível... — responderam juntos, ela e o marido.

— Em função desse aumento nas atividades das células, sobe também o consumo da glicose como combustível, juntamente com a absorção de matérias-primas, sobrecarregando o organismo inteiro.

Experiente nesse processo, o pai supôs:

— Ficamos mais cansados?

— Faz sentido — a mãe disse, quase junto. — Todo mundo que come mal fica abatido.

— Justamente — o doutor respondeu. — Esse trabalho celular excessivo desequilibra a harmonia das células, tornando-as estafadas e, por isso mesmo, a saúde delas se torna mais frágil.

A mãe teve um sobressalto:

— Espere! Você está querendo dizer que **quando comemos mal, levamos as células para hipoglicemia e ainda as deixamos tão frágeis que**

elas perdem as condições de suportar um "estressezinho"?

— Precisamente — o doutor afirmou, perdendo seu ânimo costumeiro.

Olhando para o garoto, explicou:

— Foi por isso que você desmaiou.

Os três empalideceram.

OS SINAIS FRAGILIZANTES DA HIPOGLICEMIA

O doutor pegou um lindo quadrinho emoldurado, de fundo branco, que estava na estante e mostrou:

— Estão vendo? — apontou a sequência de sinais da hipoglicemia. — É por isso que os dois últimos itens da lista são tontura e desmaio.

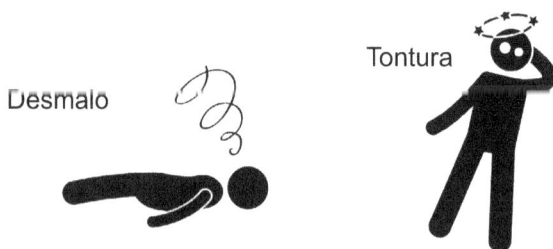

Tontura

Desmaio

Vendo que ficaram chocados, só acrescentou:

— **Quando nossas células se adaptam à escassez de carboidratos, se acostumam ao modo de sobrevivência, que tem efeitos colaterais danosos.**

Assustada, a mãe murmurou:

— **É que, SEM combustível, o funcionamento de todas as células fica altamente prejudicado!**[18] [19]

O doutor confirmou com a cabeça.

O silêncio se manteve.

Quando ia prosseguir, o pai interrompeu, com a voz um pouco trêmula, como se estivesse engasgado:

— **Mas, se faz todo esse mal, então por que todo mundo tira os carboidratos para emagrecer?**

Essa é a pergunta de bilhões de dólares.
Literalmente.

Porque a indústria da "dieta low-carb lucra bilionariamente vendendo a ilusão de que:
* Carboidrato é o inimigo
* Cortando carbo "o emagrecimento é rápido"
* É só uma questão de disciplina
* Você pode viver assim para sempre

Tudo isso é confusão conceitual.

Mas é uma confusão conceitual lucrativa.

Porque funciona... no começo.

E quando para de funcionar, eles culpam a pessoa:

"Você precisa de MAIS restrição."

"Você precisa de jejum MAIS longo."

"Você precisa ser MAIS disciplinado."

E você tenta. E falha.

E tenta de novo. E falha de novo.

E cada vez que você tenta, suas células entram mais fundo
e amplamente em modo de sobrevivência.

Até que você fica preso.

Preso em um funcionamento bioquímico que forma gordura
automaticamente. Mesmo comendo pouco. Pouquíssimo.

Porque suas células aprenderam que fome é o novo normal.

No próximo capítulo:

O doutor vai responder essa pergunta.

Vai revelar o que realmente acontece quando você tira
carboidratos. E que esse conhecimento liberta porque
tratar as causas da Obesidade **não** tem a ver com
tirar carboidratos ou sofrer de fome.

Essa é a resposta que você estava esperando desde
o Capítulo 1.

Continue. Sair dessa confusão é o caminho.

Saber disso vai melhorar sua vida: mais prazer e
sabor a cada refeição de todos os dias!

APÊNDICE 7
Para quem quer ir mais rápido:

Sobre nosso ponto de ajuste:
Pode-se dizer que a complexidade do
Set Point se parece com os vários botões
da mesa de som de um DJ. Para que a
música funcione perfeitamente, esse
profissional regula cada pequeno botão com
precisão. Quanto mais alto for seu nível
profissional, quanto maior a qualidade e
a eficiência dele para orquestrar esse ajuste,
melhor será o resultado final. A mesma precisão
é realizada por nossas células. E você precisa ter
em mente que **elas são profissionais de altíssimo nível.**

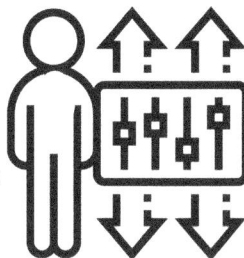

Referências do capítulo 7

1. **Referência:** Ver apêndice n. 5 do cap. 2.

2. Para autores como Gaiarsa, ansiedade, angústia, aflição e medo
têm significado muito próximo. "Se estou com medo e saio correndo,
não sinto o medo; se estou com raiva e brigo, **não** sinto a raiva
porque, **quando a ação ocorre o sentimento se integra a ela**,
pois a emoção nasceu para fazer uma ação acontecer. Porém, se a
ação não acontece é preciso ficar e enfrentar a situação, como ocorre
com um filho pequeno frente à mãe zangada, então sentimos
ansiedade e angústia. **TODA ANGÚSTIA É UM DESEJO OU
NECESSIDADE DE FAZER ALGUMA AÇÃO, TOMAR UMA
DECISÃO OU ASSUMIR UMA ATITUDE QUE EU NÃO
FAÇO, NÃO TOMO NEM ASSUMO." Referência:** GAIARSA,
J. A. Respiração, angústia e renascimento. 3. ed. São Paulo: Ícone,
1994.

3. Deglutir é nossa função mais complexa porque todos estes
músculos **são flexores**. Uma forma de movimento que **não** é
regulada pela relação flexores-extensores, mas por uma intensidade
relativa dos flexores entre si. Os músculos condutores do movimento
são organizados em 5 linhas verticais: faringe, língua, mastigadores,
rosto e pré-vertebrais. Os 2 pontos mais importantes da deglutição

são a boca e a base do nariz. Junto com a faringe, a boca participa da deglutição, assegura a mastigação, a respiração e a fala, junto com o rosto. O movimento se organiza a partir do lábio superior e faz a junção entre boca e nariz. O orbicular da boca organiza todos os músculos que chegam até ele. Quando esta coordenação **não** é completa, a criança (e **sem** tratamento **fonoterápico** o adulto também) apresenta: 1 -"lábios moles" , pois a boca não fecha em "anéis" e 2- sorriso enrugando o nariz (elevador comum), pois não tem movimento lateral dos lábios em direção às orelhas (zigomáticos). **Referência:** PIRET, S.; BÉZIERS, M. M. *A coordenação motora*. 2. ed. São Paulo: Summus, 1992.

4. Copiar textos é um gesto necessário porque escrever, assim como pedalar, é uma habilidade motora e aprendê-la(s) **exige ultrapassar 3 estágios distintos.** O primeiro estágio é o **cognitivo**, requer maior atividade mental e intelectual. No estágio **associativo**, os mecanismos básicos do movimento foram aprendidos até certo ponto e os erros são menos frequentes e menos grosseiros. O último, é o **estágio autônomo**, nele, a habilidade torna-se quase automática ou habitual. Já não é preciso pensar para realizá-la (modelo de Fitts e Posner). **Referência:** MAGILL, R. A. Aprendizagem motora: conceitos e aplicações. São Paulo: Edgard Blücher, 1984 – ver também Parte 2 do CDB.

5. O processo de aprendizagem motora ocorre sob minucioso controle bioquímico e fisiológico do sistema nervoso central e periférico, além de participação dos sistemas hormonal, energético, cardiovascular e respiratório. **Referência:** ver apêndice n. 22 do Capítulo 3

6. Um dos maiores obstáculos à aprendizagem, independentemente da idade, é o desejo de querer agradar os outros, nos preocupando mais em satisfazer as expectativas de quem está nos ensinando. Estes são alguns dos principais fatores que usamos para nos pressionarmos contrários ao erro, uma condição tanto natural quanto necessária para as células que estão nessa fase. **Referência:** ver apêndice n. 19 do Capítulo 3.

7. O controle motor pode ser divido em involuntário, voluntário e automático. Após ser estruturado e automatizado, o controle se constituiu em um engrama, um programa motor, um padrão motor memorizado nas células do centro superior do cérebro (cortex motor primário, gânglios da base e cerebelo), que fica estocado nas áreas cerebrais sensória e motora para serem acionadas sempre que necessário. **Referência:** ver apêndice n. 22 do Capítulo 3.

8. Para entender como o tratamento inteligente também ocorre por meio deste processo, ver a parte 2 do CDB para: Δmetas, Ξmetas &

neuroplasticidade.

9. **Referências:** Ver apêndices n. 1, n.2 e n. 3 do cap. 2.

10. O condicionamento físico representa a adaptação das células às cargas impostas pelo exercício, permitindo maior eficiência metabólica e funcional. **Referência:** AMERICAN COLLEGE OF SPORTS MEDICINE. ACSM's Resource Manual for Guidelines for Exercise Testing and Prescription. 4. ed. USA: Lippincott Williams & Wilkins, 2001.

11. Como as células têm capacidade limitada para se ajustarem aos vários agentes estressores, elas necessitam se adaptar a eles de modo que, no futuro, o novo movimento ameace cada vez menos a sua homeostase. Esta adaptação representa o principal objetivo do condicionamento físico. **Referência:** ALFIERI, R. G.; DUARTE, G. M. Marcondes: exercício e coração. Rio de Janeiro: Cultura Médica, 1993.

12. No interior das células musculares (miócitos) aumenta, por exemplo, o número de mitocôndrias, enzimas glicolíticas, fosforilativas e oxidativas, o número de cadeias transportadoras de elétrons além de outros. **Referência:** McARDLE, W. D.; KATCH, F. I.; KATCH, V. L. *Essentials of exercise physiology*. USA: Lea & Febiger, 1994.

13. Quando o estresse se torna intolerável para a capacidade da célula muscular, ela entra em esgotamento agudo (exaustão ou fadiga), e causa resposta atípica do sistema cardiocirculatório (com, por exemplo, taquicardia em repouso), insônia e microlesões nas células de músculos, tendões e ligamentos. A exaustão crônica, em geral causada por excesso de treinamento físico, causa lesões musculares, ligamentares ou tendinosas, além de microfraturas ou fraturas no tecido ósseo e outros. **Referência:** ver apêndice n. 11 deste capítulo.

14. A melhora no condicionamento físico muscular, com treinamento aeróbio, por exemplo, aumenta, também, o número de eritrócitos no sangue e de capilares (vasos sanguíneos) em funcionamento. **Referência:** ver apêndice n. 22 do Capítulo 3

15. Na área médica, **set** significa disposição ou facilidade da célula perceber ou responder de alguma forma, também pode ser uma posição ou alinhamento padrão. **Referência:** ver apêndice n. 1 do Capítulo 4

16. O equilíbrio corporal é entendido como homeostase ou homeostasia, que é o estado de equilíbrio (entre pressões opostas)

no corpo, em relação a diversas funções e composições químicas de líquidos e tecidos. **Referências:** ver nota n. 1 do Capítulo 4 e n. 26 do Capítulo 5.

17. Desjejum é a primeira refeição do dia, aquela que nos tira do longo jejum noturno que, em geral, deveria ser superior a 8 horas de sono. Porém, no Brasil, costuma ser chamada de "café da manhã" embora, nem toda pessoa beba café neste momento.

18. Nos próximos capítulos veremos que a visão é uma das áreas prejudicadas e, por isto, a visão turva e os pontinhos escuros pioram para o que se chama de apagão visual.

19. Muitas pessoas chegam para a Etapa 1 do tratamento inteligente, supondo sofrer de labirintite. Ao final de algumas semanas, descobrem que os sintomas de tontura e enxaqueca estavam relacionados à hipoglicemia decorrente da baixa ingestão de carboidratos, condição frequentemente não reconhecida.

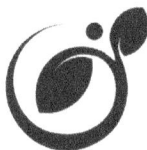

Capítulo 8
Comer menos do que nossas células necessitam causa a doença Obesidade.

Dietas restritivas doem, não tratam e adoecem.

Esse capítulo vai comprovar o que você SENTIA: dietas low-carb e jejum doem e não solucionam.

Sim, perde-se peso rápido quando se corta carboidratos.
Mas 70% é água.
Cerca de 10% é **músculo**.
E apenas 20-25% do peso todo é gordura.
E quando o peso volta (e sempre volta)...
...volta só como gordura porque o músculo foi perdido.

Você não falhou na dieta.
Essas dietas _não_ foram projetadas para tratar.
Porque o comércio predatório **não** lucra com pessoas curadas. Lucra com pessoas presas em ciclos eternos de:
Perder → Ganhar → Culpar-se → Tentar de novo → Pagar de novo exatamente porque **não** resolveu.
Este capítulo vai revelar:
- Por que "gliconeogênese" **não** é solução, é tortura para as células – e para nós
- Por que 60% de carboidrato por refeição **não** é "muito", mas _necessário_.

215

- Por que você está perdendo músculo (e achando que é sucesso!)
- Por que "passar a fome" não "queima" gordura, mas consome nossas células "sem sabermos"

E a parte mais libertadora:
Por que podemos comer pão, arroz, macarrão e AINDA emagrecer.
Não rápido. Instantaneamente.
Mas de verdade. Sem sofrimento. Sem dores e, principalmente, sem causar danos a si mesmo.

Se você está se perguntando:
Como me defender dessas confusões conceituais?
Prepare-se.
Este é o capítulo que a indústria da dieta **não** quer que você leia. Mas que seus professores querem e ainda se sentem orgulhosos por terem contribuído para você saber disso!

A RESPOSTA QUE MUDA TUDO

— Que pergunta excelente! — o doutor elogiou. — As pessoas escolhem tirar os carboidratos da alimentação porque faz o peso diminuir rápido. **Mas ele volta causando danos graves à saúde.** Dentre eles, a própria Obesidade e uma resistência futura à redução de gordura corporal.

Devido ao próprio histórico de sobe-e-desce na balança, a mãe ficou bastante preocupada.

O pai questionou:

— Causando danos?

Arrumando os objetos sobre a mesa, o doutor explicou:

— **Para nossas células utilizarem a glicose durante a escassez de carboidratos na alimentação, elas precisam seguir um processo hierárquico de três fases.** [1]

Ele olhou nos olhos do garoto:

— **A melhor fonte energética de todas — por ser a mais fácil, mais rápida e de menor trabalho — é a glicemia, que é a glicose que já está no nosso sangue.**

GLICÓLISE SANGUÍNEA

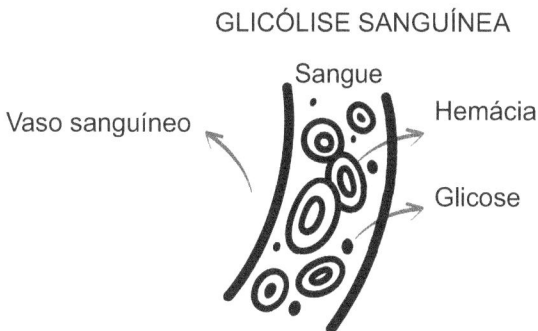

— Como nossas células são extremamente inteligentes, **elas constroem uma reserva PRÓPRIA de glicose**, que fica guardada dentro delas na forma de **glicogênio**.

Mas elas só usam essa reserva em emergências porque precisam *trabalhar dobrado* para transformar glicogênio em glicose.

FASE 1 - GLICOGENÓLISE CELULAR

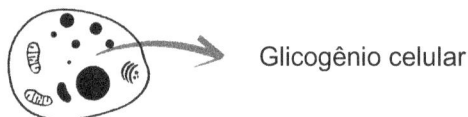

Glicogênio celular

— Mas se essa escassez durar muito tempo — por exemplo, **jejuar por mais de 3 ou 4 horas** — para que as duas fontes anteriores **NÃO** se esgotem, **o fígado quebra seu glicogênio hepático através da glicogenólise, e envia sua glicose para o sangue.** Isso faz as células trabalharem ainda mais. Mais um estresse para elas.

FASE 2 - GLICOGENÓLISE

FÍGADO

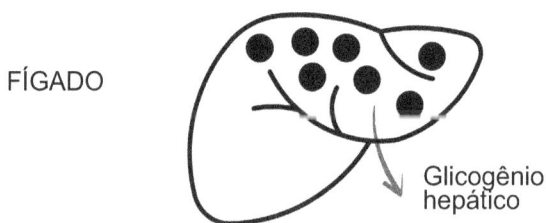

Glicogênio hepático

NOVA EXPLOSÃO DO PAI

— Isso entendemos — o pai disse asperamente. — Você já explicou que, se sentimos fome e **não** comemos, vamos sofrer confusão mental, dificuldade de concentração, irritabilidade, dor de cabeça, tontura... até desmaiarmos, mas...

Enquanto terminava de falar, lhe ocorreu outro pensamento.

— Esperem um pouco! — esbravejou. — Se todo mundo que come pouco carboidrato tem tudo isso, por que não vemos as pessoas desmaiando por aí?

Desafiou.

O doutor, já acostumado com as explosões do pai, aguardava calmamente para continuar:

— **Exatamente para prevenir desmaios por hipoglicemia, nossas células estão sempre se adaptando. Só que, nesse caso, para PIOR, pois estão sendo prejudicadas pelo trabalho excessivo.**

— Se adaptam para pior? — o pai repetiu, surpreso.

— Sim — o doutor confirmou. — Assim como todas as outras, **as células do fígado também têm um estoque de glicogênio limitado.**

— Conforme a glicogenólise hepática vai consumindo seu pequeno estoque, o fígado começa a terceira fase.

Esse último processo é a **GLICONEOGÊNESE, que fabrica glicose no fígado para liberar direto na corrente sanguínea.**[2]

FASE 3 - GLICONEOGÊNESE

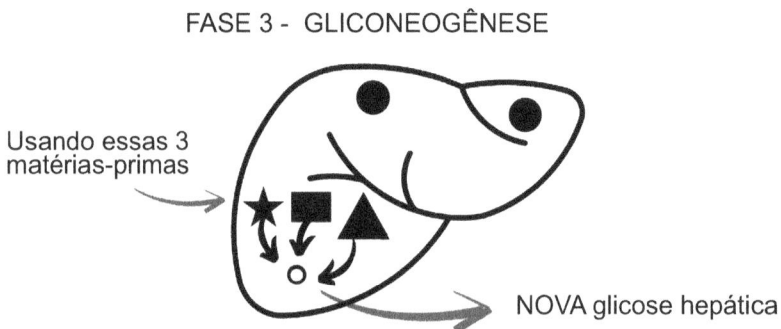

Usando essas 3 matérias-primas

NOVA glicose hepática

*Preste muita atenção nessas 3 "matérias-primas" que apareceram no fígado! Você já vai entender.

A REVELAÇÃO DO GAROTO

Inesperadamente, o garoto quase gritou:

— **A Debylis tinha razão! A fome passa porque nosso fígado faz glicose!**[3]

Os pais ficaram boquiabertos com a percepção do filho e olharam para o doutor, esperando por uma correção.

Afinal, a conclusão do garoto estava seguindo para o lado oposto do que o doutor tinha explicado!

Ciente da confusão, o doutor garantiu:

— Essa ideia de que a fome "passa" — fez aspas com os dedos — <u>é uma sensação corporal real</u>, mas não leva em conta que esse processo de fome delongada, além de doloroso, **prejudica nossas células, enfraquece nosso sistema imunológico e aumenta a gordura[4] corporal que se torna excessiva levando para a Obesidade e consequente impacto na balança.**[5]

Vendo que perderam o ímpeto, acrescentou:

— Vamos entender.

"A fome passa."

Essa é a frase mais perigosa que você pode ouvir. **Passa porque nossas células entraram em modo de emergência máxima.**

Quando não comemos a fome passa porque o fígado começou a **quebrar seus próprios músculos** para fabricar glicose.
Ela passa porque as células precisaram desistir de gritar, pois o modo de sobrevivência silenciosa triplica o trabalho delas.

A fome passar não é vitória. É estado de guerra.
É nosso corpo dizendo: "Precisamos parar de pedir comida e começar a fabricá-la, mesmo que seja consumindo células."
E você foi orientado, orientada, a celebrar isso como "disciplina". Como "força de vontade". Como "sucesso".

Mas agora, está **ciente** de que suas células estão morrendo.

Seus músculos estão sendo consumidos.

Seu metabolismo está desacelerando.

Você pode parar de chamar isso de "progresso".

Continue lendo.

Agora, além de saber que fazer jejum ou tirar carboidratos é o **oposto** de prevenir ou de tratar a Obesidade, você vai entender porque ObesidadePRO é mais inteligente – e por isso, mais gostoso.

AS TRÊS MATÉRIAS-PRIMAS

Ele se levantou e pegou um livro grande e grosso que estava no alto da estante.

Voltou a sentar-se e abriu em uma página marcada.

— **Para fazer o processo de gliconeogênese, o fígado precisa usar três matérias-primas que já estão dentro do corpo porque, afinal, a pessoa NÃO está comendo.**

Apontando as imagens no livro, leu alto cada uma delas:

AS 3 MATÉRIAS-PRIMAS NECESSÁRIAS PARA GLICONEOGÊNESE

60g de AMINOÁCIDOS do Tecido Muscular	19g de GLICEROL do Tecido Adiposo	39g de LACTATO do Tecido celular

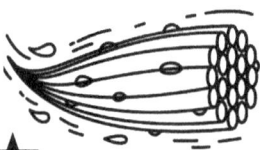

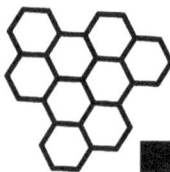

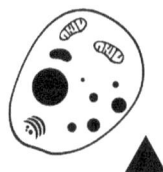

Mais calmo, o pai apontou:

— Gênese é formação, certo?

— Sim — ele concordou. — "Glico" é para glicose, e "neo" é um prefixo grego que significa novo. Então, **gliconeogênese significa fazer glicose a partir de NOVAS substâncias.**[6]

— Novas? — a mãe perguntou, animando-se.

— Sim, novas no sentido de "outras". Essa glicose precisa ser feita porque **não** veio da comida — ele explicou. — Gliconeogênese é uma palavra que mostra que esse nutriente, a glicose, não estava na alimentação.

— Entendi — ela respondeu. — É um processo indolor?

— Sim! Nossas amigas células se estressam muito fazendo a trabalhosa gliconeogênese e, ao mesmo tempo, estão nos protegendo ao **não** demonstrarem o esforço delas. Mas assim que podem, voltam a nos avisar que precisam de comida, nos fazendo sentir fome.

— Ah sim — o pai gostou. — Elas não nos deixam esquecer... Estão sempre sinalizando fome! Pedindo comida.

AS TRÊS CONFUSÕES

Apontando a imagem, Sófocles retomou:

— A ideia inadequada de que passar a fome é algo bom acontece por três confusões principais.

— A primeira confusão é esquecer que o alimento rico em carboidrato é tão importante para formar glicose que até na gliconeogênese ele É NECESSÁRIO.

— É comum esquecerem que **o lactato deriva da glicólise**, o processo que tira glicose dos carboidratos.[6]

Tentando entender aquele monte de palavras novas, o pai conseguiu se lembrar:

— Lise é quebra! Então o lactato é só uma partezinha da glicose que a gente comeu antes... Mas ainda bem que esse processo usa gordura corporal! — Sorriu, aliviado.

— Usa, mas é extremamente pouco — o doutor respondeu.[8]

— Pouco? — o garoto ficou surpreso.

Desanimado, o doutor explicou:

— E essa é a segunda confusão de quem prefere sofrer de fome: DESCONHECER que usar a glicose da gliconeogênese consome só GLICEROL da gordura corporal — que é um ÁLCOOL, NÃO é "a gordura em si".

A expressão dos três parecia um ponto de interrogação.

GLICEROL
(álcool)

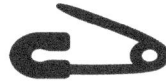

*Preste atenção neste alfinete!

ENTENDENDO O TRIACILGLICEROL

Sabendo que a maioria das pessoas não domina muito de bioquímica, ele juntou clipes e alfinetes:

— Lembram de falarmos que **o ácido graxo é a menor partícula da gordura**? Eu citei o ácido palmítico, que a fórmula é $C_{16}H_{32}O_2$.[9]

— Ah, sim! — o pai lembrou. — Ele tem mais que o dobro de átomos dos outros macronutrientes.

Olhou para a esposa e para o filho, vendo eles confirmarem com a cabeça.

Mas o menino pensou: *"Ácido graxo... Ácido palmítico... Ácidos?"*

— Então — o doutor continuou — como o ácido palmítico é um dos muitos ácidos graxos de cadeia longa, vamos imaginar que ele seja como esta correntinha de clipes de papel. Foi prendendo uns clipes aos outros.

ÁCIDO GRAXO
(gordura)

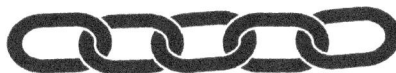

Eles confirmaram o entendimento e o doutor avançou:

— Vocês já fizeram exame de sangue para medir o triacilglicerol ou o triglicéride?

— Obviamente que sim — o pai respondeu bruto. — Todo mundo já fez!

Sem se prender à grosseria, o doutor continuou:

— Por serem ácidos, **as gorduras somente podem entrar no sangue se estiverem presas, seguras, pelo glicerol.**[10]

O garoto sorriu, confirmando suas suspeitas:

— Porque, se as gorduras são ácidos, elas tornariam o sangue mais ácido![11]

O doutor sorriu para ele:

— Exatamente! Para eliminar essa possibilidade, o ácido graxo somente sai da célula adiposa para o sangue se estiver preso ao glicerol. Então, podemos entender que o **triacilglicerol é uma molécula formada por 3 moléculas de ácidos graxos** — aqui representadas por nossas 3 correntinhas de clipes — **todas presas à molécula de glicerol,** que funciona como este alfinete.[12]

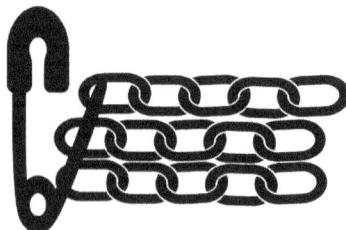

TRIACILGLICEROL
(gordura)

O MITO DO CARBOIDRATO

O pai, experiente pelo que já tomou de broncas em consultórios, disparou com ar de quem sabe de tudo:

— Os triacilgliceróis são feitos pelo fígado quando comemos carboidratos demais.

Concordando com a cabeça, delicadamente o doutor discordou:

— Essa afirmação está por toda a internet, porém, **nossas células hepáticas _também_ fabricam triacilgliceróis com ácidos graxos em excesso.**

O pai, apesar de competitivo, sabe reconhecer quando perde.

Desceu de seu pedestal:

— Caramba! Faz sentido! Se os ácidos graxos têm mais elementos químicos do que as glicoses e a gente come comida gordurosa, nosso fígado faz triglicerídeos para caramba!

O doutor sorriu:

— Exato! Mas tem um outro fator aí que as "dicas de internet" — fez aspas — **não contam**!

— O quê? — o pai perguntou curioso. Doido pra saber algo que possa se vangloriar pros amigos.

A MATEMÁTICA DO LANCHE

Como todo bom professor, o doutor se anima com o interesse da plateia.

Pegando um tablet, disse:

— Vamos colocar em números porque a matemática nunca mente. Imaginemos um lanche de pão com ovo frito, porque é mais fácil de entendermos.

— Bom! É um lanche gostoso! — o garoto respondeu animado.

— Faz de conta — ele começou mas parou.

Olhando seriamente para eles, enfatizou:

— Observem: estes números eu **inventei** agora, só para trabalharmos! Estes números **não** são reais, ok?

Os três confirmaram que sim com a cabeça.

— Faz de conta que o ovo frito pese 50 gramas e as 2 fatias de pão pesem, juntas, 50g também. Combinado?

Confirmaram.

— No total, este nosso lanche hipotético tem 100 gramas, que equivalem a 100% do lanche. Combinado?

— Combinado.

— Agora, vamos dar uma olhada na pirâmide alimentar. A base dela mostra a necessidade de carboidratos das nossas células. É graças ao conhecimento contido nela que todo bom profissional de Nutrição sabe que: **Uma refeição precisa ser composta por 60% de carboidratos, aproximadamente.**[13]

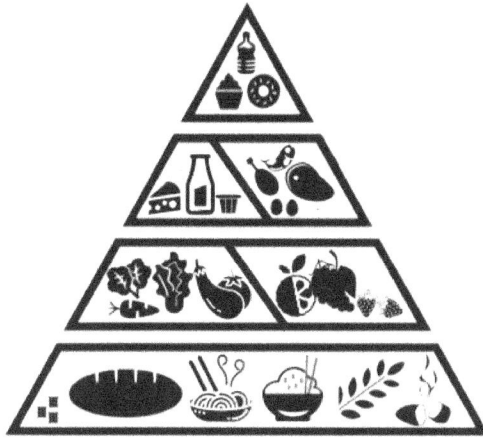

O pai, que é um gênio da matemática, falou rápido e sorrindo largo:

— Mas então, nosso lanche com ovo frito está errado! Só tem 50% de carboidrato!

— Exato! — o doutor sorriu, satisfeitíssimo com a sagacidade dele.

Mas a mãe não achou graça, baseando-se em seu próprio histórico, pensou preocupada:

"E eu que nem como o pão? Será que venho entrando em hipoglicemia sem nem perceber? O meu lanche seria 0% de carboidrato?"

Desconhecendo isso, o doutor continuou animado:

— Agora, observem que o ovo está no grupo dos alimentos ricos em proteína de origem animal. Então, todo bom profissional de Nutrição sabe que: **uma refeição precisa conter cerca de 30% de proteínas de origem animal, aproximadamente.**[15]

— Ops! — o pai falou baixinho. — Sobrou proteína...

Animadíssimo, o doutor anunciou:

— Aqui está outra confusão imensa! O excesso de proteínas, ou melhor, o excesso de aminoácidos...

— Que é a menor partezinha da proteína — o garoto cortou, relembrando em voz alta.

Concordando com um sorriso satisfeito, o doutor completou:

— Esses 20% que estão "a mais" — fez aspas — são **aminoácidos DESnecessários, por isso, são transformados também em triacilgliceróis.**

— Nãaaaaoooo! — o pai gemeu.

Ele adorava MUITO ovos e carnes.

Vamos alinhar o que você acabou de ler?
Excesso de PROTEÍNA vira **gordura**.
Excesso de GORDURA vira **gordura**.
Excesso de CARBOIDRATO vira **gordura**.
Qualquer macronutriente em excesso vira _gordura._

Mas a indústria da dieta só te conta 1/3 da história:
"Carboidrato engorda." E omite o resto:
Mas carboidrato em excesso engorda
"assim como proteína em excesso."
"assim como gordura em excesso."
"assim como **qualquer coisa** em excesso."

Mas aqui está a parte que eles _realmente_
Desejam que você não saiba:

Quando você come MENOS carboidrato do que precisa...
...seu corpo consome seus próprios músculos para fabricar glicose.
E músculos são feitos de... proteína.
Então você está literalmente **comendo a si mesmo**.
E chamando isso de "queimar gordura".
A realidade é OUTRA:
60% carboidrato por refeição **não** é "muito".
É exatamente o que nossas células PRECISAM para
não consumirem as células dos músculos: os miócitos.
Continue com a leitura.
Porque a próxima parte vai mostrar números concretos.
E eles são devastadores.

A VERDADE SOBRE A PERDA DE PESO

Entendendo o desconforto do pai, o doutor acrescentou:

— **Com um agravante: sobrecarrega os rins que vão trabalhar em dobro para separar e excretar o grupo amino como ureia, pela urina.**[16] [17] [18]

Enquanto via o marido sofrer, a mãe teve um sobressalto:

— Espere um pouco! Se o ovo é frito, ele também é rico em gorduras, sim?

— Você chegou num ponto ótimo — o doutor confirmou. — **O excesso de ácidos graxos ingeridos se transforma também em triacilgliceróis.**[19]

— A gente engorda? — o garoto quis saber logo.

— Exatamente — o doutor foi objetivo.

— Não quero mais ovo frito! — o garoto disse.

Todos riram.

— Calma lá — o doutor disse. — Radicalismos são DESnecessários. Por enquanto, o importante é entendermos que **qualquer macronutriente pode se tornar triacilglicerol, ou seja, virar gordura, se**

comermos em quantidade MAIOR do que nossas células precisam.

— Mas é difícil acertar essa quantidade! — o pai reclamou.

— É um pouco difícil — o doutor admitiu. — Mas é mais fácil do que fazer jejum, ou sofrer de fome por comer menos do que nossas células necessitam.

— Como menos de 60% de carboidratos — o pai festejou, satisfeito.

UM ESTUDO DEVASTADOR

Pegando o alfinete com os clipes, o doutor explicou:

— Comer menos do que 60% de carboidratos ou jejuar nos retorna à gliconeogênese...

— A gliconeogênese usa só uma partezinha da gordura?[20] — a mãe lamentou, finalmente entendendo. — Passei a vida inteira sofrendo com jejuns para entender, agora, por que não eliminei a gordura que queria...

— Poderíamos ter comido carboidratos por todo esse tempo... — o garoto se surpreendeu.

Olhando a imagem das 3 matérias-primas necessárias para novas glicoses, o pai lastimou:

233

— A maior parte da matéria-prima usada na gliconeogênese vem de 60 gramas dos músculos! Como é possível?

— Antes de continuarmos, precisamos entender que quando a gliconeogênese acontece em outras situações, ocorre **sem** causar esse dano. Um bom exemplo é quando estamos dormindo — o doutor explicou.

— Ah, Isso porque a gliconeogênese começa depois de 3 a 4 horas em jejum! — o pai concluiu, atento.

— Isso — o doutor confirmou. — Como geralmente nós dormimos de 8 a 10 horas por noite, a concentração de glicose no sangue diminui porque é consumida pelas células que estão funcionando, como neurônios e outras.

— E para os eritrócitos transportarem o oxigênio e os pulmões respirarem — a mãe relembrou, apreensiva.

Enquanto o garoto curtia, lembrando que adorava dormir, ouviu seu pai reclamar:

— Humph! Só preguiçosos dormem tantas horas! — reclamou. — Mas afinal, insistiu, a gliconeogênese é boa ou ruim?

— **A gliconeogênese só é ruim se estivermos acordados** — o doutor respondeu — pois estressa as células com todo esse trabalho extra.

— E essa é a terceira confusão? — a mãe perguntou.

— Não.

Ele se ajeitou na cadeira e abriu o livro de novo.

— Vejam essa figura da pesquisa. Apontou.

Virando o enorme livro colorido na direção deles:

— Homens que diminuíram os alimentos ricos em carboidratos **por 30 dias** diminuíram 8kg, mas não só de gordura corporal, como todo mundo espera.

"Ou deseja", a mãe pensou.

Enquanto eles liam cada um dos pontos, analisando,

o doutor tomou um pouco de água.

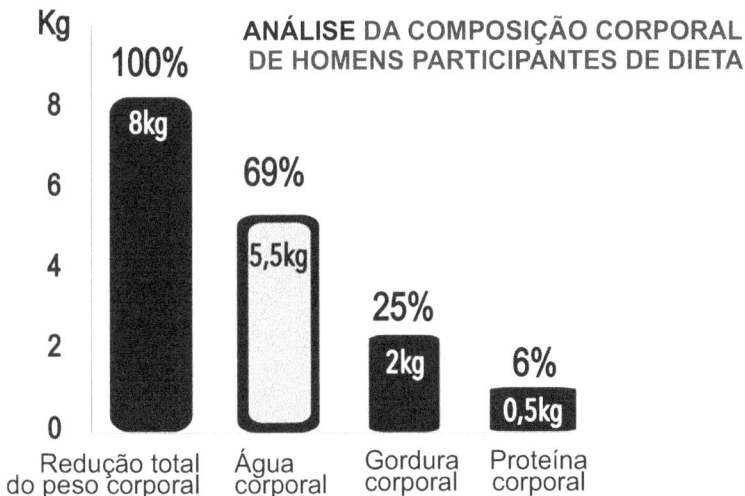

Figura 8 — Componentes corporais reduzidos após 30 dias de dieta restritiva medidos por técnica de avaliação da composição corporal.

235

— Vejam — Sófocles apontou a segunda coluna — cerca de 5,5kg, ou seja, quase 70% foi só água corporal. [21]

O pai, boquiaberto, disse:

— Eles passaram fome à toa! Só perderam 2kg de gordura!

— **O pior** — o doutor alertou — **é que eles ainda reduziram meio quilo de tecido muscular!**

Pensando em si, a mãe se sentiu mal:

"Quanto desperdício de vida..."

A TERCEIRA CONFUSÃO

Chateado e um pouco desanimado, o doutor enfatizou:

— **Essa é a terceira confusão conceitual: quem evita os carboidratos nas refeições confunde 'perder peso' com DIMINUIR gordura corporal.**[22]

— São condições diferentes! — o pai se alarmou. — Eu não tinha ideia!

Boquiaberta, a mãe acrescentou:

— **Nosso peso corporal inclui água e músculos, além de gordura corporal.**

— Mas é óbvio que a gente prefere um tratamento que diminua a gordura corporal em vez da água corporal — o pai ironizou, irritado.

— Depois, o peso que volta é de água! — a mãe entendeu, chocada.

— A água volta porque ninguém pode ficar desidratado! — o doutor confirmou desdobrando uma folha de jornal.

Ele olhou o garoto nos olhos e mostrou a matéria:[23]

— **Esta reportagem de 2003, mostra que no tratamento inteligente comemos carboidratos para _satisfazer_ as necessidades das nossas células, conforme orienta a pirâmide dos alimentos**. Mesmo quando estamos obesos.

— Assim, tratamos as CAUSAS do aumento excessivo de gordura corporal e, sem doer nem acrescentar sofrimentos, **diminuímos 500 gramas por semana. Mas SOMENTE de gordura corporal.** [23] — sorriu.

A VIRADA

Os olhos do pai brilharam.

Ele mudou de humor:

— Tá entendendo, filhão? No mesmo prazo de 30 dias nós vamos diminuir 2kg de gordura como eles, que passaram fome! Só que nós comeremos os deliciosos carboidratos! Isso é bom demais, não é?[24]

O garoto sorriu, animado:

— Sendo inteligentes, vamos parar de sofrer para tratar. Finalmente!

Na mídia:

Detalhadamente
no apêndice n. 23

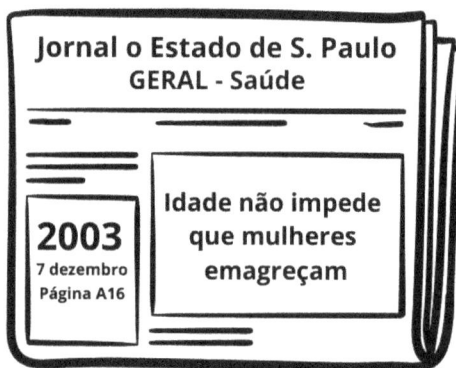

Jornal o Estado de S. Paulo
GERAL - Saúde

2003
7 dezembro
Página A16

Idade não impede que mulheres emagreçam

→ Benê participou do estudo que oferecia programa de tratamento e diminuiu 10 kg sem deixar de comer as cocadinhas que ela mesma faz.

A mãe, igualmente entusiasmada, acrescentou:

— E muito importante, **não** vamos recuperar o peso! Comendo alimentos ricos em carboidratos, não desidratamos nossas células nem perdemos músculos!

— Fabuloso! — o pai exclamou visivelmente encantado.

Ciente de que mudar padrões comportamentais requer certo empenho, o doutor enfatizou:[25]

— Observem que diminuir 2kg de gordura por mês precisa primeiro esquecer a ideia de perder peso rápido.[26] [27] [28]

— Sim — a mãe respondeu, comprometida. — **O importante é focarmos no processo porque reduzir gordura corporal é uma consequência.**

— Processo? — o garoto estranhou.

O pai sorriu:

— Filho, um tratamento é sempre um processo ativo, um procedimento, um método.

Vendo que o garoto continuava confuso, acrescentou:

— É um passo a passo, sabe?

— Tipo um manual de orientações escolares ou um livro de regras do esporte? — o garoto comparou.

— Isso mesmo! — disseram o pai e a mãe juntos.

— Um manual com orientações de autoentendimento e ações ativas para alcançarmos o resultado que queremos — o doutor acrescentou.

A ILUSÃO DESMASCARADA

— Pelo que estamos aprendendo — a mãe disse para o filho — perder peso rápido é, na verdade, uma grande ilusão porque mais da metade dos quilos é água corporal que precisa voltar! A célula não pode desidratar!

Mas o garoto já estava convencido.

Nada o faria desistir agora!

"Afinal, é um tratamento que posso comer bolachas e pão com ovo frito!"

Mas então hesitou:

"Será que agir é tipo correr? Pular corda?"

Sem saber dos pensamentos dele, o pai, já esbravejando, continuou o raciocínio da mãe:

— Sem falar no sofrimento desnecessário!

O doutor também se chateou:

— Sofrimento desnecessário que é causado pela dor da fome, pois as células estão implorando para comermos carboidratos e interromper, de vez, essa gliconeogênese que está provocando perda da proteína corporal!

— Eu me sinto fraco, será que é por isso? — o pai desanimou.

Compassivo, o doutor explicou:

— Comer menos do que nossas células precisam pode ter várias consequências, mas uma das mais importantes é...

a ATROFIA de músculos, ligamentos e tendões. Um processo degenerativo que causa dor e fraqueza reais. Não é preguiça.[30]

— Você me encaminhou para a avaliação ortopédica porque acha que já perdi proteínas do tecido muscular? — o pai ficou surpreso.

— Vamos ver os resultados, mas estou supondo que sim. Penso que ter feito dietas restritivas e jejuns já lhe causou várias microlesões. Mas como você suporta essas dores há tantos anos, não as sente mais. O nível de dor para sua mente reconhecer que há danos em seu corpo deve ter aumentado.[30]

— Será que isso é um exemplo de adaptação das células para pior? — a mãe perguntou, abraçando o braço do marido, demonstrando respeito e entendimento à dor que ele vem sentindo.[31]

QUANDO A ESTATÍSTICA ENGANA

Mas novamente o homem se irritou:

— Se nas dietas drásticas 70% do peso perdido é água, quase 10% é músculo, só 25% é gordura e depois sempre ocorre reganho de peso, como é que todo mundo emagrece?

Ciente também dessa confusão comum, o doutor disse com calma:

— Em estatística, olhar apenas para os valores médios pode mascarar os dados individuais e nos induzir a fazer sérias confusões ao generalizarmos uma informação. Um bom exemplo é o seguinte cálculo: se o pai comer dois bombons, a mãe um e o garoto nenhum, na média podemos dizer que cada um de vocês comeu um bombom.

Sentindo-se em desvantagem, o garoto disse rápido e quase gritando:

— Ei! Mas isso não é verdade!

EM ESTATÍSTICA A MÉDIA É UMA MEDIDA DE <u>TENDÊNCIA</u> CENTRAL

Pai	Mãe	Filho	=	MÉDIA
🍬🍬	🍬	Ø	=	1

Todos riram.

O clima melhorou e o pai entendeu:

— É, realmente a média nem sempre expressa a realidade. E quem não emagrece não fala porque, em vez de ouvirem, vão dizer que a culpa é dessa pessoa.

— Esse é o ponto — o doutor gostou. — "Todo mundo" — sinalizou aspas — é tão inadequado para falar de um ser humano quanto dizer a "média das pessoas". Pode ser correto para usar em estudos e pesquisas, mas **não** para generalizarmos um tratamento.

— Certo! — o pai acatou. — Agora que estamos mais conscientes sobre o que nossas células realmente necessitam, precisamos reconhecer que cada caso é único!

O doutor sorriu.

Mas em seguida, a pergunta da mãe o surpreendeu:

— Você quer dizer que as pessoas estão fazendo escolhas erradas para elas?

Olhando nos olhos deles, o doutor disse:

— Estou dizendo que **em vez de copiarmos ou tentarmos fazer igual ao que os outros "dizem ou fazem", precisamos respeitar o que estamos SENTINDO.**

— É melhor acreditar no que nossas células estão NOS

DIZENDO! — o garoto concordou, atento aos vários tipos de sofrimentos que já experimentou.

Os pais sorriram para ele, extremamente satisfeitos.

A PERGUNTA QUE MAIS AMEDRONTA

Mas nesse momento, ele pensou:

"Será que preciso aceitar correr ou pular corda para poder comer o que gosto?
Mas o que eu sinto é...
é...
que não quero correr!
Mas eu não tenho dor, como o meu pai...
Será que eu tenho preguiça?"

*"Preciso ter coragem de correr para poder comer o que eu gosto

Então, inspirou fundo e soltou alto:

— No processo do tratamento inteligente, as ações que vou ter que fazer são correr ou pular corda?

— **Nem uma nem a outra** — o doutor sorriu gentilmente para ele.

Pensando consigo:

"Esta consulta está mais longa do que o padrão, mas essa pergunta me mostra que preciso ser ainda mais específico!"

Ao perguntar:
"Vou ter que correr ou pular?"
Ele já está pensando em quanto
precisa **sofrer para tratar...**

Porque ele já aprendeu, assim como você aprendeu,
que "tratamento" vem **com esforço. Com dor.**
Com remédio ruim. Com gosto amargo.
Como se fosse algum tipo de autopunição.
Por ter comido o que se gosta.
Tratar vem com algo que não queremos fazer.

Mas agora você está entendendo "o outro lado"
Para quem estuda, para quem busca o
conhecimento produzido pelas Ciências Universais
Aquelas, ensinadas na escola, tratar NÃO inclui sofrer!
Tratar inclui saber. Tratar com inteligência é mais fácil.

Porque o tratamento inteligente é sobre
ENTENDER nossas células...
...não é sobre CASTIGAR nosso corpo!
No próximo capítulo:
O doutor vai responder essa pergunta.
E a resposta vai surpreender você. Agradavelmente!

Apêndice 8
Referências do capítulo 8

1. Fundamentação bioquímica e celular do metabolismo energético, incluindo glicólise, glicogenólise, gliconeogênese e metabolismo de lipídios e proteínas. **Referências:** ver apêndices n. 2, n. 6, n.10, n. 11 e n. 12 do Capítulo 1; n. 2 do Capítulo 2; n. 4 e n. 9 do Capítulo 3.

2 A gliconeogênese somente precisa ocorrer para satisfazer as necessidades de glicose do organismo **quando** a quantidade de carboidratos da dieta é insuficiente. **Referências:** apêndice n. 1 deste capítulo; n. 1 do Capítulo 4; n. 2, n. 5 e n. 13 do Capítulo 6; n. 12 do Capítulo 7.

3. A "**síndrome de ter razão**" é uma das consequências danosas da educação para uma sociedade competitiva. Ela nos leva a falar ou a agir como se o outro fosse um inimigo, buscando derrotar ou destruir quem pensa diferente de nós. Visões dualistas, que apontam, um como "certo e outro como errado" desconsideram a complexidade da vida e do cosmos. **Referências:** MORIN, E. *A cabeça bem-feita*. Rio de Janeiro: Bertrand Brasil, 2000; ver também apêndice n. 19 do Capítulo 5 e n. 2 do Capítulo 7.

4. O tecido adiposo é uma associação frouxa entre células adiposas (adipócitos) e estromas (células do tecido conjuntivo), vascularizadas e presas em uma matriz de fibras colágenas e reticulares. Junto a elas, estão os fibroblastos, leucócitos e macrófagos. **Referência:** CURI, R.; POMPEIA, C.; MIYASAKA, C. K.; PROCÓPIO, J. *Entendendo as gorduras: os ácidos graxos*. São Paulo: Manole, 2002.

5. O fígado é um órgão central na manutenção do nível sanguíneo de glicose, onde os hormônios têm papel chave na regulação destes 4 processos: glicólise, glicogênese (formação de glicogênio), glicogenólise (quebra de glicogênio) e gliconeogênese (formação de glicose a partir de outras substâncias). Em resumo, em condições variáveis leves, o organismo é capaz de manter sua homeostase sem consequências danosas ou alterações permanentes. **Referência:** Ver apêndice n. 2 deste capítulo.

6. A gliconeogênese é definida como a síntese de glicose "nova", a partir de precursores não hexose. A gliconeogênese não inclui a conversão de frutose ou galactose em glicose no fígado ou a geração de glicose a partir do glicogênio via glicogenólise. A via da gliconeogênese ocorre principalmente nos tecidos hepático e renal e,

em menor proporção, no intestino delgado. Os principais substratos para a gliconeogênese são lactato-piruvato, glicerol e 18 dos 20 aminoácidos (as exceções são leucina e lisina). **Referência:** HANSON, R. W.; OWEN, O. E. Gluconeogenesis. In: *Encyclopedia of Biological Chemistry.* 2. ed. Elsevier, 2013.

7. A glicólise ocorre nas células de quase todos os tecidos do corpo e um de seus subprodutos é o piruvato que, na inanição, sob regulação hormonal do glucagon, é transformado em lactato para participar da gliconeogênese. **Referências:** Ver apêndices n. 11 e n. 12 do Capítulo 1; n. 9 do Capítulo 3.

8. No mesmo compartimento da célula, região extramitocondrial, encontram-se as enzimas glicoquinase (quebra a glicose) e a glicose-6-fosfatase (faz a reação inversa). Em condições de suprimento abundante de carboidrato a concentração de glicoquinase está aumentada. Na inanição, aumenta a glicose-6-fosfatase para facilitar a produção de lactato para a gliconeogênese. **Referências:** Ver apêndice n. 9, deste cap.

9. Ver capítulo 2, páginas 33 e 40.

10. As reações para a síntese de triacilgliceróis nas células intestinais diferem daquelas das células hepáticas e adiposas. O 2-monoacilglicerol é um intermediário na síntese de triacilglicerol nas células intestinais, enquanto o ácido fosfatídico é um intermediário necessário em outros tecidos. **Referência:** SMITH, C.; MARKS, A. D.; LIEBERMAN, M. *Bioquímica médica básica de Marks.* 2. ed. Porto Alegre: Artmed, 2007.

11. O pH, sigla para potencial hidrogeniônico, é uma escala que indica a acidez ou alcalinidade de uma solução. No sangue o pH varia entre 7,35 e 7,45. Alterações nesses valores tornam o **sangue ácido**, causando acidose, **ou alcalino**, causando o oposto que é a alcalose. Estas alterações colocam a saúde em risco de morte porque impedem o funcionamento de enzimas, hormônios, neurotransmissores e etc. **Referências:** Ver apêndices n. 11 do Capítulo 1 e n. 2 do Capítulo 2.

12. Os lipídios endógenos, sintetizados sobretudo no fígado, são transportados pelas lipoproteinas plasmáticas - Detalhadamente na nota de rodapé no 9 (Marzzoco) no cap. 3. Os ácidos graxos (lipídeos) exógenos (vindos da digestão), chegam às células intestinais que "empacotam" os triacilgliceróis junto com proteínas e fosfolipídeos em quilomícrons (associado a APOB), e lipoproteína de muito baixa densidade (VLDL), que, por exocitose, são secretados para o sistema linfático e vão para o sangue pelo ducto torácico. **Referências:** Ver apêndices n.9 do Capítulo 3 e n.10 deste capítulo.

13. **Referências:** Ver apêndices n. 6, do cap. 1, n.9 do cap. 3 e n. 12 do cap. 7.

14. Conforme orienta a pirâmide, alimentos representantes da proteína de origem animal do grupo de carnes, peixes e ovos, precisa ser ingerida 2 vezes ao dia, representando cerca de 25 a 30% do todo da refeição conforme sexo, idade, estatura, massa corporal e atividade diária. O ideal é consultar-se com um profissional de Nutrição para obter orientação personalizada, pois generalizar aumenta o erro. Observe que este grupo alimentar NÃO satisfaz as necessidades do grupo de leite e derivados. **Referências:** Ver apêndices n. 6 do cap. 1, n.9 do cap. 3 e n.12 do cap. 7.

15. É irresponsável fazer o cálculo de proteínas sem a orientação de um profissional de Nutrição por inúmeros fatores. Um deles, por exemplo, é que "além da proporção dos aminoácidos essenciais, a qualidade destas proteínas também é determinada **pela velocidade com que são digeridas**. As proteínas em alimentos de origem animal são mais digeríveis do que aquelas derivadas de plantas. Por exemplo, a digestibilidade das proteínas dos ovos é aproximadamente 97%, a da carne bovina, do frango e do peixe é de 85 a 100%, e a do trigo, da soja e de outros legumes é menor. Embora alguns autores apontem cerca de 56g para um homem adulto e 44g para uma mulher adulta, em média de peso, a necessidade por quilograma é muito maior para bebês e crianças" - Trecho retirado da **referência** do apêndice n. 9 deste cap.

16. Após uma refeição que contenha proteínas, os aminoácidos liberados pela digestão passam do intestino para o fígado, através da veia porta hepática. Em uma dieta normoproteica, a maior parte dos aminoácidos é usada para a síntese protéica no fígado e em outros tecidos. Contudo, o excesso de aminoácidos pode ser convertido em glicose (se houver gliconeogênese) ou triacilgliceróis (quando está em excesso). **Referências**: Ver apêndices n. 6, n.11 e n.12 do cap. 1, n. 9 do cap. 3, n. 12 do cap. 7 e n. 9 deste.

17. O nitrogênio dos aminoácidos é utilizado para a síntese de uréia. Um nitrogênio da uréia vem do NH+ e o outro do aspartato. **Referências:** Ver apêndices n.11 e n.12 cap. 1, n.9 do cap. 3 e n.9 deste.

18. No jejum, a alanina (o principal aminoácido gliconeogênico) e outros aminoácidos entram no fígado, onde seu nitrogênio é convertido em uréia, a qual é excretada na urina, e seus carbonos são convertidos em glicose e corpos cetônicos, os quais são oxidados por vários tecidos para produzir energia. **Referências:** mesmas do apêndice n. 17.

19. Os ácidos graxos também podem ser utilizados para produzir energia no músculo e em outros tecidos, mas seu principal destino é o armazenamento como triacilglicerol no tecido adiposo. **Referências:** mesmas do apêndice n. 17.

20. Por não serem utilizadas na gliconeogênese, as 3 moléculas de ácido graxo que forem desprendidas do glicerol precisam retornar aos adipócitos, de onde saíram. **Referências:** mesmas do apêndice n. 17.

21. Aspectos psicossomáticos da saúde hospitalar. **Referência:** RODRIGUES, A. L. Psicologia da saúde hospitalar. São Paulo: Manole, 2019.

22. As discussões em torno desta temática podem ser facilmente resolvidas por **contextualização** e nomenclatura acadêmica (ou científica) pertinente   O uso do termo peso, em vez de massa corporal e seus respectivos componentes: massa gordurosa, massa muscular, massa óssea, massa hídrica, etc., tem banalizado as dores e os sofrimentos das pessoas obesas. Um estudo marcante demonstrou os danos da culpabilização da pessoa ao se usar métricas de peso ou de IMC por serem inadequadas. Os resultados ocorridos fora do esperado matematicamente, desconsideram métricas mais adequadas ao tratamento da Obesidade. **Referência:** MENDES, J. M. S. Aspectos psicológicos em indivíduos bariátricos e sua associação com reganho e excesso de peso tardio [Doutorado], Universidade de São Paulo, Instituto de Psicologia - IPUSP; 82p – 2023. | Orientador: Lotufo Neto, Francisco.

23. A reportagem publicada pelo Jornal "O Estado de São Paulo", na pg. A16 do Caderno de Saúde, em 7 de dezembro de 2003, resumiu parte dos estudos que apresentamos no 9th International Congress of Obesity, que aconteceu em São Paulo, Brasil, no ano de 2002 . **Referência:** Ver apêndice n.30 deste.

24. Produção acadêmica sobre obesidade e alimentação consciente – **Referências:** CEZAR, C. Seu corpo tem fome de quê? In: LANGE, E. S. N. E TARDIVO, L. C. Corpo alteridade e sintoma: diversidade e compreensão, Editora Vetor, 2011, 2a edição. CEZAR, C. Tratamento Multiprofissional da Obesidade na infância e adolescência, in: DÂMASO, A. Obesidade, Ed. Guanabara Koogan, 2009; 2ª edição;

25. Tomar conhecimento do problema é o primeiro passo de um processo mais complexo e de duração variável porque obter apoio e orientação de um psicoterapeuta analítico para passar por 3 fases específicas, que são altamente enriquecedoras: autoconsciência, transformação e atualização, é sempre mais rápido e mais eficiente.

Referência: JUNG, C. G. *Memórias, sonhos e reflexões*. São Paulo: Nova Fronteira, 2016.

26. Os mecanismos de perda óssea com o risco de fratura após cirurgia bariátrica incluem descarga esquelética, anormalidades nos hormônios calciotrópicos e alterações nos hormônios intestinais. **Referência:** KREZ, A. N.; STEIN, E. M. *Curr Osteoporos Rep*, 2020.

27. A maioria dos procedimentos de cirurgia bariátrica implica em má absorção e/ou redução do ácido gástrico, o que leva à deficiência de nutrientes e, consequentemente, complicações adicionais desenvolvidas a longo prazo. Além da cirurgia bariátrica afetar a homeostase metabólica, também tem efeitos pronunciados nos sistemas endócrinos diferentes daqueles envolvidos exclusivamente na função metabólica. Os eixos somatotrópico, corticotrópico e gonadal, bem como a saúde óssea, também vem sendo afetados pelos vários procedimentos de cirurgia bariátrica. **Referência:** CORNEJO-PAREJA, I.; CLEMENTE-POSTIGO, M.; TINAHONES, F. J. *Frontiers in Endocrinology*, V10, 636, 1-25, 2019.

28. Após dez anos da cirurgia por Bypass gástrico, a prevalência de fraturas por fragilidade foi alta. Dentre os avaliados, 27% das mulheres e homens na pós-menopausa, com 50 anos ou mais estavam osteoporóticos, e 8% das mulheres e homens na pré-menopausa com 49 anos ou menos apresentaram densidade mineral óssea abaixo da faixa esperada para a idade**Referência:** BLOM-HØGESTØL, I. K. et al. Bone metabolism, bone mineral density and low-energy fractures 10 years after Roux-en-Y gastric bypass. Bone, 127:436-445, 2019.

29. A degradação de actomiosina dos músculos pode ser determinada pela medida da taxa de liberação de 3-metilhistidina na urina. **Referência:** apêndice n. 2 do Capítulo 6.

30. Em muitos casos o corpo está tão danificado pelo uso de dietas restritivas que o tratamento precisa começar pela fisioterapia, em vez dos exercícios físicos. Somente após a alta da Ortopedia e a percepção pessoal de boa disposição para o esforço físico, é que a pessoa obesa pode iniciar um programa supervisionado de exercícios físicos. Tratar significa ter um(a) obesologista gerenciando esse processo, além do acompanhamento médico e psicológico. Realizar iniciativas sozinho(a) não trata e ainda pode agravar o quadro clínico.**Referência:** CEZAR, C.; COZZOLINO, M. S. F. Alterações ortopédicas em adultas obesas: fator limitante para a prescrição de exercícios físicos, Anais do X Congresso Brasileiro de Obesidade – CBO, São Paulo, 2003. O ideal é que seu programa de

condicionamento físico seja prescrito e supervisionado por um profissional de Educação Física de sua confiança.

31. Dentre os adultos que procuram pelo tratamento ObesidadePRO, 100% deles já apresentam algum tipo de alteração osteomioarticular com dor crônica, Dentre os adolescentes, mais de 80% deles apresentam dores nos joelhos e ou nos pés. Contudo, a maioria já restringe movimentos para evitar a dor. **Referência:** conforme apêndice n. 30.

32. O pensamento científico se dá no nível de uma linguagem teórica, mas os conceitos e as hipóteses, cuja comprovação exige passar a outro nível, é a linguagem operacional. Neste 2º nível se situam as hipóteses estatísticas que explicitam os procedimentos de observação direta ou de mensuração – BERQUÓ, E S, SOUZA, J. M. P. & GOTLIEB, S. L. D., Bioestatística, E.P.U./SP, 1981. A Estatística é um conjunto de técnicas usadas para reduzir os dados e torná-los mais facilmente comunicáveis – LEVIN, J. Estatística aplicada a ciências humanas, Ed. Harbra/SP, 1987. A medida de tendência central mais comumente usada é a média, seu cálculo é a soma de todos os valores da variável, dividida pela frequência total que, pelos valores apresentados neste enredo seriam: média = n1+n2+n3/3. Porém, como ressaltam inúmeros pesquisadores: "de nada vale o uso de alguma poderosa técnica estatística se não "conversarmos", antes, com os dados – BUTTER, D. A. e col. Noções de Estatística, IMEUSP/1996.

33. Quando uma pessoa reúne força psíquica e força física para procurar orientação profissional na área da saúde, somente o faz porque já tentou sozinha, sem sucesso, ou justamente porque não sabe como resolver seu problema. Culpar a pessoa por NÃO conseguir realizar a dieta recebida ou por suas dificuldades em colocar isto em prática, é oposto a acolher, cuidar e orientar de forma personalizada. Culpabilizar uma pessoa doente, além de desumano, evidencia a necessidade de atendimento multiprofissional tanto porque falta um Obesologista e um educador, quanto porque a Obesidade é uma doença multifatorial. Quando uma área da ciência contem solução INsuficiente, precisa estar associada a outras justamente porque o ser humano é mais complexo do que a didática teórica consegue alcançar. **Referência:** Ver apêndice n. 20 do Capítulo 5.

Tratar inclui **saber.**

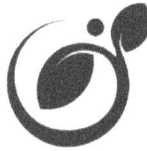

Capítulo 9

Além de não tratarem as causas reais da Obesidade, **a restrição alimentar e as atividades físicas podem agravar essa doença.**

Vamos realinhar:

Você entendeu: **o triângulo: comer dormir brincar diminui 500 gramas de gordura corporal/semana.**

Não água. Não músculo.

Não volta porque não foi perda sofrida.

É alteração celular estrutural. É reconstrução de Set Point.

Se e somente se, _antes disso_, nós tivermos parado de aumentar a gordura corporal.

Sim. Pois toda vez que fazemos gliconeogênese, aumentamos gordura corporal....

Toda vez que **SENTIMOS fome** e não comemos o necessário para as células, aumentamos gordura corporal....

Toda vez que _sentimos_ **sono** e não dormimos o necessário para as células, aumentamos gordura corporal....

Toda vez que _sentimos_ **tédio e pressão** e não brincamos o necessário para as células, aumentamos gordura corporal....

E eu sei que você só estava lembrando que:

Toda vez que comemos mais proteínas que o necessário para as células, aumentamos gordura corporal....

Toda vez que comemos mais gorduras que o necessário para as células, aumentamos gordura corporal....

Finalmente você chegou na parte difícil:
Difícil é conseguirmos respeitar o que _**sentimos**_, em vez de seguir o que nos falam.
Pois quando estamos assim, desconectados de nossas células preferimos **não** desagradar os outros...

Mas agora você entendeu:
A lógica TRIdimensional das células NÃO é
Comer = Engordar
Exercício = Emagrecer
Essa é uma lógica biologicista que, por milênios, desconsiderou nossas dimensões Psíquica e Social

Considerar nossa saúde biopsicossocial
Nos permite entender que, no estado de obesidade, correr pode _**machucar**_ mais do que beneficiar.
Aliás,
Ninguém precisa "pagar" pelo que come com exercício...
Agora acabou o ciclo de culpa e expiação.
Comemos para nossas células funcionarem perfeitamente.
Sentiu alívio?
Então prepare-se: Vai ficar melhor ainda!

Você vai aprender que estar obeso ou obesa é mais um pedido de repouso do que _**exercício físico**_ porque as células estão alteradas. Adoecidas.

UMA NOVA MATÉRIA JORNALÍSTICA

O doutor folheou o grande livro colorido.

Dentro dele, encontrou uma outra matéria jornalística. Esta, mais recente: de 2011. Ele mostrou:[1]

— Quando a Compulsão Alimentar é uma das _causas_ da Obesidade, fazer dieta restritiva NÃO é a melhor solução por três motivos principais:[2]

Leu em voz alta:

1º TRANSFERE a compulsão da ação de comer (provocada pelas necessidades das células) para outra ação[3]

2º IMPEDE o processo de descobrirmos o que está CAUSANDO essa fome excessiva[4] [5]

3º Além de diminuir gordura corporal, TAMBÉM DIMINUI o importante tecido muscular

---

Enquanto o doutor falava, o pai leu a matéria e compartilhou, preocupado:

— Ela comeu tão pouco durante o tratamento que, agora, não consegue mais comer! Está em risco de morrer por causa disso!

— Um processo que se concentra apenas em comer menos leva à anorexia. Em grego, "an" significa ausência e "orexis" significa apetite — o doutor explicou.

A mãe, boquiaberta, perguntou:

— Ao fazer dieta restritiva, ela trocou a compulsão de comer por uma compulsão de "não-comer"?

Com um ar triste, o doutor concordou com a cabeça:

— Às vezes, esquecemos que somos feitos de células superinteligentes que têm um "núcleo" pensante — fez aspas. — E quando não comemos, acabamos ensinando esse comportamento bastante inadequado para elas.[6][7]

Na mídia:

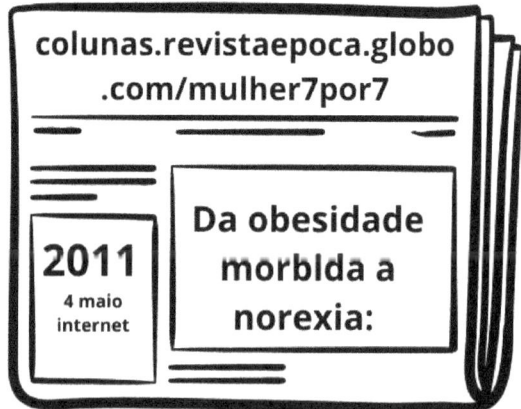

Detalhadamente
no apêndice n 1

colunas.revistaepoca.globo
.com/mulher7por7

2011
4 maio
internet

Da obesidade
morbida a
norexia:

→ a triste historia de uma jovem de 21 anos que, de 203 kg perdeu 127 e chegou a 76kg. Agora, não consegue voltar a comer e corre risco de morte.

"Ela trocou a compulsão de comer
por uma compulsão de não-comer."

Isso não é raro. Isso é **epidêmico**.

Talvez você conheça uma história assim.

Talvez você SEJA essa pessoa.

Aquela que:

- Começou "só querendo perder uns quilinhos"
- Fez dieta restritiva "por 30 dias"
- Viu resultado rápido e se empolgou
- Não viu resultado e se culpou.
- Cortou mais. Restringiu mais. Controlou mais.
- Até que o controle virou obsessão
- E a obsessão virou medo
- E o medo virou compulsão

Compulsão de NÃO comer.

E agora ela não consegue mais parar.

Mesmo quando quer.

Mesmo quando suas células imploram através da fome.

Mesmo quando seus amigos, família, profissionais de saúde ou de educação ou humanas dizem: "Por favor, coma."

A jovem de 21 anos da reportagem não consegue.

Porque as células aprenderam a sobreviver na emergência.

Aprenderam a sobreviver na escassez. Refizeram o Set Point.

Aprenderam que "não comer" é o novo normal.

Aprenderam que fome é sucesso para a mente à qual pertencem. Aprenderam que comer é falha.

E agora essa jovem está presa no novo Set Point.

Presa em uma compulsão que começou por "saúde".

Como "disciplina". Como "controle".

Este é o perigo que ninguém conta sobre dietas restritivas: a Compulsão Alimentar nasce aqui.

Sofrer durante o "tratar" não apenas destrói nosso corpo.

Sofrer reprograma nossa mente e nossas células.

E às vezes, essa reprogramação é irreversível.

O ENTENDIMENTO DO GAROTO

O pai estava tendo dificuldade em aceitar o que estava ouvindo, mas o garoto entendeu rapidinho:

— Essa moça perdeu peso porque parou de comer, mas o problema que a fez começar a comer compulsivamente — a CAUSA da compulsão — não foi tratado.

O doutor confirmou com um aceno de cabeça:

— Como a compulsão continua ocorrendo, o cérebro, juntamente com as outras células, desenvolve, por consequência, essa nova condição que é a ANOREXIA.

Os três pareciam petrificados.

Foi o pai que quebrou o silêncio:

— Tanto sofrimento para emagrecer e o resultado foi mais sofrimento depois?

— Só aprende quem passa por isso — a mãe lamentou.[8]

— Alguém precisa fazer alguma coisa — o pai esbravejou.

— Veja — o doutor falou — toda pessoa tem direito ao livre arbítrio e...

— Mas só fazem propaganda da parte boa — a mãe lamentou. — Ninguém fala dos prejuízos![9]

— É por isso — ele continuou calmamente — que **cada pessoa precisa entender a própria história de**

vida, buscando o autoentendimento, mas com base no que aprendeu na escola.

Pausou:

— Afinal, a ação da gravidade nos impede de acreditar que uma pessoa caia do chão para o céu, para cima.

Apontou o dedo.

Eles riram ao entenderem.

O doutor continuou:

— Claro que todos nós buscamos facilitar a vida, sem sombras de dúvidas! Mas...

O pai o interrompeu:

— Sim, só que tem gente querendo reunir nove mulheres para fazer um bebê em um único mês!

O garoto arregalou os olhos:

— Como isso é possível?

— Não é possível — o doutor sorriu — e esse é o ponto.

— Mas é praticamente isso que as propagandas prometem — a mãe lamentou.

— **Por isso é que precisamos pensar!** — o doutor retomou, animado. — O que estão dizendo é algo que parece "mágica"? É algo "impossível" porque contradiz os princípios da Física, da Química ou da Biologia? Se a resposta for sim, vamos duvidar! Vamos pensar melhor.

— Considerar o que já aprendemos na escola é uma ótima referência! [10] — o pai entendeu.

Satisfeito, o doutor enfatizou:

— Em vez de acreditar ingenuamente, vamos investigar um pouco mais a fundo![11]

Sorriu.

A mãe concordou:

— Analisar considerando o **contexto**! Precisamos parar de olhar apenas para a superficialidade, para o imediato.[12]

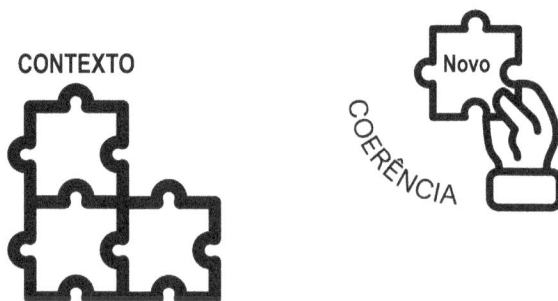

CONTEXTO

Novo

COERÊNCIA

৵ CONTEXTO ৵

— É. Precisamos pensar a longo prazo — o pai disse para si mesmo.

Percebendo a importância de checar se as novas informações fazem sentido com o que já se sabe, o garoto se chateou:

— Eu acreditei na Debylis sem pensar, porque queria emagrecer rápido.

Lamentou.

— Tudo bem, filho — a mãe o abraçou. — Você não sabia.

— Mas agora sabe — o pai disse, com voz firme, pensando mais em suas próprias perdas. — E vai comer para parar de perder seus músculos. E seu cérebro. — sorriu.

A TABELA QUE LIBERTA

Aproveitando que voltaram ao tema do processo degenerativo da atrofia muscular, o doutor disse, abrindo sua gaveta:

— Vamos analisar esta **tabela de movimentos CONTRAINDICADOS para pessoas que estão obesas.**[13]

Por ter lido atentamente cada linha, o pai não se cabia de felicidade!

"Essa tabela foi escrita para mim!", pensou.

Mas, tentando não demonstrar, apenas perguntou:

— Por que esses movimentos são **contraindicados** para algumas pessoas?

O doutor sorriu para ele e explicou:

— **Conforme aumenta nosso nível de gravidade da Obesidade, MAIOR é a probabilidade de sofrermos LESÕES nos músculos, ligamentos e tendões durante esses tipos de esforços físicos.**

TABELA DE **CONTRAINDICAÇÃO** DE MOVIMENTOS PARA PESSOAS QUE ESTÃO OBESAS[13]

TIPO DE MOVIMENTO	CONFORME GRAVIDADE DA OBESIDADE			
	NÍVEL 1	NÍVEL 2	NÍVEL 3	NÍVEL 4 +
CORRER	✖	✖	✖	✖
SALTAR	✖	✖	✖	✖
SALTITAR	✖	✖	✖	✖
CAMINHAR + de 3km/dia	⚠	⚠	✖	✖
+10km/sem	✖	✖	✖	✖
INTENSIDADE DOS ESFORÇOS FÍSICOS				
Baixa	⚠	⚠	⚠	⚠
Média	⚠	⚠	✖	✖
Alta p/ membros superiores	contraindicado para todos os níveis			

Tabela 1 — Movimentos e intensidades físicas **contraindicados** = ✖ conforme o nível de gravidade da Obesidade sendo **necessário avaliar a pessoa para personalizar a prescrição de ex. físicos** = ⚠

— Por quê? — o garoto não entendeu.

Mostrando a imagem das três matérias-primas utilizadas para fazer a gliconeogênese, o doutor explicou:

— Quando a ingestão de carboidratos é **menor** do que as células precisam, o fígado faz gliconeogênese e, para isso, utiliza aminoácidos das proteínas do **tecido muscular**.[14]

Pesaroso, o pai puxou o livrão com o gráfico dos atletas que perderam 8kg:

— Lá se foi meio quilo dos nossos músculos em 1 mês! [15] Aiaiaiaiaiai.

Gemeu, ciente da dificuldade que é aumentar esse tecido.

O garoto olhou para a mãe e pensou que há anos ela evita os alimentos ricos em carboidratos.

Sem pensar nas consequências, soltou:

— E seus músculos, hein, mãe? Nem açúcar você usa...

Ela corou e, muito sem graça, respondeu:

— Açúcar faz mal... [16]

SEM EXAGERO, O AÇÚCAR É INOCENTE

Ciente da complexidade do assunto, o doutor falou:

— Em 15 de maio de 2023, a Organização Mundial da Saúde, a OMS, divulgou uma nova diretriz. Adivinha só? Eles **NÃO** recomendam mais o uso de adoçantes sem açúcar para controlar o peso ou reduzir o risco de doenças crônicas não transmissíveis. [17]

Ela reagiu:

— Mas como? Todo mundo sabe que açúcar faz mal!

Ele explicou:

— **O açúcar nos faz mal _somente_ se for ingerido em _excesso_.**

Todo animado, o garoto perguntou:

— Quanto é excesso?

Satisfeito por seu interesse, o doutor sorriu:

— De acordo com a OMS, o consumo saudável de açúcar é até 10 colheres de chá por dia, o que equivale a 200 calorias ou 50 gramas de açúcar.

— Dez colherzinhas? — o pai perguntou, sorrindo. — Se eu tomar 5 cafezinhos, posso colocar 2 colheres em cada xícara?

— Mas a colher de café tem só 2 gramas, enquanto a colher de chá tem 5 gramas! — a mãe alertou. — Você já aumentou o tamanho da colher?

— Nossa! — o pai riu. — Estou tão feliz por poder consumir o açúcar que nem tinha percebido a diferença! Tenho sofrido até com isso porque, na verdade, eu gosto mesmo é de café com açúcar!

— Observem — o doutor retomou sorrindo, mas em tom de alerta: — **Assim como o açúcar, também os adoçantes _artificiais ou não calóricos_ têm dosagem MÁXIMA.**[19]

Os três arregalaram os olhos, surpresos.

— Por os adoçantes não serem isentos de riscos e ainda terem potenciais malefícios, cada tipo deles tem limite máximo de uso. Eles foram inventados para uso exclusivo de pessoas com **diagnóstico** de diabetes.

— Sempre pensei que fossem à vontade — a mãe balbuciou, trêmula.

— **Olhando a tabela, vejo que eles são calculados em miligramas, quantidades bem menores que os gramas de açúcar!** — o pai observou.

— Eu prefiro o açúcar! — o garoto escolheu, satisfeito com esse prazer. [20]

A mãe sugeriu:

— Que tal a gente incluir neste cálculo o açúcar adicionado de tudo o que você escolhe comer?

E, pela primeira vez nesse assunto, viu seu filho concordar, satisfeitíssimo. Porque, afinal, agora, neste tratamento ObesidadePRO, tudo **teria sabor normal!**[21]

A LIBERTAÇÃO DO PAI

O pai, que é ansioso mas se acha só hiperativo, já havia perdido o interesse por esse assunto.

Como ele adora obter vantagens, começou a rever a tabela de movimentos contraindicados com um sorriso sapeca.

Em seguida, compartilhou seus pensamentos, satisfeito:

— Esta consulta está ótima até para mim! Antes de chegar aqui, eu pensava que era preguiçoso e sentia muita culpa por não andar nem subir escadas. Mas agora eu descobri que essa falta de vontade para fazer esforço físico é, de fato, uma orientação das minhas células porque estão fracas e, a bem da verdade, famintas! Afinal, eu vivo em jejum ou dieta!

— Descobriu que, "a bem da verdade", suas células já sabiam dessa tabela! — a esposa sorriu, copiando o jeito dele de falar.

O marido abriu um sorrisão e olhou para o filho:

— O conhecimento teórico que conseguimos aplicar na prática facilita muito a nossa vida!

— Porque aplicar a teoria na prática é o que melhora a nossa existência! — o doutor concordou sorrindo.

"Eu pensava que era preguiçoso."

Quantas vezes você pensou isso sobre si?

Quantas vezes você se chamou de:

- Preguiçoso
- Fraco
- Sem disciplina
- Sem força de vontade

Quando na verdade suas células estavam gritando:

"Estamos fracas! Estamos famintas!

NÃO conseguiremos fazer isso sem nos machucar!"

Mas você **não** ouviu.

Você chamou isso de "desculpa".

E se forçou.

E se machucou.

E chamou o machucado de "sem sorte".

Aqui está mais um princípio de realidade:

Quando nosso corpo rejeita exercício intenso...

...não é preguiça.

É SABEDORIA.

Nossas células sabem quando não temos músculo suficiente.

Que nossos ligamentos estão fracos.

Que nossos tendões estão comprometidos.

Que correr agora é = a lesão garantida.

E elas tentam nos proteger.

Através da "falta de vontade".

Através do "cansaço".

Através do que aprendemos a nomear como "preguiça".

Mas somente porque aprendemos a ignorar esses sinais.

A empurrar através da dor.

A ultrapassar os limites achando que"era desculpa".

E quando nos lesionamos.

Chamando isso de "processo".

Você está **sentindo** crescer um alívio enquanto vai lendo.

É que respeitar nosso corpo não é fraqueza. É cura.

A PERDA MUSCULAR

— Agora, vamos voltar ao ponto em que, **quando o fígado precisa trabalhar dobrado para fazer gliconeogênese, ele usa aminoácidos.** Pois precisamos entender que a saída de partículas de proteína do tecido muscular significa que essa perda **não** ocorre <u>apenas</u> no músculo esquelético. [22] [23]

— Caçapava! — o pai falou alto. — Eu tinha esquecido disso! O nosso corpo também tem os **músculos cardíacos**, do coração, e os **músculos lisos**, dos órgãos.

Completou, olhando para o filho.

TEMOS 3 TIPOS DE MÚSCULOS:

Cardíaco   Liso   Esquelético

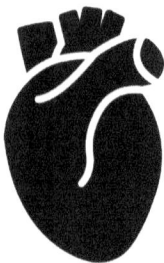 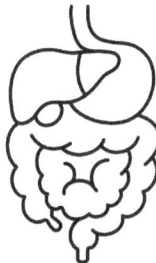 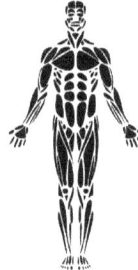

Todos viram o doutor concordar com a cabeça:

— Isso significa que a contraindicação de movimentos e de intensidades está considerando também que, conforme o nível de gravidade, a pessoa que está fazendo dietas restritivas também pode sofrer com dificuldades respiratórias, digestórias e arritmias ocasionais.

"Além de não estarmos comendo nem o suficiente para nos mantermos em pé!", o pai lamentou, sem comentar.

— Respiração difícil — a mãe disse. — Há anos eu sinto um cansaço contínuo... Quaisquer três ou quatro degraus já me deixam sem ar... [24]

— **Pernas, pulmões e coração sentem fraqueza devido a jejuns e restrições alimentares porque perderam células musculares.** Porém, tudo isso junto tanto colabora com a PERDA ÓSSEA quanto a acelera. [25] [26]

Com profundo pesar, o doutor repetiu:

— **Jejuns e restrições alimentares também causam perda óssea.** [25] [26]

— Papagaio! — o pai esbravejou. — Como é que ninguém fala disso?

O doutor ia explicar que a condição tridimensional do ser humano vai além da dimensão biológica, essa que considera somente o alimento e a gordura corporal, quando ouviu o lamento sofrido da mãe:

— Não falam, mas nós sentimos! Nosso corpo sente! [27]

Murmurou.

O marido, compreendendo esse sofrimento antigo da esposa, disse amorosamente:

— Sei que parece difícil de acreditar, meu amor, mas comer é remédio para as nossas células! Também é a melhor maneira de prevenir todos estes danos...

— Essa fraqueza generalizada — o doutor continuou — **também enfraquece nosso sistema imunológico.**

> *É por isso que o SARS-CoV-2, o vírus que ataca os pulmões causando a doença Covid-19, tem 113% mais chances de levar quem está obeso para a hospitalização.[28]*

Os três ficaram em silêncio.

O doutor não sabia, mas eles perderam um familiar na pandemia e entendiam muito bem o terror real dessa situação.

O pai abraçou a esposa e segurou a mão do filho:

— Agora que sabemos o quão prejudiciais os jejuns e as dietas restritivas podem ser, vamos parar com tudo isso hoje mesmo.

Mãe e filho se entreolharam concordando.

A PERGUNTA QUE MUDA TUDO

O doutor ia dizer que gostou muito dessa decisão quando ouviu o garoto dizer, feliz da vida:

— E eu nem preciso pular corda nem correr!

— Mas por que você pensou que iria?[29] — o doutor perguntou, confuso.

Pois em nenhum momento havia mencionado algo parecido.

— É algo meio lógico, né doutor? — o pai defendeu o filho. — Se vamos comer e todo mundo sabe que comer não emagrece, perder essa barriguinha aqui vai precisar de algum esforço, né?

O doutor se entristeceu ao saber que eles ainda estavam pensando assim.

Porém, ele tem consciência de que mudar as bases do que acreditamos leva tempo.[30]

Então, olhou nos olhos deles e repetiu lentamente:

— **Precisamos respeitar o que estamos _sentindo_! Se nosso corpo está com dor, NÃO é momento para esforços físicos.**

271

O garoto sorriu, olhou para o pai e se expressou corajosamente:

— **Estamos SENTINDO que agora NÃO dá para correr nem para pular corda!**[31][32] — sorriu.

— Certamente que não dá! — o doutor sorriu de volta.

Ciente de que microlesões e lesões musculoarticulares e tendíneas, dificuldades biomecânicas, bioquímicas, neurofisiológicas e respiratórias **são muito comuns em seu atual nível de gravidade da Obesidade.** [33][34][35]

— Seu pai concordou satisfeito e avançou:

— **Estamos sentindo fome!**

A mãe pensou:

"Isso não pode ser tratamento!"

Sentindo-se muito constrangida, perguntou:

— Por que é tão difícil aceitar esse raciocínio?

"Por que é tão difícil aceitar esse raciocínio?"
Essa é a pergunta mais honesta que a mãe fez até agora.
E é a pergunta que VOCÊ também está fazendo.
"Se eu posso comer... e não preciso me exercitar... isso realmente funciona?"

"Ou é bom demais para ser verdade?"

Aqui está por que é tão difícil aceitar:

Porque você foi condicionado, desde criança, a acreditar que:

- Prazer deve ser pago com dor
- Comer deve ser compensado com exercício
- Você não merece bondade sem punição

Esse é o verdadeiro problema.

Não é falta de informação.

Não é falta de conhecimento.

É falta de **permissão** para ser gentil consigo mesmo.

Consigo mesma.

Para escutar seu corpo quando ele diz "não consigo".

Para comer quando ele diz "estou com fome".

Para descansar quando ele diz "estou exausto".

É necessário e urgente rever as lógicas
em que apoiamos nossas escolhas.

No próximo capítulo:

O doutor vai responder essa pergunta.

Vai explicar por que aceitar gentileza é tão difícil.

Vai revelar o que REALMENTE trata obesidade.

E vai mostrar por que o tratamento inteligente
não parece tratamento.

Também vai mostrar o que atualmente inúmeros
profissionais de saúde já sabem: **curar não deve doer.**

E quando dói...

...não é cura.

É punição disfarçada de disciplina.

Siga para o próximo capítulo.

Mais coisas boas estão chegando!

Não é preguiça.
É SABEDORIA.

APÊNDICE 9
Para quem quer ir mais rápido:

COMPULSÃO ALIMENTAR:
A matéria jornalística foi usada para explicar a passagem da compulsão por comer para a compulsão por não comer – mas há um erro aqui.

Essa afirmação foi feita com base no visual da moça. **Infelizmente, essa suposição é automática.** Tenha em mente que nem toda pessoa obesa sofre com compulsão alimentar e que nem toda pessoa que sofre com compulsão alimentar está obesa. É para isso que servem os diagnósticos.

– É por isso que todo tratamento precisa ser personalizado♡

Contudo, este capítulo esclarece que a compulsão por comer nasce da escassez alimentar. É por isso que o TCA6s – Tratamento da Compulsão Alimentar ObesidadePRO, proporciona resultado em 6 semanas – é isso o que significa 6s. Os participantes conseguem encontrar sua solução antes mesmo deste tempo.

A compulsão por comer nasce da ingestão restritiva. As células **não** esquecem e nem poderiam porque estão precisando de matéria-prima e energia para funcionar! Para sobreviver enquanto trabalham por nossa saúde. Para se manterem vivas. Pois muitas delas morrem por falta de nutriente. Por falta de alimento. Por falta de comida e esse é o verdadeiro significado da palavra atrofia. Como você leu nas notas do apêndice?

Referências do capítulo 9

1. Casos como este, cada vez mais comuns, além de fartamente estudados entre os pesquisadores da área, vem sendo amplamente divulgados em diversos meios de comunicação para alertar a população leiga e profissional. Referências REVISTA ÉPOCA. Da obesidade mórbida à anorexia: a triste história de uma jovem de 21 anos. Coluna Mulher 7 por 7, 4 maio 2011. Disponível em: http://colunas.revistaepoca.globo.com/mulher7por7/2011/05/04/da-obesidade-morbida-a-anorexia-a-triste-historia-de-uma-jovem-de-21-anos/Acesso em: 3 mar. 2012.

2. **Referências:** CEZAR, C.; RODRIGUES, A. L. Obesidade tratada com abordagem psicossomática. In: RODRIGUES, A. L. *Psicologia hospitalar: abordagem psicossomática*. São Paulo: Manole, 2019.

3. Dentre as pessoas obesas que chegam para tratamento, cerca de 92% apresentam Compulsão Alimentar - C.A., e, por isso as vivências da 1ª etapa do ObesidadePRO, trata este transtorno em 6 semanas - TCA6S. A literatura aponta que esta proporção é de 20% a 30% porque considera apenas, os casos que já estão no nível grave de C.A. **Referências:** Ver apêndice n. 20 do cap. 8 & SPITZER, R. L. et al. *Binge eating disorder: a multisite field trial of the diagnostic criteria*. International Journal of Eating Disorders, v. 11, n. 3, p. 191–203, 1992.

4. **Referências:** Ver apêndices n. 6 do Cap. 1; n.13 e n.16 do Cap. 2; n. 2 do Cap. 6 e n.2 deste capítulo.

5. As formas de manifestação e de tratamento da Compulsão Alimentar **são diferentes na Desnutrição e na Obesidade**. É por isto que o sucesso e a efetividade do tratamento depende exclusivamente desta compreensão. **Referência**: AMERICAN PSYCHIATRIC ASSOCIATION. *Diagnostic and Statistical Manual of Mental Disorders* (DSM-5-TR): Feeding and eating disorders. Washington, DC, 2022.

6. As células do cérebro, diferentemente das que formam o fígado ou os rins, têm **conectividade**. Neste sentido, a unidade funcional do cérebro **não** é o neurônio, como quer a teoria celular, mas **o grupo mínimo de células neuronais que sustenta um comportamento**, cuja aprendizagem está distribuída em várias estruturas interconectadas. **Referências**: TEIXEIRA, M.; NICOLELIS, M. Concepções contemporâneas sobre conectividade cerebral. *Revista Latinoamericana de Psicopatologia Fundamental*, v. 7, n. 4, 2004. NICOLELIS, M. O verdadeiro criador de tudo. São Paulo: Crítica, 2020.

7. O cérebro, os músculos e os órgãos internos aprendem pela experiência vivenciada. **Referência:** Ver apêndice n. 9, do Cap. 5.

8. O último relatório sobre integridade de pesquisa das Academias Nacionais de Ciências, Engenharia e Medicina dos EUA usou o termo "**práticas de pesquisa prejudiciais**" para se referir a casos de má conduta envolvendo fabricação de dados, falsificação e plágio que são, apenas, a ponta do iceberg em um problema mais disseminado que envolve, dentre outros, erros de design e falta de transparência no relato de resultados, adoção de estratégias analíticas por meio das quais os dados são "torturados até que revelem" um resultado desejado e publicação seletiva de resultados. Embora a competição tenha impactos positivos ao fomentar a criatividade e criar soluções inovadoras para a sociedade, esta hipercompetição atual na comunidade científica vem produzindo

um ambiente que favorece a má conduta e as práticas de pesquisa que são prejudiciais aos métodos científicos, contribuindo para a publicação excessiva de resultados positivos e baixa reprodutibilidade dos resultados, diminuindo assim o valor da contribuição científica para a sociedade e levando ao desperdício de recursos alocados para pesquisa. **Referência:** COELI, C. M.; LIMA, L. D.; CARVALHO, M. S. Hypercompetition and research integrity. *Cadernos de Saúde Pública*, v. 34, n. 1, 2018.

9. "Como observa Christopher Lash, em "**A Cultura do Narcisismo**", tanto os profissionais quanto as ferramentas de comunicação que fornecem informações ao maior número possível de pessoas simultaneamente, **tornaram irrelevantes as categorias da verdade e da falsidade**, dando lugar às noções de credibilidade e plausibilidade. Os fatos cederam lugar a declarações de "personalidades autorizadas" que não transmitem informações, mas preferências que logo se convertem em propaganda: "sabendo que um público cultivado é ávido por fatos e cultiva a ilusão de estar bem informado, o propagandista moderno evita slogans grandiloquentes e se atém a 'fatos', dando a ilusão de que a propaganda é informação". Esse procedimento é transferido para a burocracia das grandes organizações (empresa e Estado) que "provê aos funcionários com informação e o público com **desinformação**", graças ao discurso hermético da técnica e da pseudociência. Esta sutileza consiste em aumentar propositadamente a obscuridade do discurso para que o público se sinta tanto mais informado quanto menos puder raciocinar, convencido de que as decisões estão com especialistas que lidam com problemas incompreensíveis para os leigos. **Referência:** CHAUÍ, M. Política e cultura democráticas: o público e o privado em questão. *Revista Crítica de Ciências Sociais*, n. 32, p. 57–71, 1991.

10. A frase "na prática, a teoria é outra" demonstra que ou 1.a prática está equivocada ou 2.a base teórica está inadequada para a prática referida. **A necessidade de contexto e de referência para fazermos escolhas** é tão real que em 1996, quando foi realizada a reforma do ensino médio, a Lei de Diretrizes e Bases da Educação (LDB nº 9.394/96), incluiu a ideia de **contextualização** justamente porque seus elaboradores já entendiam a importância de compreendermos os conhecimentos para uso cotidiano. **Referência:** BRASIL. *Lei nº 9.394, de 20 de dezembro de 1996.* Estabelece as diretrizes e bases da educação nacional. 5. ed. Brasília: Câmara dos Deputados, 2010.

11. Também os Parâmetros Curriculares Nacionais (PCNs), guias que orientam a escola e os professores na aplicação do novo modelo, estão estruturados sobre **contextualização** e interdisciplinaridade, pois têm ambos como seus eixos principais. **Referência:**

BRASIL. Secretaria de Educação Fundamental. Parâmetros Curriculares Nacionais: 1ª a 4ª séries – Introdução. Brasília: MEC/ SEF, v. 1, 2001.

12. **Aprender a contextualizar** é parte do processo de formar cidadãos autônomos, reflexivos e participativos (PCN, 2001). Porém, primeiro, precisamos de professores e de pais autônomos, críticos e participativos para que consigamos desenvolver essas capacidades nos alunos. Todavia, são poucos os adultos com a capacidade de construir tais mudanças, visto que a maioria foi formada sob a lógica do discurso dominante, não foi convidada e nem se ofereceu, para participar do debate de elaboração dos PCNs. Então, auxiliar na construção de um cidadão autônomo, reflexivo, participativo e criativo requer **automotivação** e desejo real de **autoexpressão**, condição alcançada principalmente pela dialética. **Referência:** CAMACHO, R. S.; ALMEIDA, R. A. Os Parâmetros Curriculares Nacionais do ensino fundamental em debate. *Revista Formação*, v. 15, n. 1, p. 36–60, 2008.

13. **Referência:** Ver apêndice n. 2 do Capítulo 9 e n. 12 do Cap. 10.

14. **Referência:** CEZAR, C. Obesidade infantil e adulta: CDB. Capítulo 8, p. 220.

15. **Referência:** CEZAR, C. Obesidade infantil e adulta: CDB. Capítulo 8, p. 235.

16. As recomendações de ordem epidemiológicas **generalizadas**, orientam políticas de saúde públicas. Nossas escolhas individuais podem e precisam ser **personalizadas** por um profissional de saúde conforme nossos sexo, idade, massa corporal e estatura em vez de seguir generalizações porque, nem sempre, alimentos oferecidos como saudáveis de fato o são. Como exemplo, Mansano cita que a publicidade e a propaganda nos fizeram associar zero açúcar à alimento saudável mas, dependendo do alimento, não é exatamente isto. Segundo ele e Nali, é importante entendermos que **o medo é um dispositivo biopolítico** de disseminação estratégica que pode ser estabelecido como um conjunto de práticas, normas, edificações e hábitos que participam da produção dos modos de existência. **O medo cumpre FUNÇÕES sociais** específicas, difundido em relações que **despotencializam e enfraquecem** a pessoa e as coletividades: **Referência:** MANSANO, S. R. V.; NALLI, M. O medo como dispositivo biopolítico. *Psicologia: Teoria e Prática*, v. 20, n. 1, p. 72–84, 2018.

17 As novas diretrizes da OMS, lançadas em 15 de maio de 2023, trouxeram luz para mais esta confusão conceitual. **Referência:** WORLD HEALTH ORGANIZATION. WHO advises not to use non-

sugar sweeteners for weight control. Geneva, 2023. **Disponível em:** https://www.who.int/news/item/15-05-2023-who-advises-not-to-use-non-sugar-sweeteners-for-weight-control-in-newly-released-guideline. Acesso em: 14 mar. 2025.

18. Dentre todos os debates suscitados por esta nova diretriz da OMS (no texto), o mais importante foi sobre **DOSAGEM**. Assim como ela orienta que somente se utilize adoçadores oriundos do açúcar (da cana ou da beterraba), a nova diretriz destaca os **potenciais riscos dos adoçantes artificiais**. Segundo a ANVISA, a OMS não teve objetivo rever o perfil de segurança dos produtos, mas ressaltar a ineficiência do uso dessas substâncias substituindo o açúcar como estratégia para controlar ou diminuir o peso e as doenças crônicas não transmissíveis - DCNTs, como a Obesidade. A decisão por acatar, ou **não**, deve ser feita com orientação de profissional de saúde, a partir de séria análise de risco e benefício. **Referência:** ANVISA. OMS divulga nova diretriz sobre o uso de adoçantes. Brasília, 2023. **Disponível em:** https://www.gov.br/anvisa/pt-br/assuntos/noticias-anvisa/2023/oms-divulga-nova-diretriz-sobre-o-uso-de-adocantes. Acesso em: 14 mar. 2025.

19. Por ainda não se saber os efeitos deles a longo prazo, a prescrição do uso de adoçante para pessoas diabéticas deve ser orientado por um profissional de Medicina ou de Nutrição de sua confiança conforme orientações precisas da agência americana reguladora de alimentos e medicamentos, que é a Food and Drug Administration FDA. **Referência:** FOOD AND DRUG ADMINISTRATION (FDA). *Sweeteners*. Disponível em: https://www.fda.gov/search?s=sweeteners. Acesso em: 14 mar. 2025.

20. A Sociedade Brasileira de Pediatria - SBP, **não** recomenda adoçantes artificiais para crianças e orienta usar o açúcar com parcimônia, priorizando alimentos com sabor naturalmente doce, como as frutas. Para a Associação Americana de Pediatria - AAP, **não** há estudos suficientes para o consumo de adoçantes artificiais ser considerado seguro nessa fase. Crianças diabéticas precisam receber supervisão específica de seu Médico Pediatra. **Referência:** SOCIEDADE BRASILEIRA DE PEDIATRIA. Adoçante na infância: está liberado ou não? **Disponível em:** https://www.sbp.com.br/imprensa/detalhe/nid/adocante-na-infancia-esta-liberado-ou-nao/. Acesso em: 14 mar. 2025.

21. Sendo o ser humano complexo, culpar a ingestão de certos alimentos é reconhecer apenas **um terço da situação** pois vivemos, simultaneamente, nas dimensões biológicas (alimento e corpo), psíquica e social. Contexto que nos identifica, no mínimo, como **seres tridimensionais.** Associa-se aqui que, segundo

Kishimi e Koga, o filósofo Adler explica que "quando nos concentramos apenas nas causas do passado (por exemplo, o alimento que foi ingerido), tentando explicar fatos presentes (excesso de gordura corporal atual), com base na relação causa e efeito, o resultado é o que se chama de **determinismo.** Se tal fato fosse verdade, nossos presente e passado seriam inalteráveis, posto que já foram decididos por acontecimentos do passado."
Referência: KISHIMI, I.; KOGA, F. *A coragem de não agradar.* São Paulo: Sextante, 2013 – As orientações epidemiológicas podem e devem ser individualizadas com profissionais da sua confiança.

22. Os filósofos que influenciaram na formação da civilização europeia, grandes pensadores da Grécia antiga 400 a 300 anos a.C, tinham como prioridade alcançar a sabedoria, inquietos, buscavam pelo conhecimento verdadeiro por meio da observação, da reflexão e da oratória. Mas a verdade **não** se reduz a uma lição que decoramos, tão pouco a sabedoria seja algo que se adquire com facilidade, rapidamente ou sem custo. **Referência:** GUSDORF, G. Professores para quê?: para uma pedagogia da pedagogia. Lisboa: Morais, 1967. - - Contudo, embora "o discípulo precise do mestre para iniciá-lo nessa busca e nesse empenho, **não** permanece e **não** deve permanecer à sua sombra. Com o tempo, ` acaba por desviar-se do caminho do mestre para encontrar o seu próprio caminho em busca da verdade." **Referência:** LIMA, A. L. G. O pensamento independente não há. Faculdade de Educação da USP, 2020.

23. **Referência:** Ver apêndices n. 6 do Cap. 1; n.2 do Cap. 6, n.9 e n.22 do Cap. 3.

24. "Segundo Keleman, o autoreconhecimento e o conhecimento de si **ocorrem em linguagem não-verbal por meio de um processo somático que se realiza mediante a conexão de fusos musculares e fibras nervosas.** Como a diminuição de tecido muscular leva consigo parte destes fusos e suas conexões, deteriora, com isso, o processo de autoreconhecimento, a percepção de si. À cada vez que a pessoa realiza dieta restritiva diminui sua vitalidade porque, ao reduzir seu tecido muscular, piora, por consequência, sua capacidade física de trabalho, sua disposição diária e ânimo. Mas a pessoa não associa esses danos à dieta. **Referência:** Ver apêndice n. 14 do cap 6.

25. Estes resultados são esclarecidos em estudos de logo prazo cujo contexto de base foi a restrição alimentar. Dez anos após bypass gástrico (cirurgia bariátrica que reduz o estômago e desvia o intestino), a prevalência de fraturas por fragilidade foi alta entre os 122 pacientes avaliados por DXA.Dentre eles, 27% das mulheres e dos homens na pós-menopausa com 50 anos ou mais se tornaram osteoporóticos, e 8% das mulheres e homens na pré-menopausa com

49 anos ou menos apresentaram área de densidade mineral óssea abaixo da faixa esperada para a idade. **Referência:** Ver apêndice n.27 do cap. 8.

26. A maioria dos procedimentos de cirurgia bariátrica implica em má absorção e/ou redução do ácido gástrico, o que leva à deficiência de nutrientes, afeta a homeostase metabólica, tem efeitos pronunciados em sistemas endócrinos diferentes daqueles envolvidos exclusivamente na função metabólica como os eixos somatotrópico, corticotrópico e gonadal, bem como a saúde óssea. **Referência:** CORNEJO-PAREJA, I. et al. Metabolic and endocrine consequences of bariatric surgery. *Frontiers in Endocrinology*, v. 10, 2019.

27. "É comum, mesmo em não obesos, que frente a dor por movimento a pessoa escolha, em vez de procurar atendimento para tratar-se, limitar seus gestos e evitá-la. Com o tempo se esquece que a dor existe porque acostuma-se a movimentar-se "abaixo da linha da dor", uma condição inferior à mobilidade em nível ótimo. Esta limitação autoimposta provoca, dentre outros danos, colabamento de arteríolas por desuso." **Referência:** Ver apêndice n. 2 deste capítulo.

28. Resultados obtidos desta meta-análise que, dentre 1733 estudos, avaliou 75 pesquisas cujo tamanho das amostras variou de 24 a 109.367 pacientes diagnosticados com COVID19. **Referência:** POPKIN, B. M. et al. Individuals with obesity and COVID-19. *Obesity Reviews*, v. 21, n. 11, 2020.

29. Ao nos acostumarmos a movimentar pouco o corpo ou apenas partes dele de forma limitada, a imobilidade consequente disso ocorre devido à dores negadas. Através desta escolha, promovemos o mesmo processo degenerativo do sedentarismo, uma sequência de pequenos danos internos que resultam em atrofia muscular. Esta atrofia diminui, também, o número de mitocôndrias, do complexo de golgi e de outras organelas, reduz a concentração de glicogênio muscular e de enzimas responsáveis pelo funcionamento do sistema energético, além de outras perdas imperceptíveis, por exemplo. Esse quadro debilitado facilita a incidência de microlesões nos tecidos e prejudica, lentamente, o funcionamento de outros sistemas como o respiratório, o circulatório, o digestório e etc. **Referência:** Ver apêndice n. 2 deste capítulo.

30. Conforme explicou o Prof. Dr. José Geraldo de Sousa Júnior, Advogado especialista em Sociologia do Direito e Direito Constitucional: "o autor Octavio Paz, em 'O Labirinto da Solidão', disse que quando (Cristóvão) Colombo chegou, (os indígenas) não viram as caravelas. Elas estavam ali fundeadas, mas **não** havia

cognição para poder representar cerebralmente uma imagem que era absolutamente incompatível com o quadro mental de uma cultura que não tinha elementos para visualizar. Por isso que os gregos diziam que 'teoria' significa 'aquele que vê', o 'teores', é 'aquele que vê'. A gente só vê o que tem cognição pra ver. Segundo ele, cada um de nós tem a própria **visão de mundo**, uma percepção como cosmovisão, que somente nos permite enxergar o que já está escrito em nossa cognição. **O que vemos é um recorte da realidade e a realidade é recortada por um processo cognitivo de historicização.**" PAZ, O. *O labirinto da solidão*. México: Fondo de Cultura Económica, 1950. SOUSA JÚNIOR, J. G. Declaração em CPI do MST. GC Mais, 14 jun. 2023. **Disponível em:** https://gcmais.com.br/noticias/2023/06/14/em-cpi-do-mst-professor-da-unb-diz-que-deputada-tem-problemas-de-cognicao/. Acesso em: 15 mar. 2025.

31. Mesmo as degradações mais sutis fornecem informações suficientes para a amídala cerebelar reconhecer que nossa capacidade física diminuiu. É esse centro regulador do comportamento que, diante de um desafio físico, analisa as condições do nosso corpo em milisegundos e conclui se nossa capacidade física está suficiente (ou não), para realizar uma atividade corporal (seja ela subir uma escada, correr para alcançar o ônibus, fazer uma caminhada no parque ou participar de uma aula de ginástica ou permanecer em pé em um evento, por exemplo). Neste sentido, a indisposição física para a prática é uma conclusão interna, automática, não consciente fornecida pelas células dos tecidos e, portanto, **NÃO é racionalizada**. Nos sentirmos **in**dispostos para praticar uma atividade física **NÃO é preguiça**. Ao contrário, é uma defesa corporal coerente com nosso histórico e estado atual, pois a probabilidade do esforço físico vir a nos provocar microlesões ou lesões teciduais está alta. Quando estamos obesos e desanimados para praticar exercícios físicos precisamos respeitar essa percepção interna porque ela é protetora. **Referência:** Ver apêndice n. 2 deste capítulo.

32. Detalhadamente na nota de rodapé n. 29 do cap. 8 e em Cezar, C. Contraindicação de exercícios físicos nos diferentes níveis de gravidade da Obesidade, In: Compêndio das conferências proferidas no Seminário "Esporte, atividade física e Saúde", 10 a 13 de abril de 2011 na Assembléia Legislativa de São Paulo, p 30-45, 2011. **LESÕES TENDÍNEAS são rupturas de tendão PARCIAIS** (resultam de evento único traumático ou estresse repetido - trauma crônico, causando tendinopatia. A mais frequente é a tendinite. Em geral, o movimento permanece íntegro, mas quando há aplicação de força significativa ou repetitiva evolui para ruptura completa) **ou COMPLETAS** (rompendo conexão com o músculo que fica "solto" e perde o movimento). Disponível em https://

www.msdmanuals.com/pt/profissional/lesões-intoxicação/
entorses-e-outras-lesões-dos-tecidos-moles/visão-geral-de-
entorses-e-outras-lesões-de-tecidos-moles. Acesso 7jun25.

33. A dificuldade biomecânica da respiração é um exemplo comum
porque o excesso de gordura na região abdominal pressiona o
diafragma e dificulta o funcionamento deste músculo, localizado
abaixo da cavidade torácica e responsável por mais de 70% do
processo de troca gasosa. **Referência:** Ver apêndice n. 2 deste cap.

34. Associando a percepção interna, fornecida pelas amidalas, com o
autoreconhecimento, descrito por Keleman, é sábio não aderirmos a
modelos de tratamentos sofridos com dietas restritivas e proibições
alimentos ou esforços físicos intensos, por formarem um doloroso
processo multiprofissional desconexo. No entanto, observamos que,
embora façam isso guiando-se pela inteligência interior sentem
culpa, vergonha e pesar por "não fazer o que lhe disseram". Por
desconhecer a complexidade do tema tratado até aqui, a pessoa
obesa não percebe que fez a escolha certa pra si e, pior, não
identifica quanto é inadequado priorizar a orientação do outro ao
invés de confiar em si, em suas próprias percepções. Este conflito
diminui nossa confiança em nosso próprio sistema de inteligência
neurobioquímica, por isto estamos "sentindo." **Referência:** Ver
apêndice n. 2 deste cap.

35. Hoje eu olho de forma mais completa e compreensiva para as
dores físicas reais, de quem está obeso, não porque estas pessoas me
contaram isto ou porque algum autor escreveu algo a respeito. Não.
Desde 1985 eu já atendia pessoas buscando emagrecimento, mais foi
em 1994 que comecei a sistematizar o atendimento oferecido pois
havia entrado no mestrado, na Universidade Federal de São Paulo -
UNIFESP, e passei a cientificar tudo o que fazia. Foi lentamente que
passei a perceber, na prática, que os adolescentes obesos atendidos
realizavam os exercícios físicos prescritos sem me contar que
estavam sofrendo para isto! Estudando biomecânica e as alterações
osteomioarticulares causadas pela gordura corporal excessiva, tomei
consciência de que em muitos casos, até uma simples caminhada,
estava causando mais dores do que benefícios. Enquanto "no pain
no gain - sem dor não há ganho", é um jargão do esporte, esta é uma
condição que NÃO pode fazer parte de processo de tratamento da
Obesidade conforme notas anteriores. **Referência:** CEZAR, C. et al.
Obese female adolescents in a follow-up of intervention with
physical exercise and nutritional education isolated and combined.
International Journal of Obesity, v. 22, supl. 3, 1998.

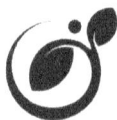

Capítulo 10

Tratar a Obesidade com inteligência e sem sofrer: quando o conhecimento escolar se transforma em saúde real.

"Por que é tão difícil aceitar esse raciocínio?"
Por que é tão difícil acreditar que:

- Você pode comer carboidratos
- Você não precisa exercitar para gastar
- Você pode confiar no que seu corpo informa
- Você pode emagrecer sem sofrer

A resposta vai te surpreender.
Porque não tem nada a ver com ciência.
Não tem nada a ver com nutrição.
Não tem nada a ver com força de vontade.
Tem tudo a ver com 2.000 anos de condicionamento mental.
Há 2.000 anos aprendemos e ensinamos que:

- Razão é mais importante do que Emoção
- Mente vale mais que Corpo
- Outros são mais e melhores Você (ou eu)
- Sofrimento é Virtude

E agora eu estou te dizendo o oposto:
Confie no seu corpo.
Escute suas células.
Respeite o que você está SENTINDO.
É bastante lógico que você não consiga...

283

Porque isso confronta tudo o que te ensinaram.
Sobre disciplina. Sobre controle. Sobre merecer.
Este capítulo vai te libertar.
Vai mostrar que é o conhecimento que você aprendeu
(ou deveria ter aprendido) na escola **pode salvar você** ♡

Vai revelar por que "metabolismo lento" é mito.
Vai explicar por que pessoas com obesidade
precisam comer MAIS, não menos.
E vai finalmente responder de forma mais objetiva:
Como tratar obesidade com inteligência, sem sofrer.

O que vem a seguir vai mudar sua relação com seu
próprio corpo. Com a sua rotina e com a sua
alegria de existir hoje. Aqui e agora.
Para sempre.

OS DOIS MOTIVOS

O pai não tinha pensado nisso, mas concordou imediatamente.

Na hora, ficou meio chateado mas, como muda de humor rapidinho, apenas disse:

— É verdade! Por que a gente acha que tirar carboidrato é melhor **se a gente se sente tão mal** quando faz isso?

— Por dois motivos principais — o doutor respondeu.

Mais outra vez ele olhou nos olhos do garoto:

— Primeiro, há quase 2.000 anos, nós, humanos, somos orientados a acreditar na _razão_ em vez de aprendermos a _confiar_ em nosso corpo.

— Nas informações que nossas células sinalizam.

— Em nossas EMOÇÕES e SENTIMENTOS.[1]

O pai, pensando rapidamente sobre como foi criado e como cria seu filho, murmurou perplexo:

— Aprendemos e ensinamos que é melhor acreditar nos outros, confiar no externo, nunca em nós...[2]

— Acreditamos mesmo! — a mãe lamentou, chocada com essa tomada de consciência. — Jamais pensei que o meu corpo soubesse o que é melhor para ele. Para mim!

Corrigiu.

— E que as orientações de minhas células estivessem certas... Confessou, pensando em seu histórico. [3]

— Mas agora vamos prestar atenção total ao que estamos sentindo! — o pai disse, convicto, abraçando o filho e a esposa com força.

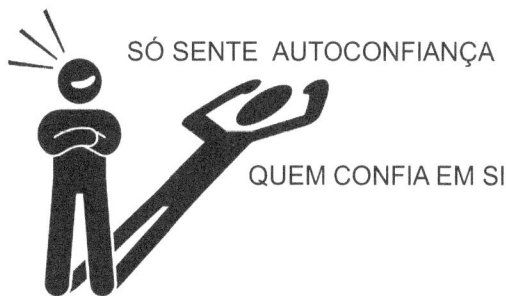

SÓ SENTE AUTOCONFIANÇA

QUEM CONFIA EM SI

— Que bom que vocês tomaram essa decisão inteligente que faz sofrer menos — o doutor disse com um sorriso acolhedor. — Ou melhor, nem faz sofrer.

Corrigiu.

Vendo que concordaram com a cabeça, prosseguiu:

— O 2º motivo é que, INADEQUADAMENTE, a Obesidade foi associada ao pecado da gula, causando constrangimento, culpa e vergonha.[4][5]

2.000 anos.
Deixe esse número fazer sentido.

> *Por 2.000 anos, o ser humano vem sendo ensinado que:*
> ***Mente > Corpo***
> ***Razão > Sentimento***
> ***Outros > Você (eu ou nós)***
> *Isso não é coincidência.*
> *Isso **não** é "evolução natural".*
> *Isso é **condicionamento mental sistemático.***

Porque sociedades funcionam melhor quando as pessoas:
- Não confiam em si mesmas
- Sempre buscam validação externa – dependência
- Ignoram o que estão **sentindo**
- Obedecem cegamente autoridades, normas e regras

Mas aqui está o problema:
Suas células **não** ligam para condicionamento **social**.
Elas ligam para sobrevivência.

E quando você ignora o que elas estão sinalizando...

...porque alguma "autoridade" disse para ignorar...

...você leva suas células ao colapso – à morte – uma a uma.

Literalmente.

De fome. De exaustão. Atrofia.

Obesidade NÃO é pecado.

NÃO é gula.

NÃO é fraqueza moral.

É uma doença que requer mais energia para curá-la,

não menos.

E você precisa comer mais, **não** menos.

Mas você **não** consegue aceitar isso.

Porque 2.000 anos de condicionamento estão gritando:

*"Você **não** merece comer sem sofrer."*

*"Seu corpo **não** sabe o que precisa."*

*"Confie nos outros, **não** em você."*

Vamos seguindo em frente.

Porque você está prestes a quebrar esse condicionamento.

E finalmente se libertar para sentir prazer de existir hoje.

A CULPA E A VERGONHA

A mãe ficou triste:

— Sentimos culpa, mas nem procuramos saber de onde ela vem. Em vez disso, pensamos que a razão está com os outros...[6]

O pai, preocupado com o quanto essa confusão pode estar atrapalhando até a sua empresa, se irritou:

— Entender os próprios sentimentos é uma habilidade essencial tão fundamental para a humanidade que deveria ser um conhecimento ensinado nas escolas!

Esbravejou.

— Já está sendo ensinado! — o doutor informou, satisfeito. — Felizmente, mais e mais educadores estão incluindo o entendimento sobre as emoções no programa de ensino, enquanto trabalham o raciocínio complexo e as inteligências múltiplas na sala de aula.[7]

Entretanto, a mãe, olhando feio para o marido, disse:

— **Quem já saiu da escola pode aprender isso na psicoterapia.**

Ela não disse, mas queria que o marido entendesse que ele precisa fazer psicoterapia.

O marido, que só ouviu o que ela disse, concordou:

— Entender nossas emoções e sentimentos é uma ótima maneira de aprender, na prática, que **não** somos todos iguais e nem somos "todo mundo".

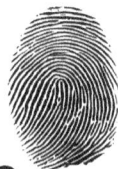

Nossa impressão digital nos lembra que somos ÚNICOS.

Porém, se expressou sem perceber que havia uma mensagem subliminar na fala da esposa.

O doutor, feliz por estarem falando sobre psicoterapia, compartilhou sua própria experiência:

— Saber mais sobre nós mesmos e ampliar nossa consciência é uma das coisas mais enriquecedoras da vida porque isso é autoconhecimento. Não existe nenhum lugar onde isso esteja formalmente escrito. — sorriu para o garoto.

— Tá, tá — o pai concordou — mas como a gente muda isso em nós? O que a gente faz para aceitar, de vez, que carboidratos fazem bem para a gente, se a gente sempre aprendeu o contrário?

O CONHECIMENTO ESCOLAR

— Você chegou na importância do quarto ponto da nossa lista — o doutor disse, ajeitando-se na poltrona para ler:

4.5 Não aplicar o conhecimento escolar na vida diária nos faz inverter nossas prioridades.

Olhou para o garoto e falou sussurrando:

— Somente consegue **ultrapassar** crendices ou conceitos desatualizados quem usa o conhecimento escolar, como a Lei de Lavoisier, por exemplo, em sua rotina!

— Aquele super conceito da Física? — o pai perguntou.

E antes de ouvir a resposta, falou com um tom grave na voz:

— **"Na natureza, nada se cria e nada se perde, tudo se transforma!"**

— Você quer dizer que uma lei de exatas também se aplica à saúde das nossas células, que é de biológicas? — a mãe perguntou, chocada.

— Nosso corpo é natureza, mãe — o filho disse, nada surpreso. — Eu aprendi em aula que nós pertencemos ao reino animal![8]

— Exatamente! — o doutor respondeu sorrindo. — Essa lei explica o princípio da conservação de energia, exatamente como ocorre na fotossíntese: **nossas células convertem a _energia química_ dos alimentos em ENERGIA de TRABALHO.** [9]

O pai interrompeu:

— Ahhh, se na escola eu tivesse entendido isso! Quero dizer, se tivesse aprendido que nossas células dependem de nós e que estão se comunicando quando sinalizam o sentir e a dor! Eu teria percebido que elas **não** são inferiores à mente ou à razão![10]

A AUTOPERCEPÇÃO É

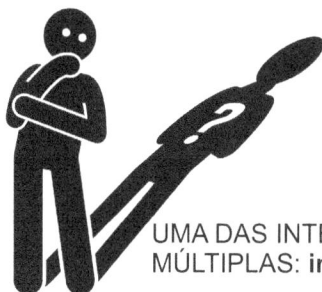

UMA DAS INTELIGÊNCIAS MÚLTIPLAS: **intra**pessoal.

O doutor insistiu:

— Certamente essa informação estava no livro didático que você usou, mas quando se ensina e se aprende **sem** essa associação, se torna quase impossível entendermos dessa forma completa e aplicada à prática da vida.

Como fã de Filosofia, a mãe entendeu:

— **Sem** uma pergunta instigante, os alunos **não** se interessam por aplicar a teoria estudada para resolver problemas da vida real ou do próprio corpo.[11]

Concordando, o doutor enfatizou:

— É muito mais inteligente tratar ou prevenir a Obesidade e outras doenças usando os princípios básicos que aprendemos na escola, como Ciências Humanas, Ciências da Natureza, Ciências da Linguagem e até Ciências da Matemática, conteúdos do currículo, da educação formal.[12]

O garoto concluiu, com um ar de quem sabe do que fala:

— Essas coisas eu sei um pouco.

Sorriu.

Pensando sobre as ações da escola do filho, o pai olhou para ele aliviado:

— Agora entendo por que seus professores estão associando o conteúdo que ensinam com essa orientação sobre saúde corporal, eutrofia e alterações.

O filho sorriu, gostando de ver seu pai fazer as pazes com a escola.

O LEGADO DA HUMANIDADE PASSA PELA ESCOLA

O doutor também gostou disso e incentivou:

— Aplicar a teoria escolar na prática é fundamental para aprendermos que satisfazer as necessidades das células é uma necessidade real, **não** uma questão de opinião.[13]

— O conhecimento da escola é importante para nossa vida? — o garoto estranhou porque costuma ouvir que a escola só ensina teorias vazias.

Percebendo isso, o doutor sorriu:

— Eu sei que muitas pessoas falam que a teoria da escola não é útil no dia a dia, mas **o conhecimento escolar é**

um resumo do legado científico registrado ao longo da história da nossa existência humana.[14]

Como num filme rápido de viagem no tempo, o garoto pensou nos seres humanos descobrindo o fogo, desbravando o mar por barco a vela e a vapor, o ar por balões a gás, aviões e foguetes...

Ele concluiu, perspicaz:

— Quem foi descobrindo as coisas, foi contando pros outros aprenderem!

O doutor adorou seu raciocínio e estimulou:

— Já imaginou se cada ser humano que nasce tivesse que descobrir, sozinho, tudo o que já foi criado e inventado? O gás encanado, a distribuição de água e esgoto...

— Não ia dar tempo de brincar, hein? — o pai falou, cutucando o filho com o cotovelo até ele sorrir.

— A maior riqueza que uma pessoa pode ter é o conhecimento — o doutor disse, visivelmente satisfeito.[15]

— A escola é um lugar de enriquecimento — a mãe piscou para o filho.

— Preciso concordar — o pai falou sério. — **Pensamos melhor e escolhemos melhor se nos alicerçamos em critérios confiáveis.** Talvez não haja problema No que se seleciona para ensinar na escola. Digo, o que selecionam não é teoria vazia nem excesso de conhecimento. Chateou-se.

— Talvez, o problema esteja em nossa forma de olhar para a vida sem considerar a profundidade e a dimensão que ela é. Acho que nós é que banalizamos o ensino. — a mãe concordou.

— Às vezes banalizamos algo pela nossa própria dificuldade de lidar com o todo — o doutor amenizou. — A complexidade é complicada. Por isso simplificamos.

Sorriu.

O ENSINO CENTRADO NO ALUNO

— Podemos dizer — a mãe falou — que nossas células fazem parte de um todo que é complexo e, por motivos didáticos, na escola estudamos cada parte em separado? Só que para entendermos como viver com boa saúde, precisamos associar todas essas informações que aprendemos separadas?

Mas antes de ouvir a resposta, o pai já reclamou:

— O volume de conhecimento cresceu demais! Não dá para aprender tudo que já existe!

— **É por isso que o ensino centrado no professor MUDOU para ser centrado no aluno** — o doutor relembrou. [16]

> — *Hoje se sabe que, em vez de fazermos uma curadoria do conhecimento, o ideal é que os profissionais de Educação instiguem seus alunos a se fazerem perguntas inteligentes que os motivem a ampliarem seus conhecimentos de forma autodidata.* [17]

— Na escola dele — o pai lembrou — cada estudante desenvolve um projeto pessoal e, para colocá-lo em prática, vai reconhecendo a necessidade de estudar os conteúdos pertinentes ao currículo. [18]

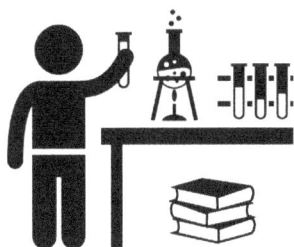

— É ótimo! — a mãe elogiou. — Enquanto estudam, eles são incentivados a se autoconhecerem e, assim, descobrir qual é a sua própria forma mais eficiente de aprendizagem. Afinal, aprendemos de jeitos diferentes!

— É uma excelente garantia de, no futuro, conseguirem definir uma profissão gratificante — o doutor elogiou.

— Hoje em dia — o pai completou — não dá mais para uma criança saber como será o mercado de trabalho quando ela for adulta! Mas aprendendo a essência do conhecimento Universal, dá para identificar as áreas que agregam valor à própria existência e isso já ajuda a querer se tornar um futuro membro, feliz, da sociedade humana. — piscou pro filho que lhe sorriu de volta.

A mãe, olhando com carinho para o filho, acrescentou:

— É uma escola nova pra nós. Ele entrou este ano e ainda não escolheu o tema do projeto. Mas já tem pensado bastante!

— Que maravilha! — o doutor elogiou. — Quando cada estudante tem seu próprio projeto de estudo, se mantém motivado e interessado em aprender e estudar. Além disso, se dedica por entender os temas de forma relacional e complexa, como eles são na vida real!

— É sim! — a mãe concordou. — O simples está conectado ao todo!

"O simples está conectado ao todo."
Essa frase resume muito.
Obesidade não é simples.
Não é "coma menos, se exercite mais".
Não é "falta de força de vontade".
Não é "gula".

É complexo.

É biologia + psicologia + sociologia + economia + cultura + trauma + genética + ambiente + 2.000 anos de condicionamento sobre corpo e pecado.

E quando você tenta simplificar algo complexo...

...você perde a essência.

E aí as "soluções" falham.

As dietas falham.

Os exercícios falham.

E você se culpa.

Mas o problema não é você.

É que tentaram simplificar o que é, por natureza, complexo.

Este livro te deu as peças roxas do quebra-cabeça:

- Células precisam de 3 energias (comer, dormir, brincar)
- 60% de carboidratos, aproximadamente, por refeição não é muito, é **necessário.**
- Jejum/restrição consome músculos, não gordura
- "Passar fome" ativa gliconeogênese = autodestruição
- Exercício intenso com Obesidade = lesão
- Obesidade exige MAIS energia, não menos

Agora você precisa juntar essas peças com as suas.

Aplicar o conhecimento na sua rotina.

Aprender a confiar no que está **sentindo**.

E parar de seguir "todo mundo".

Porque "todo mundo" está preso no ciclo de:

Restringir → Sofrer → Falhar → Culpar-se → Tentar de novo

Agora você aprendeu que pode sair desse ciclo ruim.

E sair dele é só uma questão de DECISÃO.

Por isso tratar NÃO acontece SEM orientação precisa. É necessário para de fazer como antes...

Vamos avançar. Porque tratar a Obesidade <u>NÃO</u> é voltar pra casa e fazer uma dieta sozinho(a). Nem é se esforçar.

OBESIDADE <u>NÃO</u> É GULA

Mas o pai interrompeu:

— Se eu entendi direito, a transferência de energia também explica quando há Obesidade? Por isso a gente come mais do que quem **não** está obeso, porque é doença e **não** por gula?

O doutor gostou:

— Me parece que a resposta é sim, mas, por favor, desenvolva seu raciocínio para acompanharmos melhor a sua ideia.

— Ah! Legal! — o pai respondeu animado. — Quando a gente aprende sobre a teia alimentar, na escola, por exemplo, conhecemos os produtores, os decompositores, os consumidores primários e os secundários.

— Onde está o ponto? — a mãe ficou confusa.

— É que — o pai respondeu sem jeito — os animais só comem o que precisam e os animais maiores sempre comem mais!

— Sua analogia é muito perspicaz! — o doutor parabenizou. — Quando estamos obesos, precisamos de mais energia do que uma pessoa não está obesa por inúmeros fatores, como discutiremos aqui, durante o tratamento, se vocês decidirem iniciar.

"Decidirem?", o garoto pensou. *"Isso aqui já não é o tratamento?"*

Mas o pai falou:

— Tô vendo que **associar o conteúdo escolar com a realidade nos ajuda a parar de inverter prioridades!** Se a gente identificar parâmetros conhecidos, fica mais fácil refletir sobre o que sentimos e como nossas escolhas melhoram ou pioram nossa saúde.

O doutor, com os olhos brilhando de entusiasmo, sentiu seu coração acelerar de alegria:

— Uma discussão desse nível, em sala de aula, seria perfeita para se entender que n**a Obesidade as necessidades das células estão alteradas porque o organismo está doente.** É essa condição que aumenta o consumo padrão de energia!

O pai ficou impressionado.

Com dados concretos e conhecidos, professores, alunos e pais conseguiriam explicar e entender que:

— **A Obesidade exige que se coma "a mais" justamente para tratar a condição dessa doença, <u>não</u> é gula!**

A mãe, ainda um pouco cética, concordou que fazia sentido:

— Mas somente será esclarecedor se esse estudo estiver associado à saúde real.

— Com certeza! — o pai concordou, ainda se lembrando das aulas divertidas que teve na escola. — Foi estudando sobre as células que eu aprendi sobre as reações químicas exotérmicas e endotérmicas delas![19]

METABOLISMO: DESFAZENDO A CONFUSÃO

O doutor, vendo que o garoto e a mãe não estavam entendendo, sintetizou:

— **Para produzir substâncias como enzimas ou organelas, nossas células consomem energia.** <u>Esse processo de transformação energética é do tipo</u> **endotérmica porque retém energia.**

A mãe lembrou na hora das aulas de química:

— Ah! Termoquímica da Química! Eu fiz no colégio! Quando a transformação química libera calor, é chamada de exotérmica!

O doutor sorriu para ela e olhou para o garoto:

— **Tudo o que acontece dentro do nosso corpo é resultado de REAÇÕES QUÍMICAS que ocorrem dentro e fora de cada uma das nossas células.**[20] Comer nos dá energia, mas fabricar novas células, respirar, pensar, aprender ou ouvir consome, gasta energia. A energia que comemos nos alimentos.

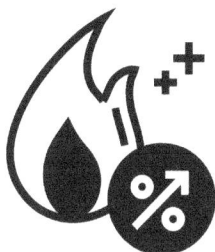

ENDOTÉRMICA
Reação química que para ser realizada **CONSOME** CALOR

EXOTÉRMICA
Reação química que para ser realizada **LIBERA** CALOR

Quadro 1 — Tipos de reações químicas e relação com o metabolismo celular.

Animado, o pai brincou:

— Podemos dizer que somos uma verdadeira indústria química ambulante! A todo instante, no interior de cada célula, ocorrem milhares de reações químicas!

O doutor concordou e acrescentou:

— **A <u>reunião de todas as reações químicas</u> que ocorrem dentro do nosso corpo se chama METABOLISMO e a energia para realizar isso tudo vem do que comemos.**

Concluiu:

— É por isso que precisamos nos alimentar! Precisamos ter energia e nutrientes para as células trabalharem.

— Uau! — o pai se deleitou, ainda lembrando do que vivera na escola.

Mas de repente, disse:

— O que é metabolismo lento?

Virando os olhos para o céu, o doutor respondeu:

— **É outra confusão que só acredita quem se esqueceu do que aprendeu na escola!**

— Argh! — a mãe se irritou. — Acho que na pressa de estudar para passar no vestibular, só decorei as coisas sem entender direito! Isso me atrapalha muito! Você pode explicar o que é metabolismo, por favor?

Ele sorriu:

— A palavra metabolismo vem do grego "metábole" que significa mudança ou transformação. Essas duas ações descrevem, com precisão, o que nossas células fazem: uma constante transformação![21]

A mãe gostou:

— Bom, então... então... se na gliconeogênese as células trabalham mais, aumenta nosso metabolismo e emagrecemos!

— Vamos analisar **contextualizando**— o doutor disse.

— Você acabou de dizer que <u>o metabolismo só aumentou porque as células trabalharam dobrado ou triplicado</u>. Então, esse estresse, além de desnecessário, é prejudicial a elas. Logo, a gliconeogênese **não** ajuda a diminuir gordura corporal e, por consequência, **não** trata a Obesidade. Nem as causas dela.[22]

— Essa é a maior vantagem do conhecimento! — o pai disse, satisfeito. — Estudando temos informação suficiente para entender o mundo e para fazer escolhas mais acertadas, coerentes, com menos sofrimento e dor!

A mãe concordou com a cabeça:

— Sim! Torna nossa rotina melhor... mas

insistiu:

— Só que eu ainda estou insegura para incluir os carboidratos na alimentação... Meu racional continua prevalecendo!

A MATEMÁTICA FINAL

— Entendo — o doutor disse, pegando o livrão.

Apontou e mostrou:

— Vejam, em condições normais, o cérebro consome, sozinho, cerca de 120 gramas de glicose por dia. Como as hemácias precisam de cerca de 30g diárias, quase 20% do que comemos é usado só para suprir essas duas necessidades energéticas. Sem contar as demais...[23]

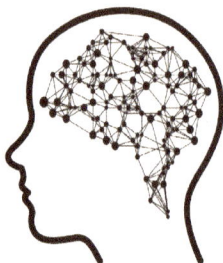

O pai se admirou:

— E o suprimento para essas células precisa ser contínuo! Afinal, elas também funcionam à noite!

— Exatamente! — o doutor confirmou. — Porém, é só no jejum diurno, quando a pessoa está acordada e **não** come, que o fígado, pela gliconeogênese, consome 1,75g de proteína muscular para produzir 1g de glicose.[24]

Rápido na matemática, o pai calculou:

— Em outras palavras, para formar 50g de glicose o fígado consome cerca de 90g de proteína do músculo?

— Sim. Mas o maior problema — o doutor advertiu — é que nosso estoque de proteínas é limitado. Um homem adulto de 70kg tem, em média, apenas 30kg de massa muscular e desse total, somente 3kg são proteína pura![25]

O pai analisou:

— Nossa! Seguindo esse raciocínio, 90g de proteínas perdidas por dia totalizaria 1,5kg em 17 dias! Quer dizer, metade da proteína corporal de uma pessoa poderia ser consumida em cerca de 2 semanas! Deixar de comer carboidratos, dessa forma, seria fatal![25]

— Fatal... — a mãe murmurou horrorizada.

— Exato — Sófocles respondeu, apreensivo. — **É por isso que <u>não</u> conseguimos fazer dietas restritivas por mais de 15 dias. <u>Comer é uma exigência das nossas células para evitar a morte do organismo inteiro.</u> É necessidade real, <u>não</u> é falta de força de vontade.**[25]

A matemática não mente.
Em 17 dias de jejum/restrição severa...
...você perde metade da sua proteína corporal.
Metade.
Dos seus músculos. Do seu coração.
Dos seus pulmões. Dos seus órgãos.
Em 17 dias.
E você chama isso de "disciplina". De "sucesso".
De "força de vontade".
Mas é um suicídio lento.

E quando você finalmente "desiste"...

...porque seu corpo literalmente não aguenta mais...

...você se culpa.

"Não tive força de vontade."

"Não fui disciplinado, disciplinada, o suficiente."

"Falhei de novo."

Não. Você não falhou. **Você sobreviveu** ♡

Suas células gritaram tão alto que você finalmente escutou. E comeu. E se salvou.

Agora você tem princípios de realidade:
- *Dietas restritivas consomem seus músculos em semanas – por isso o cansaço, a sonolência, etc.*
- *"Metabolismo lento" é mito*
- *Obesidade exige MAIS energia, **não** menos*
- *Comer **não** é fraqueza, é sobrevivência*
- *Confiar no seu corpo **não** é falta de disciplina, é inteligência*

Agora você tem escolha:

Continuar no ciclo de restringir → sofrer → falhar → culpar-se... Ou começar a CONFIAR.

Confiar nas suas células.

Confiar no que você está _sentindo_.

Confiar que você merece comer sem castigo.

Com esse conhecimento você está adquirindo referenciais para escolher se quer ser guiado(a) por profissionais que sugerem low carb ou por aqueles que preferem atuar em equipe multiprofissional, orientando ObesidadePRO que, no longo prazo, ensina a construir saúde biopsicossocial. De forma concreta, você está aprendendo a parar com escolhas que estão causando a formação de gordura corporal de forma automática.

Conhecimento escolar **salva** vidas reais.

APÊNDICE 10
Referências do capítulo 10

1. Até o século XIX, a tradição filosófica se caracterizava por um pensamento essencialmente metafísico nele, o ser humano, o mundo e as relações entre eles não eram pensadas em sua concretude, mas sim, como **habitantes de um mundo ideal**, de essência abstrata e imutável. Esse pensamento fortaleceu a **falsa compreensão de que o ser humano pode viver alienado de suas raízes ou de sua corporalidade**. Isso **NÃO** é verdade. Gonçalves, M.A.S. Sentir, pensar, agir: corporeidade e educação. Editora Papirus, 2005, 8ª edição.

2 Uma das muitas maneiras de enriquecermos nossa cosmovisão (forma como vemos o mundo) é, por exemplo, entendendo e respeitando as muitas diferentes formas de vermos e sermos vistos - visibilidade, nas diferentes sociedades, e seus respectivos efeitos sobre nossa concepção do que significa existir. Observando os modos de conhecimento dos ameríndios, os Waiwai, um grupo indígena da Amazônia, o antropólogo Mentore, identificou que eles **percebem e organizam sua sociedade por meio de uma visão mais descentralizada, horizontal, conferindo a todos e todas uma "visibilidade lateral"**. Enquanto para sociedades como nos Estados Unidos, o privilégio desta visibilidade é "axial". Essa mudança implica em um eixo organizador centralizado e hierárquico que estimula o indivíduo a ser isolado, se destacando do coletivo por associar relações de **poder unicelular** (unidades isoladas). Os Waiwai, entendem que **cada pessoa é um "indivíduo fractal", pois sua identidade é construída de forma integrada ao coletivo, sem uma separação rígida entre o individual e o social**. Esta condição lhes garante um "**poder recursivo**", que reforça uma ideia de repetição e interconexão, definindo cada participante por meio de relações que se replicam dentro desta sociedade. **A visibilidade axial sugere um poder contrapontístico, uma relação de contrastes e oposições, um jogo dinâmico entre forças sociais**. Compreender estas diferentes cosmovisões permite entender porque os Waiwai possuem a habilidade de manter um controle firme de múltiplos conceitos no exato momento em que são utilizados. Em contraste, os estilos lineares de conhecimento ocidentais, sujeitos à história particular da metafísica, nos forçam a deixar escapar conceitos, no momento em que mais precisamos utilizar as estruturas nas quais os conceitos são produzidos. Mentore exemplifica: "para os templários, que se encontravam na Guiana com os valores dos Estados Unidos, suas tentativas de erradicar a experiência cívica da solidão moderna levou-os ao "culto", ao conforto da congregação que, em última instância, os consolava com a serena bem-aventurança da vida após a morte" - Mentore, G. O triunfo e a dor da beleza: comparando as estéticas

recursiva, contrapontística e celular do ser. Revista de Antropologia, São Paulo, USP, V49(1), 2006.

3. A formação excessiva de tecido adiposo nos parece **uma resposta biológica adaptativa** do corpo quando precisa se manter funcionando enquanto a pessoa enfrenta alguma experiência difícil, psíquica ou social. Em outras palavras, as células adiposas fazem lipogênese em excesso quando o organismo inteiro realiza **alguma tentativa de se adaptar à condição de vida ruim ou complicada**, que a pessoa está vivenciando. Por esta tentativa de curar os danos que o organismo vem sofrendo com a mudança, buscam se adaptar ao esforço e se acomodar à nova situação difícil em nível neurobioquímico – Referência no apêndice n. 2 do cap. 9.

4. Nem gula nem vício a Obesidade é uma alteração INvoluntária do estado nutricional que, em 1995, foi anunciada como pandêmica pela Organização Mundial da Saúde - *World Health Organization, Physical status: the use and interpretation of anthropometry - technical report series. Geneva Publications, n. 854, 1995. Essa alteração é uma condição* que, sem tratamento, se transforma em doença inflamatória e degenerativa. O tratamento que não dói é gerenciado por um (a) Obesologista em parceria, mesmo que remota, com uma equipe multiprofissional composta, inicialmente, por um profissional de Medicina e outro de Psicologia, justamente porque, sendo uma doença de causa multifatorial, requer um tratamento que solucione cada uma destas. Assim, somente uma especialidade ou a própria pessoa tentando sozinha, não alcança solução duradoura.

5. Estas inverdades têm facilitado o comércio predatório de serviços e de produtos descomprometidos com a saúde de longo prazo do ser humano, pois prometem soluções que para acontecerem exigem torturar-se sem comer ou comendo muito menos do que um organismo saudável necessita. Devido ao aumento excessivo de gordura corporal ser uma condição visível, a pessoa obesa tem sido impelida a sentir-se culpada e envergonhada por estar doente, ou seja, por estar obesa. – Referência no apêndice n. 2 cap. 9.

6. Para Campos e Rodrigues, embora a Psicanálise considere o conflito como algo constitutivo do ser humano, para alguns de nós, torna-se fonte de insatisfação ou sofrimento, em especial quando não conseguimos resolvê-lo satisfatoriamente. Então, os conflitos se instalam em nosso psiquismo, principalmente conflitos cujos desejos e/ou sentimentos são tidos como intoleráveis ou indesejáveis em função das normas, interdições morais e educacionais, denominados "voz da consciência", ou ainda daquilo que idealizamos de nós mesmos. Quando o conflito intrapsíquico torna-se persistente e intenso, a emoção decorrente gera tensão e escoa por acesso somático (muscular), para se expressar ou aliviar, e favorecer a manutenção da homeostase psíquica -

Campos, E. M. P. e Rodrigues, A. L. Mecanismo de formação dos sintomas em psicossomática. Mudanças – Psicologia da Saúde, 13 (2) 290-308, jul-dez 2005

7. Detalhadamente em Gardner, H. Inteligências Múltiplas: a teoria na prática, Ed. Artmed, 1993 e nos apêndices n.6 (Branco) e n.7 (BNCC) do cap. 4 e n.32 do cap. 5. Trabalhar as inteligências múltiplas em sala de aula é um outro benefício da Pesquisa-ação AENE ser aplicada por educadores em regência, prática que vem se expandindo desde 1999 – Referência no apêndice n. 3 do cap 1 e n.12 (Cezar, Campos e Blikstein) deste.

8. Referência no apêndice n. 2 (Ucko) do cap. 1.

9. Detalhadamente em Okuno, E. Caldas, I. L. e Chow, C. Física para ciências biológicas e biomédicas. Ed. Harbra/SP, 1986 e Gonçalves, A. e Toscano, C. Física e Realidade Ed. Scipione/SP, 1999.

10. Uma crítica nada nova (pois ultrapassa séculos) é que, no mundo todo, a maioria dos sistemas de ensino continuam apresentando o conteúdo escolar de forma fragmentada e sem coerência com a realidade. No Ocidente, esta dificuldade vem sendo bastante enaltecida por filósofos como Rousseau (1712-1778), Spinoza (1632-1677) e Locke (1632-1704). Detalhadamente em: Rousseau, J.J. Emílio ou Da Educação, Ed. Martins Fontes/SP, 2000; Spinoza, B. Ética demonstrada à maneira dos geômetras, Ed. Martin Claret/SP, 2005 e Locke, J. Segundo tratado sobre o governo, Ed. Martin Claret, 2002.

11. O melhor mestre não é o que se impõe, o que se afirma como dominador do espaço mental, mas aquele que busca 1) despertar uma consciência ainda ignorante de si própria e 2) guiar o desenvolvimento dessa consciência no sentido que **mais convier ao aluno estudante**. Esse é o mestre que valoriza a pergunta – Referência no apêndice n. 22 (Gusfdorf), cap. 9.

12. A Pesquisa-ação AENE Brasil é implementada nas escolas e nas Secretarias de Educação para associar o conhecimento pertinente aos componentes curriculares com o tratamento inteligente que não dói do ObesidadePRO. Este trabalho é realizado pelos professores e coordenadores em regência - Cezar, C. e colaboradores, Contribuições do exame antropométrico escolar: associação do conteúdo do currículo educacional com educação alimentar na escola, avaliação do estado nutricional e autogestão da saúde In: Campos, F. R. & Blikstein, P. Inovações Radicais na Educação, Ed. Penso, 2019 | Ver www.obesidade.pro.br .

13. Detalhadamente nas referências do apêndice n. 1, n.2 e n.8 do cap. 2 e praticamente todas do cap. 3.

14. Para Halévy, o mundo caminha de uma economia industrial (fabricação e troca de objetos materiais) para uma **economia do conhecimento**, criação e proliferação de ideias imateriais **que valorizam a inteligência**, **o espírito e o conhecimento** em vez do poder político e econômico. Halévy M. A era do conhecimento, Ed. UNESP, 2010. Talvez, um caminhar mais lento do que se deseja, mas segue, visivelmente, nessa direção.

15. Dentre os muitos livros que sintetizam os conhecimentos construídos pela humanidade, um referencial resumido é Sapiens, uma breve história da humanidade de Harari, Y. Ed. Harper, 2011, 29ª ed.

16. Detalhadamente em Oliveira, J. B. A. e Chadwick, C. Aprender e ensinar. - Global Editora, 2001.

17. Detalhadamente em Meira, L. & Blikstein, P. Ludicidade, jogos digitais e gamificação na aprendizagem, Ed. Penso/Porto Alegre, 2019.

18. Detalhadamente em Pacheco, J. Projeto Âncora: a gênese de novas construções sociais de aprendizagem in Campos, F. R. & Blikstein, P. Inovações Radicais na Ed. Brasileira, Ed. Penso/Porto Alegre, 2019.

19. Certos fenômenos da Química envolvem trocas de energia entre o sistema e sua vizinhança. Um dos **exemplos concretos** citados por Ferré que explica: **a queima de gás de cozinha num fogão, libera calor suficiente para ferver a água que, por sua vez, absorveu a maior parte deste calor** – Ferré, J. Química para o 2º grau, Ed. Scipione/SP, 1997.

20. Detalhadamente em todas as referências dos apêndices sobre química, bioquímica, ciências e biologia já citados.

21. Detalhadamente no apêndice n. 1 (Stedman) do cap. 4.

22. Em vez de procurar por estratégias que aumentem as transformações químicas, ou seja, o metabolismo, proporcionando mais sofrimento à pessoa obesa, **é mais inteligente tratar as causas da Obesidade** porque elas é que estão aumentando o excesso de gordura corporal de forma automática e contínua.

23. Detalhadamente no apêndice n. 9 (Marzzoco e Torres) do cap. 3.

24. Detalhadamente no apêndice n. 2 (Newsholme) do cap. 6.

25. Sobre o risco de morte, detalhadamente na nota de n.2 (Newsholme) do cap. 6. Sobre resultados reais em seres humanos, ver Tucker, T. The great starvation experiment: Ancel Keys and the men who starved for Science. - University of Minnesota Press, 2006.

Capítulo 11

"Reganho" de peso: falta de nutrientes, de calorias ou de conhecimento?

Vamos falar sobre o que mais nos aterroriza:

O reganho de peso.

Você já viveu isso?

"Perdeu" 10kg em 2 meses.

Celebrou. Postou foto. Comprou roupa nova.

E então...

... meses ou semanas depois, "ganhou" 12kg de volta.

E se odiou.

"Não tive disciplina."

"Fraquejei."

"Não merecia ter emagrecido mesmo."

Mas agora você sabe que células *desesperadas* por nutrientes são impossíveis de serem paradas.

Este capítulo vai revelar a matemática cruel do reganho.

E vai destruir a maior confusão conceitual da dieta comercial:

Esse reganho já estava programado desde o dia 1 de restrição.

Prepare-se. São novas boas notícias!

Fatos e números altamente libertadores. Contra fatos não há argumentos: a Matemática contextualizada **não** mente.

A PROTEÇÃO DAS CÉLULAS

O pai ficou emocionado:

— Realmente! As nossas células só insistem em nos causar fome para proteger a nossa saúde!

Sorriu, sem jeito.

— Sempre me odiei por não conseguir me manter no regime, mas, na verdade, era para o meu próprio bem! Para evitar o pior... — a mãe disse, ainda chocada com a possibilidade de perder a vida ao perder proteínas.

Satisfeito com a percepção dela, o doutor concordou:

— Nossas células sempre querem o melhor para o corpo todo! Vamos olhar essa perda proteica em um gráfico para entendermos o que está por trás do que chamam de "reganho de peso".[1]

Ele mostrou o livro, apontou o título e leu tópico:

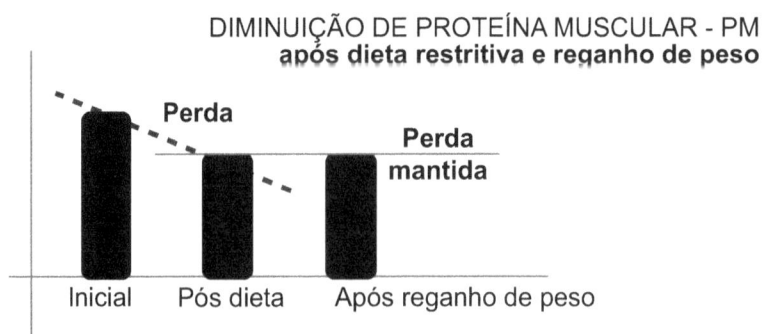

DIMINUIÇÃO DE PROTEÍNA MUSCULAR - PM
após dieta restritiva e reganho de peso

Figura 9 — Proporção de proteína muscular – PM – antes da dieta restritiva, após a dieta e após o reganho de peso.

Visivelmente chocado, o pai perguntou:

— Mas por que as proteínas perdidas com a dieta restritiva **não** voltaram com o reganho de peso?[2]

— É que, para o fígado usar a proteína na gliconeogênese, ele tem mais um trabalho: retirar uma partezinha dela que tem nitrogênio, o grupamento amina. [3][4][5]

— Essa molécula, também chamada de grupo amina, vai para a urina como ureia e isso significa que a proteína muscular usada **deixou de ser proteína**.[6]

— Não volta porque se tornou **outra** substância. Não é mais proteína ... — o pai murmurou, arrasado.

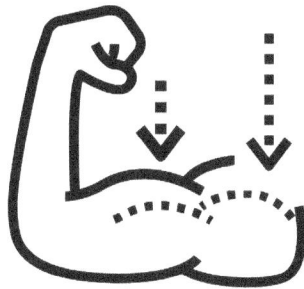

REDUÇÃO DE PROTEÍNA MUSCULAR
após dieta restritiva e reganho de peso

A mãe, preocupada, perguntou:

— Se o grupo amina vai para a urina, será que sobrecarrega os rins, a bexiga e tudo o mais? Afinal, além dos músculos esqueléticos, também temos o cardíaco e o liso, né?

Perdendo seu sorriso, ele confirmou:

— Sobrecarrega. É mais uma prova do trabalho excessivo e cansativo que as células estão fazendo só porque...

— Porque não comemos o delicioso carboidrato! — eles 3 disseram juntos, frustrados.

Sófocles confirmou:

— Sem comida suficiente, as células se adaptam, mesmo que isso signifique sofrer ou até morrer![7]

A lógica das células é realmente _outra_, sim?
A proteína que perdemos...
..._perdemos_ porque ela deixou de ser proteína.
Não está "em algum lugar".
Não está "esperando para voltar".
Ela foi destruída.
Quebrada em pedaços.
O nitrogênio foi para a urina.
O resto foi usado para fazer glicose – que **não** comemos.

A proteína muscular somente é preservada se você:
1. *Comer carboidrato suficiente (para o corpo não consumir proteína como energia)*
2. *Comer proteína suficiente de origem animal*
3. *Der TEMPO para o corpo reconstruir músculo*

Mas quem **não** faz isso:
"Perde" músculo.
"Ganha" peso de volta (0% músculo, 100% gordura).

Então, quando pesamos igual ou menos com dieta...

...estamos com MENOS músculo e MAIS gordura que antes.

É um ciclo descendente.

Mais de 70% de quem prescreve dieta nem sabe disso.

Mas agora VOCÊ SABE & PODE ESCOLHER de qual profissional vai seguir orientação.

Continue lendo.

A matemática só esclarece os danos que já acontecem há séculos. Há milênios. Desde Hipócrates...

Só que, no tempo dele, este tipo de conhecimento ainda não havia sido descoberto. Ele, inclusive, foi o estímulo♡

A MATEMÁTICA DO REGANHO

O pai, bem chateado, disse:

— Se a água corporal perdida é recuperada, mas a proteína muscular continua baixa, fico preocupado. O que é que aumentou, então?

— Sua percepção lhe direcionou para a resposta correta — o doutor respondeu. Reunindo pecinhas em colunas.

— Sob dieta restritiva, diminuir 2kg em uma semana reduz tecido muscular, conhecido por massa magra - MM, e tecido adiposo, massa gordurosa – MG, mas quando os quilos voltam, só um destes tecidos aumentou:[8] [9]

**RESULTADO DA ALIMENTAÇÃO
HIPOGLICÍDICA**

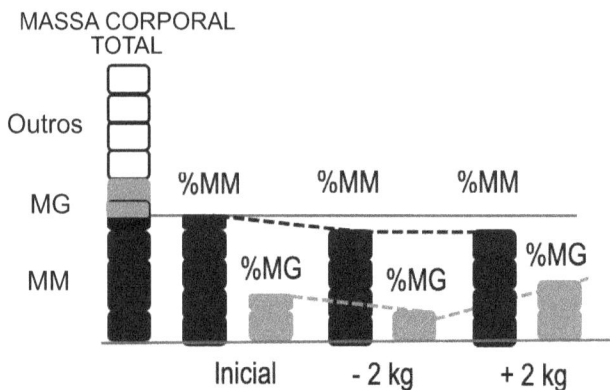

Figura 10 — A alimentação hipoglicídica ou hipocalórica – que por consequência é hiperproteica ou hiperlipídica – causa diminuição da massa corporal total mas que invariavelmente **é recuperada ao ser interrompida**. Esse gráfico mostra: 1)diminuição da massa muscular (MM), que se mantém reduzida após a recuperação e 2)diminuição da massa de gordura (MG) com aumento a seguir.

— Sabem — Sófocles acrescentou condoído — os quilos na balança podem até voltar ao valor inicial, mas nossos tecidos mudaram estruturalmente![10]

— Deixando de comer, nós engordamos? — o pai disse, desolado. — Mas por que a gordura que saiu volta?

HIPOCALÓRICA   vs   HIPOGLICÍDICA

— Por vários motivos — o doutor respondeu — e o principal é outra confusão conceitual bem comum. **Por dia, nossas células necessitam de 2200 a 3000 kcal, dependendo de quem somos e do que fazemos. Isso equivale a 100% da energia diária.**[11]

— Bem mais que mil calorias — o pai gostou muito.

A MAIOR PARTE DAS CALORIAS QUE GASTAMOS É USADA PARA RESPIRARMOS - acordados e dormindo.

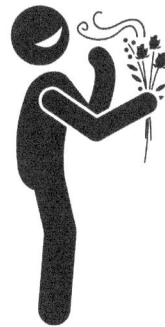

O doutor sorriu para ele:

— Uma forma de reduzir a entrada é comer menos calorias que o ideal, fazendo a dieta **hipocalórica**.

Vendo que entenderam, continuou:

— Porém, **a maioria das pessoas reduz só os carboidratos, fazendo uma dieta hipoglicídica, que é contrária à orientação normoglicídica da pirâmide.**

Os pais ficaram boquiabertos e o garoto pensou em voz alta:

— É glicídica porque tem a glicose, que vem do carboidrato!

— Hipo é pouco e normo é normal... — a mãe orientou, baixinho.

O doutor concordou com a cabeça e explicou:

— Se a composição alimentar for hipoglicídica, ela não fornece 100% da energia que nossas células precisam.

— Ihhh — o pai captou imediatamente: — Como a fome é nossa amiga persistente, se tiramos os carboidratos, mas comemos mais gorduras ou mais proteínas do que as células precisam para atingir 100% da necessidade energética diária, vamos engordar!

Concluiu, dando um tapão estalado na própria testa.

— Você entendeu — o doutor elogiou com um sorrisão e apontou no livro: — Outro problema é que, como mostra o gráfico, mesmo sendo hipoglicídica, essa dieta é **hiperproteica e/ou hiperlipídica**, pois precisa conter **proporções maiores** desses 2 nutrientes.

— O que significa — a mãe murmurou — que o excesso de átomos destes nutrientes será armazenado em nosso tecido adiposo!

O pai respondeu à sua própria pergunta:

— **Deixando de comer carboidratos, perdemos**

peso porque diminuímos água e músculos, mas engordamos porque a gordura, que nem chegou a sair, ainda aumenta com os outros nutrientes!

— Precisamente. — O doutor confirmou. — Enquanto desconhecermos as necessidades das nossas células, continuaremos aumentando nossa reserva de gorduras.

NORMOGLICÏDICA vs HIPOGLICÏDICA

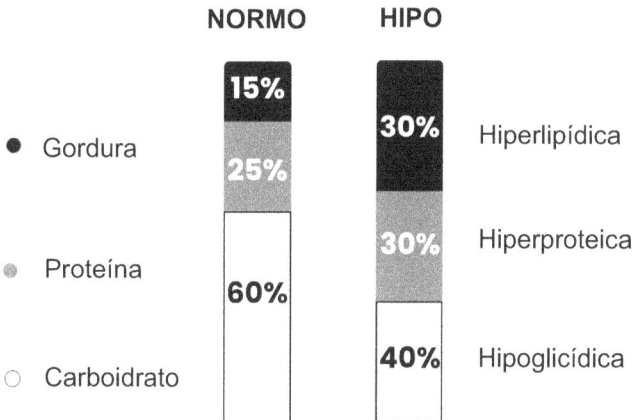

Figura 11 — Demonstração matemática de como a dieta hipoglicídica é, inevitavelmente, hiperlipídica e hiperproteica. Lembrando que pode, também ser somente hiperlipídica, ou somente hiperproteica. De toda forma, os excesso, independentemente da fonte, serão transformados em ácidos graxos e depositados nas células adiposas do tecido adiposo.

Se eu fosse você, leria isso três vezes:
HIPOCALÓRICA ≠ HIPOGLICÍDICA
Hipocalórica = Comer menos calorias TOTAIS (de todos os nutrientes)

Hipoglicídica = Comer menos CARBOIDRATOS
(mas compensando com mais proteína/gordura)
As dietas low-carb são uma ou outra:

- Hipoglicídica (pouco carbo)
- Hipercalórica (muita proteína + muita gordura = muitas calorias!)

Resultado:
Você corta pão...
...mas come 3 ovos + queijo no café, às vezes com bacon...
Você corta arroz no almoço...
...mas come frango + queijo, às vezes com fritas...
Você corta macarrão no jantar...
...mas come lasanha de berinjela + queijo, que é fritura...
Você não está em déficit calórico.
Você só está em déficit de CARBOIDRATO...
E excesso de TUDO MAIS: hiperproteica, hiperlipídica.
E o excesso? Vira gordura.
Sempre.
Mas a balança desce!
Porque você perdeu água, músculos (liso e cardíaco) e ossos.
E você celebra. E posta foto.
E 3 meses depois...
...está 5kg mais pesado do que antes.
Com menos músculo. Mais gordura. E mais culpa.

Era bem confuso...
Mas apenas porque ninguém te explicou a coerência e o contexto entre hipocalórica e hipoglicídica. Até agora.

POR QUE A FOME NÃO PASSA

A mãe, com os olhos cheios de lágrimas por pensar em seu passado, perguntou:

— Mas por que a fome não passa quando comemos mais gorduras ou proteínas para completar 100% da energia total?

O doutor explicou gentilmente:

— Enquanto as células sentirem falta de algo, elas continuarão sinalizando fome até nós comermos o que elas realmente estão **precisando**.

O pai comentou:

— Eu achava que as células continuariam mandando sinais de fome enquanto faltasse algum **nutriente**. Mas agora entendi que elas também mandam sinais de fome quando não comemos 100% da **energia** que elas precisam...

Sentindo um misto de tristeza e admiração, a mãe disse:

— Então, **engordamos porque não se trata apenas de comer ou não comer, precisamos ENTENDER do que as células estão necessitando!**

Gostando do que ela disse, o doutor concordou:

— Para entender nossas células, precisamos aprender a satisfazer as necessidades delas.

Mas simultaneamente viu que os três perderam a alegria, olhando chocados para os gráficos.

Então, Sófocles sorriu amavelmente para eles e encorajou:

— **Mas assim que desfazemos essas confusões conceituais, paramos de prejudicar nossas células.**

Reconhecendo essa importância, a mãe murmurou:

— E **paramos de aumentar a gordura corporal por desconhecer as necessidades delas...**

POR QUE A GORDURA "VOLTA"

Satisfeito, ele avançou:

— O segundo motivo que nos faz "recuperar o peso de volta" é que: **nas condições de jejum ou de ingestão reduzida de carboidratos, nem a gliconeogênese nem os músculos usam os ácidos graxos que sobram de forma significativa. É por isso que eles retornam para onde saíram.**[12][13]

— Usam pouquíssima gordura! — a mãe falou baixinho, ainda mais arrasada que nunca.

— Praticamente nada! — o pai interrompeu esbravejando e pegando o alfinete com as três correntinhas de clipes.

— Os 3 ácidos graxos são **a maior parte**, ou seja, **3/4** dessa **molécula gigante voltam** para o tecido adiposo!

— Exatamente — o doutor concordou, sentindo-se bastante chateado por saber que a maioria das pessoas deste planeta desconhece esse assunto.

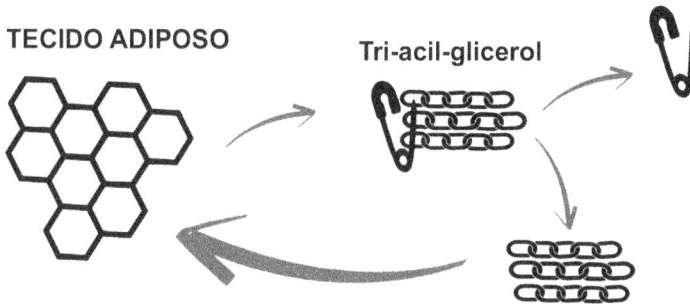

Figura 12 — Demonstração esquemática da estrutura do triacilglicerol quando 1)sai dos adipócitos, 2)é degradado para liberar o glicerol e 3)retorno dos ácidos graxos ao tecido adiposo.

O pai lembrou da pergunta da esposa.

Pensou: *"Eu nunca disse ao nefrologista que, na realidade, além da minha dieta habitual ser hipocalórica, também é hipoglicídica e hiperproteica.*

Talvez seja hiperlipídica, também...

Caramba! Eu jamais associei minhas tentativas, inúteis, de emagrecer aos meus crescentes problemas renais e urológicos..."

A dieta hipoglicídica sobrecarrega, dentre outros, o **sistema urinário**: dois rins, dois ureteres, uma bexiga e uma uretra.

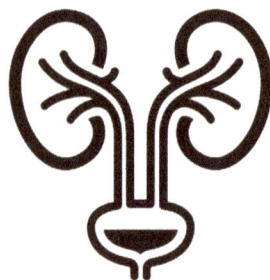

A BANALIZAÇÃO DO TRATAMENTO

Pensando em tudo o que já havia lido, o garoto falou:

— Então, não importa se a dieta é low carb, cetogênica ou hipoglicêmica porque todas elas tendem a provocar desidratação e atrofia muscular?

O doutor confirmou com a cabeça:

— Este é um dos muitos problemas na forma como o tratamento da doença Obesidade vem sendo banalizado.

Respondeu, visivelmente chateado.

— Uma coisa é um especialista responder perguntas jornalísticas de um jeito simples para ajudar a população leiga a entender a complexidade de seus problemas. Mas o oposto disso é banalizar. É pegar essas respostas e simplificar tanto que elas se tornam um novo problema para o leitor porque, na verdade, ele fica desorientado. Confuso, mesmo!

— Este é o problema com as dietas low carb? — a mãe arriscou.

— Um excelente exemplo — ele confirmou. — Veja, se estou diabético ou em risco de me tornar diabético, preciso de orientação profissional personalizada! Jamais uma generalização descontextualizada, cruel ou desumana. Respondeu com uma leve irritação na voz.

Ninguém disse nada, mas o pai lembrou que já tinha recebido orientação de dieta hipoglicídica em clínica de saúde.

O doutor continuou:

— Se eu estou com problemas e sigo "dicas", estou jogando minha saúde no lixo porque nem tenho certeza se esse direcionamento serve para o meu caso!

Respondeu tentando controlar sua completa irritação.

— Eu nunca tinha pensado sobre isso — o pai falou — mas e quando a orientação profissional é igual ao sofrimento que todas as revistas e redes apresentam?

Irritou-se.

— **Troque de profissional.** — o doutor desabafou de vez. — Procure até encontrar um especialista que te ensine a se tratar melhor e sem sofrer. **Não** aceite sofrer!

Pare de aceitar sofrimentos em sua vida. Informações generalizadas **não** devem ser aplicadas no dia a dia.

Foram criadas para epidemiologistas. Pode ser usada para uma pessoa refletir a respeito, se estimular a procurar um profissional estudado, experiente, que saiba cuidar mais seriamente da nossa saúde do que nós mesmos.

Bufou. Buscando acalmar-se, inspirou profundamente:

— Afinal, **nossa boa saúde física, mental e social é um dos nossos maiores bens! Fazer errado ou sofrendo é igualzinho a rasgar dinheiro.**

A DECISÃO DO GAROTO

O pai concordou com a cabeça — o assunto era sério.

Ele olhou para o filho que, sentindo a responsabilidade por suas células, falou imediatamente:

— Eu não vou mais seguir a Debylis[1], pai!

Os adultos gostaram tanto da fala dele que sorriram, todos aliviados. Meta da consulta alcançada! O garoto,

---

1 Uma busca ampla na internet resultado em zero resultados para debylis. Qualquer coincidência é mera semelhança. Último acesso em 13/jan/2026.

voluntariamente, parou com a escolha de não comer♡

— Bom — a mãe disse retomando o próprio problema— se a gordura do triacilglicerol "volta" para onde saiu, a gordura <u>deveria permanecer igual ao que era</u>, sim? **Por que aumenta?**

— Este é um dos "inúmeros" problemas conceituais que facilitam a banalização — Sófocles repetiu, tentando não se desanimar.

— Quando diminuímos a massa corporal **sem** ter tratado as causas que aumentam a gordura corporal, chega o dia de parar com a dieta restritiva. Então, retornamos à rotina, voltamos aos mesmos hábitos de antes, ou seja, exatamente aqueles que nos provocaram o aumento de gordura corporal.

— **Porque não foi tratamento!** — o pai gritou, fazendo todo mundo se assustar com a altura de sua voz.
— É o fim do mundo!

— Não foi — o doutor respondeu, pesaroso.

Ele olhou nos olhinhos do garoto:

— **Mas foi,** possivelmente, **o começo da Obesidade.**

"Foi o começo da Obesidade"
Você não falhou.
Você sobreviveu.
Suas células gritaram tão alto que você finalmente as escutou.
E comeu.
E se salvou ♡

Agora você enxerga princípios de realidade:
- Dietas restritivas consomem nossos músculos em semanas
- "Metabolismo lento" é mito
- Obesidade exige MAIS energia, **não** menos
- Comer **não** é fraqueza, é sobrevivência
- Confiar no próprio corpo **não** é falta de disciplina, é inteligência.

Agora você tem escolha:
Continuar no ciclo de restringir →
sofrer → falhar → culpar-se...
Ou começar a aprender a *confiar*.
Confiar nas suas células.
Confiar no que você está *ssentindo*.
Confiar que você merece e precisa comer sem castigo.
Este 1º livro está terminando.
Mas sua jornada está apenas começando.
E agora você tem o conhecimento básico.
O conhecimento que o comércio da dieta
deseja que você **não** tenha. Não adquira.
Pois é o conhecimento que você vai usar **não** apenas para se libertar, mas para se tratar ou prevenir da Obesidade♡

Vamos finalizar.

APÊNDICE 11
Referências do capítulo 11

1. **Referência:** Ver apêndice n. 2 do Capítulo 9.

2 Sobre o grupamento amina do aminoácido (menor partícula da proteína), quando a excreção de nitrogênio não é acompanhada de ingestão, estabelece-se um balanço nitrogenado negativo (ocorre durante o jejum prolongado, superior a 3h, quando nada é ingerido. Em raros casos a pessoa toma água). **Referência:** FAINTUCH, J.; BIROLINI, D.; MACHADO, M. C. C. *O equilíbrio ácido-básico na prática clínica*. São Paulo: Manole, 1977.

3. O **catabolismo** da maioria dos aminoácidos ocorre **no fígado** e envolve vários processos de degradação. A remoção do grupo amino constitui o primeiro estágio e ocorre por meio de duas vias enzimáticas principais: transaminação e desaminação oxidativa. Após vários processos de degradação, como descarboxilação e desidrogenação, o grupo amino, do aminoácido, entra no ciclo da ureia para ser excretado pela urina. Seus elementos químicos restantes, chamados de esqueleto de carbono, serão usados para a formação de glicose pela gliconeogênese, quando a pessoa esta em jejum prolongado (maior do que 3 horas). **Referência:** TORRES, N. et al. Amino Acid Catabolism: An Overlooked Area of Metabolism. *Nutrients*, v. 15, n. 15, p. 3378, 2023.

4. Além de suas funções conhecidas de síntese proteica e combustível energético, a cada dia aumentam as evidências da importância do turnover e do catabolismo de aminoácidos na saúde e **na doença**. O **catabolismo de aminoácidos** fornece metabólitos que servem como substratos ou são responsáveis pela ativação de vias de **sinalização envolvidas na fisiologia de diferentes órgãos.** Por exemplo, a regulação do catabolismo de aminoácidos é fundamental para o **sistema imunológico,** uma vez que suas funções dependem de um suprimento adequado de aminoácidos, e aminoácidos individuais e seus metabólitos podem **afetar as respostas imunológicas**. Da mesma forma, **a desregulação do catabolismo de aminoácidos** pode contribuir para o desenvolvimento ou progressão de processos **patológicos** envolvidos na presença de **resistência à insulina. Referência:** Ver apêndice n. 3 deste Capítulo.

5. Quando há um **sinal inflamatório** ou antigênico, as células imunes precisam de **mais** aminoácidos para responderem

adequadamente, logo, precisam se adaptar rapidamente na escassez de aminoácidos (jejum-gliconeogênese). **Mas essa adaptação afeta a função das células imunes** porque o microambiente de cada célula imune está diretamente relacionado à disponibilidade de nutrientes. Tanto o sistema imunológico inato quanto o adaptativo requerem um suprimento adequado de aminoácidos para sintetizar moléculas como histamina, glutationa e óxido nítrico, entre outras, mas especialmente para imunoglobulinas e ativação de citocinas, bem como para produção de anticorpos por meio da sinalização de mTOR por aminoácidos de cadeia ramificada (Branched-Chain Amino Acids - BCAA). Portanto, aminoácidos individuais e seus metabólitos podem afetar as respostas imunes. Além dos BCAA, cada aminoácido tem uma via catabólica específica regulada por enzimas-chave (conhecidas como AADE), que desempenham um papel central no controle do fluxo dos metabólitos da via que têm sido principalmente estudados quanto à sua resposta à inflamação e são aqueles envolvidos no catabolismo do triptofano e da arginina, como a triptofano 2,3-dioxigenase (TDO), IDO1, as isoformas da arginase (ARG1, ARG2) e a óxido nítrico sintase induzível (iNOS), respectivamente. **Referência:** Ver apêndice n. 3 deste Capítulo.

6. A **controvérsia** nesta temática se dá por **OMISSÃO do catabolismo proteico,** como nesse texto: "O ciclo Cori refere-se a um processo no qual **o lactato derivado da glicose no músculo esquelético**, é entregue ao fígado, **convertido de volta à glicose** e retornado ao músculo através do sangue. O ciclo Cori ilustra como dois órgãos podem trabalhar juntos para alcançar um objetivo bioquímico. O lactato é produzido a partir da glicose (derivada do glicogênio) por glicólise no músculo anaeróbico e é transportado para o fígado através da corrente sanguínea. No fígado, o lactato é convertido de volta à glicose através da **gliconeogênese**. A energia para a síntese de glicose no fígado vem da oxidação de ácidos graxos." **Referência:** KULLBERM. Gluconeogenesis, Glycogenesis, Glycogenolysis. In: Biochemistry. Disponível em: https://uw.pressbooks.pub/fmrbiochemistry/chapter/main-body-3/. Acesso em: 14 maio 2025. **OBSERVE que, embora o mecanismo aconteça no músculo,** o lactato é uma subfração do macronutriente CARBOIDRATO-glicogênio-glicose-lactato. **Observe, também, que** os autores citam a gliconeogênese e a utilização de ácidos, contudo mas OMITEM a necessidade dos aminoácidos. Estudar temáticas complexas exige contextualizar o conhecimento que se deseja aprender e conhecer diferentes autores. Ver apêndice n.13 deste.

7. A cirurgia bariátrica (CB) compromete o estado proteico (EP) porque diminui a ingestão de alimentos e altera o trato gastrointestinal, o que pode resultar em má digestão e má absorção de nutrientes. Estes fatores podem comprometer o EP e suas alterações podem ter um impacto negativo em vários sistemas de

funções corporais como massa muscular esquelética, turnover proteico, gasto energético em repouso, densidade óssea, níveis circulantes de aminoácidos de cadeia ramificada, sistema imunológico e saciedade. **Referência:** MOIZÉ, V.; LAFERRÈRE, B.; VIDAL, J. Protein Nutrition and Status and Bariatric Surgery. In: RAJENDRAM, R.; MARTIN, C. R.; PREEDY, V. R. (org.). *Metabolism and Pathophysiology of Bariatric Surgery: Nutrition, Procedures, Outcomes and Adverse Effects.* Academic Press, 2017."

8. **Referência:** Ver apêndice n.2 do Cap. 9.

9. Após dieta hipoglicídica associada a exercícios de força e resistência, as participantes aumentaram gordura corporal, diminuíram a taxa metabólica basal e consequentemente em menor gasto calórico diário. A retirada do carboidrato não preveniu nem tratou o acúmulo excessivo de gordura corporal. Os autores concluíram que para obter diminuição de gordura corporal de forma saudável, o ideal é seguir as recomendações das DRI´s e do ACSM, adotando um plano alimentar com as proporções adequadas de de macro e micronutrientes associados a um programa de exercícios físicos regular. **Referência:** RODRIGUES, H. C.; SCHMIDT, V. D.; NAVARRO, A. C. Efeitos de uma dieta hipoglicídica associada a exercícios de força e resistência. *Revista Brasileira de Nutrição Esportiva*, v. 2, n. 9, p. 135–144, 2008.

10. Embora alardeada como emagrecedora em seres humanos, a dieta com baixo teor de carboidratos, resultou em aumento significativo de massa corporal com aumento do tecido adiposo em ratos, quando comparada com consumo de dieta balanceada. Também **causou esteatose hepática** e alterações em parâmetros bioquímicos, que representam piora da condição de saúde dos animais. Portanto, as dietas hiperlipídico-proteicas com objetivo de redução de peso corporal, embora eficazes segundo seus proponentes, levam a resultados contrários ao esperado com alto prejuízo na saúde. **Referência:** BORBA, A. J. et al. Dieta hiperlipídico-proteica utilizada para emagrecimento induz obesidade em ratos. *Revista de Nutrição*, v. 24, n. 4, 2011.

11. Em acordo com o National Research Council (US) Subcommittee on the Tenth Edition of the Recommended Dietary Allowances, Nossas células necessitam de 2000 a 3000kcal por dia, conforme nossa idade, sexo, tamanho e composição corporal, nível de atividade física, fatores genéticos, estado fisiológico (por exemplo, crescimento, gravidez, lactação), condições patológicas coexistentes e temperatura ambiente. **Referência:** NATIONAL RESEARCH COUNCIL (US). *Recommended Dietary Allowances.* 10th ed. Washington, DC: National Academies Press, 1989. Disponível em: https://www.ncbi.nlm.nih.gov/books/NBK234932/. Acesso em: 14 maio 2025.

12. **Referência:** Ver apêndices n. 11 do Cap. 1; n. 9 do cap. 3 e n. 2 do cap. 6.

13. A contribuição do glicerol para a gliconeogênese está diretamente correlacionada com sua liberação do tecido adiposo juntamente com os ácidos graxos. Como apenas ácidos graxos de cadeia ímpar podem ser convertidos em glicose, cujo teor é baixo no tecido adiposo, **o papel dos ácidos graxos como substratos para a gliconeogênese é insignificante. Referência:** HOLEČEK, M. Roles of malate and aspartate in gluconeogenesis **in various physiological and pathological states.** *Metabolism*, v. 145, p. 155614, 2023. Disponível em: https://pdf.sciencedirectassets.com/272415/. Acesso em: 15 maio 2025. O artigo completo traz críticas contundentes à literatura.

14. **Quando a dieta hipoglicídica é chamada de dieta cetogênica,** confunde a pessoa leiga porque aparenta uma novidade, sugerindo que essa "nova" não prejudica como a "antiga"... A letra da música "O Tempo Não Para", de composição do Arnaldo Brandao e Cazuza, (álbum Ideologia, 1988), nos alerta para essa condição predatória em sua frase: "eu vejo um museu de grandes novidades", ou seja, é necessário estarmos atentos para **aquilo que surge como uma promessa de novidade, mas que não passa de uma releitura de algo velho** e que, neste caso, ainda é altamente prejudicial ao nosso funcionamento bioquímico e fisiológico. **Referência:** BRANDÃO, A.; CAZUZA. *O Tempo Não Para*. Álbum *Ideologia*, 1988. Análise disponível em: https://www.letras.mus.br/blog/analise-da-musica-o-tempo-nao-para/. Acesso em: 15 maio 2025.

15. Ainda são raros os estudos de longo prazo que revelam as implicações danosas para a saúde das pessoas que seguem a dieta cetogênica, explicou Petersen K., uma das pesquisadoras que contribuiu para o recente relatório da American Heart Association - AHA (Associação Americana do Coração). Segundo ela, os estudos de curto prazo mostram aumento nos níveis de colesterol sanguíneo nos praticantes da dieta cetogênica, um fator de risco importante para doenças cardíacas. Ela conclui explicando que não consumir o amido oriundo de vegetais e grãos, diminui a ingestão de fibras, aumentando riscos de câncer, sendo que os grãos integrais, as frutas e os vegetais são comprovadamente bons para a pressão arterial e para a redução dos níveis circulantes de colesterol. **Referência:** PETERSEN, K. Entrevista técnica. *National Geographic Brasil*, 2023. **Disponível em:** https://www.nationalgeographicbrasil.com/ciencia/2023/05/dieta-cetogenica-pode-ter-consequencias-graves-para-a-saude. Acesso em: 15 maio 2025.

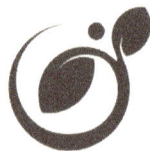

Capítulo 12

Para **interromper** o "reganho de peso",
compreender a Composição Corporal.

Quem já "perdeu" 10kg e "ganhou" 12 de volta
sabe que ninguém volta, realmente, "ao que era."
Volta PIOR.
Porque a balança mostra uma coisa e esconde outra.
A balança diz: "Você pesa 80kg."
E a gente acredita: está tudo "igual".
Mas **não** está.

Porque 80kg podem ser:

30kg de músculo +   ou   **20**kg de músculo +
20kg de gordura +   **30**kg de gordura +
30kg de água   30kg de água
  = FORTE   = FRACO

Mesmo peso.
Mas corpos completamente diferentes.

Este capítulo vai revelar o segredo que você perdeu na aula
de Educação Física Escolar porque pensava que esse
componente curricular era só "parte prática".
Então, você implorava pra **não** ter aula teórica ...
Conseguiu. Mas o que foi que você perdeu?

Tudo sobre Composição Corporal. Porque esse é o profissional que estuda Cineantropometria na graduação. **São os professores deste componente curricular que realmente sabem o que muda em nosso corpo quando:**
- Fazemos jejum
- Cortamos carboidratos
- "Perdemos peso" – mais de 500 gramas por semana.
- "Recuperamos peso"– mais de 100 gramas por semana.

Mas nesse último capítulo da parte 1 de Comer Dormir Brincar você vai descobrir:
- Por que mulheres **TÊM que ter** mais gordura (e é lindo).
- Por que bebês têm gordura parda – que é especial.
- Por que envelhecemos **com** mais gordura do que os jovens (e isso é bastante saudável ♡).

- Por que cada dieta restritiva nos deixa PIOR do que antes.
E finalmente vai entender:
O reganho **não** aconteceu porque falhamos.
Aconteceu porque nossas células mudaram estruturalmente.
E agora defendem um NOVO set point.
Prepare-se!
Porque o que vem a seguir é fascinante.
Com o prazer de comer o que você gosta, vai entender:
Por que é tão difícil "voltar ao peso de antes".
Por que cada tentativa fica mais complicada.
Por que precisamos parar de lutar contra nosso corpo...
...e começar a **entender** o que nossas células estão tentando nos dizer.

O COMEÇO DA OBESIDADE

— Como assim, "o começo da Obesidade"? — a mãe perguntou, arrasada.

Ele suspirou:

— **A Obesidade se caracteriza por excesso de gordura corporal.** Porém, até que se torne excesso, esse aumento ocorre muito vagarosamente.

— É por isso que quem tenta emagrecer diminuindo carboidratos ou fazendo jejum a**caba aumentando a gordura corporal sem perceber.** — lamentou.

— Como os aumentos diários são pequeníssimos, só nos damos conta quando a gordura já aumentou de forma significativa.

"Sei como é", o pai pensou. "Compramos roupas de baixo do tamanho de sempre, só que, de repente um dia, elas **não** servem mais!"

"Mas eu não engordei por isso...", o garoto pensou. "Eu só fiz jejum agora... Será que eu já estava obeso e não sabia?"

Desconhecendo os pensamentos deles, o doutor continuou:

— **Engordamos no jejum e na falta de carboidratos por um mecanismo de DEFESA das células.**

"Não!", eles três pensaram, mas ainda sem falar nada.

O doutor prosseguiu:

— Desde quando éramos a primeira célula, o óvulo fecundado, cada uma das novas células foi aprendendo e se adaptando diariamente.

Sófocles olhou nos olhinhos do garoto:

— Conforme o quanto de nutrientes oferecemos para elas e conforme o que fazemos. [1]

Mas a mãe continuava inconsolável:

— Mas o peso final estava igual ao peso inicial! É difícil aceitar esta mudança dos tecidos corporais, viu?

"O peso final estava igual ao peso inicial."
Mas os tecidos mudaram.

Essa é a fraude da balança.

Ela te diz um número.
E você acredita que esse número significa alguma coisa.
Mas **não** significa.
Porque 70kg, para homens de mesma faixa etária, pode ser:
- Atleta: 50kg músculo + 10kg gordura + 10kg água
- Sedentário: 30kg músculo + 25kg gordura + 15kg água
- Pós-dieta: 25kg músculo + 30kg gordura + 15kg água
Todos pesando 70kg.
Mas estão em três níveis COMPLETAMENTE diferentes de saúde.
O atleta: forte, ágil, saudável.
O sedentário: funcional, mas precisando melhorar.
O pós-dieta: fraco, lento, em risco.

A balança **não** nos conta essa história.

Ela só nos dá o número.

E nós nos torturamos com esse bendito número.

Mas o número **não** importa quando estudamos o assunto.

O que importa é:

- Qual a nossa proporção de massa muscular?
- Qual a nossa proporção de massa de gordura?
- Como nossas células estão funcionando?

E isso a balança **nunca** vai nos dizer.

Ela **não** é um instrumento criado para isso.

Ela é um equipamento criado para outra coisa.

Ela é uma máquina criada para mostrar números. Absolutos.

A balança mostra nossa massa corporal total. Absoluta.

Estamos finalizando.

Você está prestes a descobrir a métrica que realmente importa.

E ela vai ampliar, ainda mais, a sua visão de mundo.

E de corpo. Para melhor ♡

NOSSA MASSA CORPORAL
É A SOMA DOS TECIDOS CORPORAIS

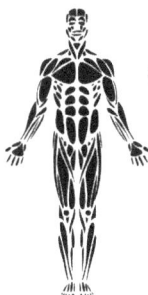

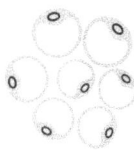

Tecido muscular   Tecido ósseo   Tecido adiposo   Tecido hídrico

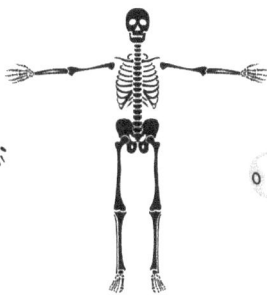

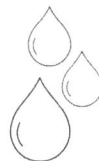

OS 25% DE GORDURA SAUDÁVEL

Entendendo o desconforto dela, o doutor acrescentou:

— Bom, tem um terceiro fator que pode nos auxiliar nessa compreensão.

Ele mostrou uma imagem no colorido livro e disse:

— Vejam, se pensarmos que nosso corpo inteiro é 100%, desde bebês, somos **saudavelmente** compostos em cerca de 25% de gordura, aproximadamente.[2][3]

— Vinte e cinco por cento é saudável? É cerca de ¼ do corpo todo! — o garoto se interessou.

Olhando cada coluna atentamente, o pai percebeu uma mudança importante após os 50 anos:

— **Com a idade, a gordura corporal aumenta!**

% DE GORDURA CORPORAL SAUDÁVEL POR IDADE E SEXO

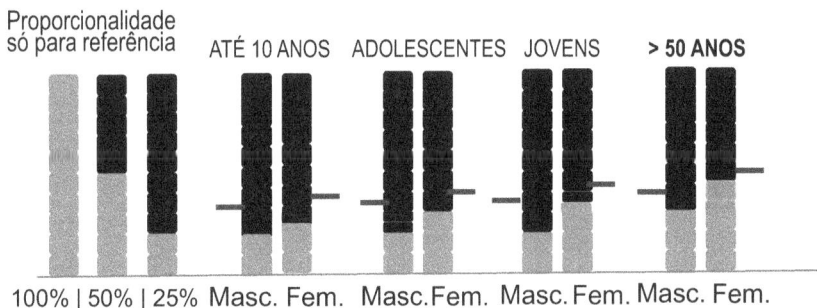

Figura 13 — Esquematização da proporção **saudável** de gordura corporal por idade e sexo com respectivos limites (−) para o diagnóstico de Obesidade. Esse sinal (−) exemplifica que, embora a GC aumente com a idade, somente se torna Obesidade ao ultrapassar o limite máximo de GC saudável por sexo e faixa etária.

— A quantidade de gordura corporal considerada **saudável** começa a aumentar por volta dos 28 anos, acentua aos 40 e, aos 50, se torna significativamente maior, sim — o doutor concordou e aprofundou:

— **Nossa gordura corporal SAUDÁVEL é dividida entre gordura essencial e gordura de estoque.**

NÓS MORREMOS SEM GORDURA ESSENCIAL

— Gordura essencial?[4] — o pai estranhou.

— **É uma quantidade mínima para termos boas condições de saúde** — Sófocles explicou. — Se reduzirmos essa gordura essencial, não apenas prejudicamos o funcionamento dos órgãos e de todas as células, como levamos nosso corpo ao óbito.

Concluiu, sério.

Os três se surpreenderam, pois costumam ouvir sobre "zerar a gordura corporal"!

O doutor avançou:

— **Nossa *gordura essencial* está distribuída pela medula óssea, nas membranas das células de todos os nossos órgãos, no coração, nos pulmões, no fígado, no baço, nos rins, nos**

intestinos, nos músculos, no sistema nervoso central, nos hormônios e nas vitaminas lipossolúveis.

A mãe entendeu rápido:

— A gordura essencial **não** pode ser diminuída!

— Isso — ele respondeu, satisfeito por sua perspicácia. — Nós só podemos e devemos querer diminuir o **tecido adiposo,**[5] **que é a gordura de estoque subcutânea ou intervisceral, que estiver em excesso.**

— **GORDURA SUBCUTÂNEA?** — o pai perguntou.

— **Que se localiza SOB A CÚTIS** — o doutor respondeu, passando os dedos sobre seu próprio braço. — **Onde há pele**, que é a nossa cútis, **temos tecido adiposo por baixo.** Isso significa que temos gordura até em nossos dedos dos pés e das mãos.

Sorriu.

— No lóbulo da orelha! — brincou o pai, fazendo seu filho sorrir.

— A outra forma de tecido adiposo — o doutor continuou — é a **GORDURA INTERVISCERAL que está distribuída ao redor dos nossos órgãos, por entre as nossas vísceras**. Também chamada de **intra-abdominal.**

O pai fez graça: — Cresce gordura nos intestinos, é? Eu sabia que essa barrigosa não era cerveja! Mentiram pra mim!

Piscou pro filho.

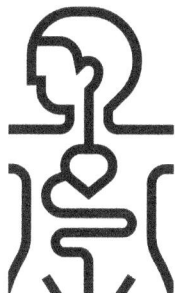

Tem quem passe a vida inteira tentando "zerar gordura".

Mas nunca aprende que existem **dois** tipos:

1. Gordura essencial – morremos sem ela porque está:

- Nas membranas celulares
- Nos órgãos vitais
- No sistema nervoso
- Nos hormônios
- Nas vitaminas A, D, E, K

2. Gordura de estoque – pode aumentar ou diminuir

- Subcutânea – está sob a pele
- Intervisceral – está ao redor dos órgãos

Quando você faz dieta restritiva...

...suas células PRECISAM proteger a gordura essencial.

Então elas sacrificam o quê? Músculos.

Elas consomem músculo para poupar gordura essencial.

E depois, quando você "volta a comer"...

...elas reconstroem GORDURA DE ESTOQUE primeiro.

Resultado das dietas restritivas:

Você perdeu músculos mas ganhou gorduras.

Mesmo você fazendo escolhas alimentares **sem** pensar.

Sem saber.

Suas células te salvaram.

Elas protegeram o que era ESSENCIAL. VITAL.

E agora você sabe:

Não tente "zerar gordura".

Tente entender qual é a gordura que seu corpo precisa.

E como fazer para diminuir somente o excesso.

Sem destruir o essencial.

Continue. Aprender é sempre fascinante!

TECIDO ADIPOSO MARROM – PARDO: PROTEÇÃO PARA BEBÊS

O doutor achou graça da piadinha mas não demonstrou e continuou:

— Por ser tão importante quanto os demais órgãos, células e sistemas do nosso corpo, o tecido adiposo começa a ser formado quando ainda estamos no útero. No último trimestre da gravidez.[6]

— Humph! — o pai desdenhou: — Se fosse importante como os outros tecidos, ninguém iria querer diminuir gordura!

— Em excesso, nenhum dos nossos tecidos é benéfico. — o doutor defendeu.

— Um exemplo é a **cardiomegalia**, o crescimento excessivo do tecido cardíaco

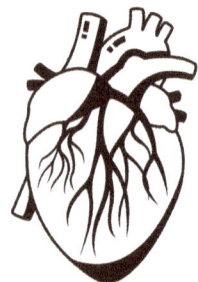

que diminui a força total deste órgão.

— Precisamos nos lembrar disto! — a mãe alertou. — Agora só queremos diminuir o que estiver em excesso. Sem erradicar nossa gordura corporal toda.

Vendo que o marido concordou, o doutor continuou:

— Nascemos com dois tipos de tecido adiposo: o pardo e o branco.[7]

— Pardo, é? — o pai repetiu, surpreso.

— O Tecido Adiposo Pardo, TAP, também é chamado de marrom. Sua tonalidade é mais escura por ser um tecido mais vascularizado. Ele recebe mais sangue porque sua principal função é a produção de calor, para fazer termogênese. Produzir calor para manter nossa temperatura corporal estável.[8]

— Sim! Por isso falam que é bom sentir frio pra emagrecer! — o pai disse, animado.

— Bom, só se for pra pegar um resfriado! — o doutor brincou para alertar. — Essa é mais outra confusão conceitual. **Os depósitos de TAP são encontrados apenas em fetos e recém-nascidos.** Com a idade, vão desaparecendo e na vida adulta já estão praticamente ausentes.[9]

A mãe ficou encantada com a sabedoria das células e

gemeu:— Owwnl! O TAP é maior em bebês para protegê-los do frio!

O doutor concordou:

— Nenhuma célula vive sem propósito!

POR QUE MULHERES TÊM MAIS GORDURA que os homens e porque isso é lindo!

Alegre pelas células serem sempre úteis, a mãe olhou de novo para os gráficos de proporção de gordura corporal saudável. O que ela identificou, a deixou arrasada:

— Ah, não! Por que as mulheres têm maior quantidade de gordura corporal que os homens?

Com profunda admiração e respeito ao sexo feminino, o doutor disse:

— Hoje se sabe que o tecido adiposo, branco ou pardo, está relacionado ao sistema endócrino.[10]

Como nada falaram, ele continuou:

— Pouco antes da primeira menstruação — apontou a coluna de gordura corporal em adolescentes — o corpo das meninas armazena, constrói, reúne **mais** gordura corporal do que o masculino justamente para produzir os hormônios femininos. É que as mulheres têm mais tecido adiposo porque **somente o corpo feminino tem a magnânima e divina capacidade de conceber uma outra vida!**[11]

Com ternura, a mãe olhou seu filho e disse, com seus olhos brilhando e marejados:

— Ah! Se nós, mulheres, temos maior quantidade de gordura corporal para podermos gerar um bebê, então é um preço que eu pago agradecida e feliz!

O garoto sorriu de volta pra mãe, emocionado por isso também.

O pai se aproximou dela carinhosamente, a abraçou e beijou, deixando claro que a valorizava muito por isso. Em seu ouvido, ele sussurrou:

— Minha vida é muito melhor graças a você, meu bem!

A mãe sorriu. O marido sempre a agradeceu por ter aceito engravidar, parir e educar filhos com ele.[12]

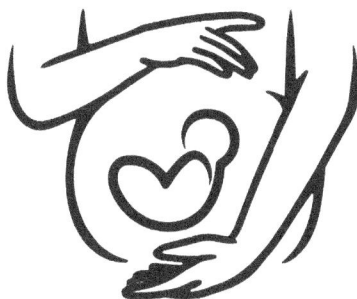

Por favor, leia isso três vezes:
Mulheres têm mais gordura corporal porque
podem gerar vida♡

Não é "falha de design".
Não é "injustiça".
Não é "mais difícil de emagrecer".
É funcionamento celular necessário.
Os hormônios femininos (estrogênio, progesterona) são
produzidos **no** tecido adiposo.
Sem gordura suficiente:
- Menstruação é interrompida
- Fertilidade cai
Quando você vê uma "transformação" de mulheres
alcançando 12% de gordura corporal...
...você está vendo uma mulher que provavelmente:
- Não menstrua mais ou está sofrendo com isso
O comércio predatório da dieta chama isso de "sucesso".
Mas é destruição. Pode até ser Desnutrição.
Mulher não é "homem com mais gordura".

Mulher é biologicamente diferente.

E precisa de mais gordura para FUNCIONAR PERFEITO.
Então pare de se comparar com:
- Homens – só eles vivem bem com 15% de gordura
corporal
- Outras mulheres – com menor % de gordura corporal pois
cada corpo é único. Precisamos amar o nosso!
- Fotos de revista – é Photoshop com desidratação.
E comece a respeitar que:
Seu corpo sabe o quanto de gordura corporal você precisa.
E se você forçar para ter menos...
...suas células vão lutar.
Porque elas querem que você viva com perfeição.

E, quando quiser, gere vidas saudáveis.

Ou pelo menos tenha essa opção.

Isso **não** é só poético.

É a biologia feminina nos emocionando diariamente.

E é lindo. E é divino♡ **E é o milagre da vida!**

AS MUDANÇAS INEVITÁVEIS DO TEMPO

Foi tão momento enternecedor que o doutor também se emocionou. Ainda olhando para eles, retomou:

— **A nossa proporção de gordura corporal começa igual** nos dois sexos e, mais ou menos, até 7 ou 8 anos, o corpinho de meninas e meninos é semelhante.

— Verdade! — os pais falaram juntos, lembrando dos próprios filhos.

— Porém, para conseguir menstruar, ou seja, para engravidar, o corpo feminino aumenta seus depósitos de gordura essencial.

— Para fazer o estrogênio e a progesterona! — a mãe se surpreendeu, um pouco satisfeita por saber disso, mas um pouco irritada, também, por saber disso.

Entendendo esse sentimento ambíguo dela, o doutor continuou:

— É por isso que antes de menstruar, o corpo da menina

começa a adquirir formas mais arredondadas que um garoto de sua idade.[13]

— Ô fase difícil! — o pai disse pro filho, como se quisesse alertá-lo. — Sabe, as meninas ficam maiores que a gente! Parecemos uns fracotes!

O garoto riu porque pensou: "Eu não tenho esse problema! Sou praticamente o mais alto da minha turma."[14]

Sem saber disso, o pai olhou para a esposa e disse:

— Na minha escola, vários amigos sofreram de amor porque as garotas que eles gostavam só se sentiam atraídas pelos garotos mais velhos!

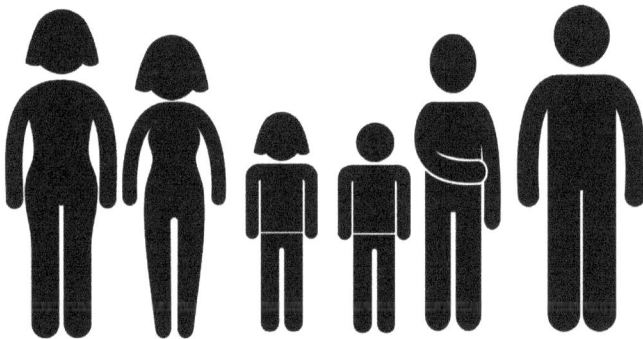

O doutor achou graça e continuou:

— A adolescência é uma das **muitas** fases de mudança na nossa composição corporal.

— Tem outras? — o pai se preocupou.

Sorrindo, o doutor disse:

— Estamos mudando desde a fecundação do óvulo! Nossa gordura corporal oscilou do corpo de bebê para o corpo de criança. Depois, para pré-adolescente. Na adolescência, vamos para um corpo de adulto jovem e, depois, para mais maduro.

Apontou os próprios cabelos grisalhos, fazendo a família sorrir.

— A nós, só cabe aceitar e acolher as mudanças.[15]

— Owwwnn — gemeu a mãe. — Isso significa que, agora, é oficial! Nunca mais irei caber nas minhas calças de 17 anos![16]

— Felizmente! — o marido disse, sorrindo. — Nessa idade éramos inseguros! Eu te escolhi por ser essa mulher poderosa, potente, parceira! Não uma menina que procura por um pai!

A mãe gostou, satisfeita, com a diferenciação que o marido fez.

MUDANÇA NO SET POINT: QUANDO A ADAPTAÇÃO SE TORNA PERMANENTE

— Nos meninos — o doutor continuou — a gordura corporal quase **não** se altera e o tecido muscular continua se desenvolvendo até alcançar seu auge, que acontece dos 21 aos 25 anos, aproximadamente.[17]

— É quando, finalmente, adquirimos corpo de homem — disse o pai, dando duas cotoveladinhas, de leve, no filho que sorriu.

— Porém, como mostram os gráficos, nosso tecido adiposo saudável continua mudando com a idade.

— Mudamos. Mudamos! — o doutor insistiu, brincando.

— Aumentamos a gordura corporal, você quer dizer — reclamou o pai.

Tentando acolher o desgosto dele, o doutor reiterou:

— Aumentar dentro do limite saudável **não** causa doenças. O problema é exceder o limite.[18]

GORDURA CORPORAL SAUDÁVEL
Masculino   Feminino
Adulto | idoso   Idoso | Adulto

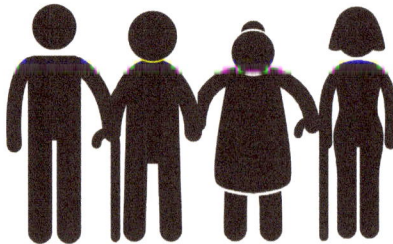

A mãe voltou a ficar desconsolada. Suspirando, ela disse:

— Não sabíamos que os sintomas como dores e esses

desconfortos poderiam ser tratados antes desse excesso se tornar doença, se tornar a Obesidade!

O doutor enfatizou:

— **Esta é a maior vantagem das escolas que ensinam AENE pelo currículo** porque, quem **não** recebe o diagnóstico de Obesidade, desconhece a necessidade de obter orientação profissional e somente procura tratamento quando já está sofrendo com alguma dor.

— **Sem saber que é doença e que entramos no nível de gravidade um** — a mãe reforçou — **seguimos jejuando e tirando os carboidratos...**

— Causando mais aumento na gordura corporal que já estava aumentando... — o garoto disse, arregalando seus olhinhos.

— Também é pela pesquisa-ação AENE que os professores realizam, que a sociedade fica sabendo que existe o tratamento inteligente e gostoso ObesidadePRO.

O garoto concordou e sorriu satisfeito.

— E sem essa sábia orientação da escola, — o pai reconheceu, pensando mais em seu caso do que no filho — perpetuamos um ciclo infinito de dor e de culpa...

Essa conversa fez a mãe pensar:

— Espere um pouco! Como é que as células sabem se é aumento de gordura pela idade, considerada saudável, ou se é excesso para formar uma doença?

— Ah, sim! — o doutor respondeu, sorrindo. — Nossas células são muito inteligentes! O que elas fazem é **reconhecer se o ambiente está saudável para o funcionamento ótimo delas.**

— Quero dizer, passar pelos 50 ou 70 anos, dentro dos padrões de saúde, **não** coloca as células em estresse fisiológico, **como uma situação de doença faz.**[19]

— Verdade — o pai murmurou. — Quando estávamos saudáveis, nossas células bem que nos alertaram! Fizeram o máximo que puderam para resistirem e manterem a organização delas no **padrão** que era necessário para o funcionamento ótimo delas...

A mãe entendeu rápido:

— É... Mas nós continuamos evitando os carboidratos e fazendo jejuns...

Disse em um tom de arrependimento.

O doutor continuou:

— Essas duas condições sobrecarregaram as células e, para enfrentarem este estresse excessivo, elas tiveram que **se adaptar à má condição de escassez alimentar que vivenciavam**.

— Hummm... — o pai gemeu, sofrendo com a informação.

— **Isso significa que essas modificações resultaram em aumento na quantidade da gordura corporal de estoque!**

— Você localizou o local de depósito — elogiou o doutor.

— Mas adaptar-se significa que elas precisaram mudar suas enzimas, seu pH interno e externo, suas organelas e todas as demais substâncias que elas utilizam ou produzem. **Quero dizer, as células mudaram sua ESTRUTURA existencial**.

— Não foi só a célula de gordura do tecido adiposo que mudou! — o pai percebeu, surpreso. — As células, de todos os órgãos e de todos os tecidos do corpo também mudaram com o aumento do tecido adiposo!

Ele concluiu, chocado.

MUDANÇAS NA ESTRUTURA DAS CÉLULAS SE ASSEMELHAM A MUDANÇAS NA ESTRUTURA DE UMA CONSTRUÇÃO CIVIL – residencial ou comercial.

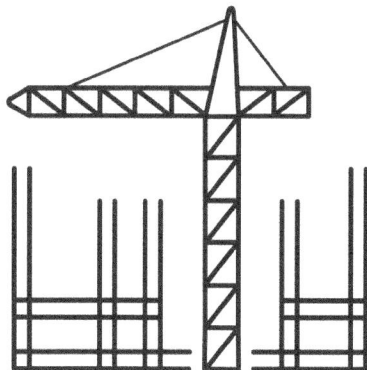

Confirmando com a cabeça, o doutor disse:

— Nos períodos de insuficiência nutricional que provocamos, a prioridade das células passou a ser garantir a própria sobrevivência.

— Foi assim que ultrapassamos os limites da quantidade de gordura corporal saudável e, por fim, entramos no nível de gravidade um da Obesidade... — o pai murmurou, compreendendo tudo.

— **Elas mudaram o set point!** — a mãe entendeu, concluindo, horrorizada.

— Sim — o doutor confirmou **sem** alegria. — É que, ao se adaptarem, as células modificam **seu funcionamento, mudando seu ambiente intracelular**, mas elas também alteram o **ambiente extracelular**.

Set point.
Esse é o conceito que explica MUITO.
Pense no set point como o "termostato" de um ambiente.
Quando está frio, o aquecedor liga.
Quando está quente, o ar-condicionado liga.
O objetivo? Manter a temperatura de 22°C.
Nossas células têm set point para:
- Peso
- Gordura corporal
- Massa muscular
- Temperatura

- pH sanguíneo

E elas defendem esse set point com unhas e dentes.

Agora entenda o que acontece quando você faz dieta restritiva: Fase 1 - Alarme

- Corpo: "Opa, cadê a comida?"
- Células: "Vamos enviar sinais de fome!"
- Você ignora e continua na dieta restritiva.

Fase 2 - Resistência

- Corpo: "Tá, essa pessoa **não** vai comer mesmo."
- Células: "Vamos economizar energia. Desliga tudo que **não** é essencial."
- Você perde peso: água + músculo.

Fase 3 - Adaptação

- Corpo: "Essa é a nova (triste) realidade agora. Precisamos nos adaptar a essa escassez de energia e matéria-prima."
- Células: "Vamos mudar **estruturalmente** para suportar melhor esse esforço: novo pH, novas enzimas, novo set point."
- Você: Não sente nem percebe a mudança indolor.

1 - Alarme ⋯→ 2 - Resistência ⋯→ 3 - Adaptação

É como mudar o termostato de 22°C para 18°C.

E agora?

Agora quando você "volta a comer normal"...

...seu corpo grita: "**tá demais!**"

E aciona todos os mecanismos para voltar aos 18°C.

Tradução: reganho. Mas não é reganho simples.

É reganho **com um corpo piorado**:

- Menos músculo (foi consumido)
- Mais gordura (foi preservada + adicionada)
- Metabolismo mais complicado (novo set point)

Você **não** voltou ao início.

Você mudou de patamar. Foi para **pior**.

E cada dieta piora como precisa.

Porque cada vez que você força o corpo a se adaptar...

...ele muda ESTRUTURALMENTE.

E fica mais difícil voltar.

Até que um dia...

...você **não** consegue mais perder peso de jeito nenhum.

Porque agora, as células viraram especialistas em defender esse novo set point.

Isso não é culpa de alguém.

É funcionamento biológico.

É sobrevivência.

É seu corpo te salvando.

Da única forma que ele sabe.

Continue.

Porque agora que você entende o problema...

...está pronta, pronto, para entender a solução.

O AUMENTO INVISÍVEL DA GORDURA

Sensibilizada, a mãe disse:

— Por isso que as células identificam se o aumento de gordura corporal é Obesidade, porque envelhecer, ao contrário de uma doença, **não** estressa. É uma adaptação natural.

Entendendo melhor essa mudança, o pai disse:

— **Se mudou a estrutura, significa que será difícil sair deste novo patamar...**

A esposa olhou para o marido e disse:

— Saber disso aumenta a importância dele ter recebido o diagnóstico na escola! Foi, na verdade, o melhor que poderia ter acontecido para nossa família![20]

Abraçando o filho, ela arrumou o cabelo dele:

— Do contrário, não estaríamos aqui, aprendendo tudo isso, e continuaríamos nos prejudicando com o jejum e a falta de carboidratos!

Na mídia:

Nenhum alimento é **vilão** quando consideramos coerência, contexto e conhecimento Universal.[20]

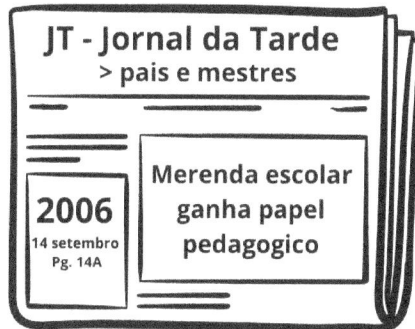

JT - Jornal da Tarde
> pais e mestres

2006
14 setembro
Pg. 14A

Merenda escolar ganha papel pedagogico

→ Estudo realizado por professores em regência na sala de aula foi precursor da Lei EAN/2018 – Uma parceria com a Secretaria Municipal Educação de SP

Preocupado com seu histórico de má saúde, o pai murmurou:

— Acho que preciso fazer o meu... Como eu faço?

— Você pode consultar um Obesologista ou um profissional de saúde ou de educação de sua confiança que use, como referência, o ObesidadePRO.

— Como eles entendem todas essas mudanças que ocorrem em nossa composição corporal e nos níveis de gravidade da obesidade, você vai obter um diagnóstico preciso e seguro.[21] [22] Se preferir fazer aqui, quando sair, agende seu horário na recepção.

O pai agradeceu a explicação com a cabeça, aliviado por não ter que fazer esse exame ali, na hora! Na frente da família...

O doutor não leu seus pensamentos, mas sabe que nossa intimidade precisa ser respeitada.[21] Com seu costumeiro sorriso, explicou:

— O exame diagnóstico da Obesidade é indolor, agradável e muito rápido.[22] Em menos de 15 minutos você sabe seu resultado e já pode levar ao profissional de saúde que gerencia o seu caso.[23]

A mãe não conseguiu conter as lágrimas. Este momento era o sonho dela! Ela esperava há anos que o marido finalmente tomasse a iniciativa de resolver esse problema tão sério na vida dele.[24]

Ela sentiu o coração acelerar de alegria e pensou: "Descobrir que o tratamento inclui comer carboidratos deixou ele animado para se cuidar!" – Se sentiu aliviada.

Mas vivenciou e sentiu tudo isso calada. Não deixou que percebessem suas emoções ou tensões. Sempre escolhe não atrapalhar os outros...

A MATEMÁTICA CRUEL DA PROPORÇÃO

Voltando a ficar sério, Sófocles retomou:

— Mas quando entramos na gliconeogênese por **escolha** repetida e prolongada, aumentamos a quantidade – natural – de gordura corporal de estoque, o que **não** é saudável para as células.

O pai, que tinha relaxado, ficou preocupado de novo:

— Espere! Quem recupera o peso costuma passar por este processo muitas vezes!

— Exato — o doutor respondeu, pesaroso. — Como falamos, o maior problema é a pessoa **não** identificar a **CAUSA** deste aumento porque continua repetindo "o que causa" a fabricação de gordura corporal.

A mãe lamentou:

— Mas a cada vez que as células se adaptam, aumentam mais um pouquinho sua porcentagem de gordura!

Sempre com seu raciocínio rápido e lógico, o pai concluiu:

— Se a quantidade de gordura corporal aumentar 0,00001% por dia, em algum momento o total vai ultrapassar o limite saudável e entraremos na Obesidade!

A mãe, ainda olhando para as pecinhas, pensou em voz alta:

— Mas esse limite entre a quantidade de gordura que é saudável e a que é Obesidade é tão pequenininho...

— Aos nossos olhos — o doutor disse — pois estamos vendo o corpo inteiro e, nesse todo de 100%, realmente parece pouco aumentar algo em torno de 5%.

— Ah, sim, mas para as células é muito — o pai entendeu.

— Até para o próprio tecido muscular é muito!

— Por quê? — o garoto não entendeu.[25]

Seu pai sorriu pra ele:

— É linguagem matemática, filho! Estamos falando de proporcionalidade, proporções! Veja só, se nós separarmos essas pecinhas que simbolizam a gordura corporal do corpo, podemos dizer que, sozinhas, elas também formam um todo igual a 100%.

O garoto sorriu e, pensando na quantidade de 15% de gordura corporal, entendeu:

— **Cinco por cento é um terço de 15%!**

— Você capta rápido! — o pai elogiou, sorridente.

Foi quando a mãe constatou:

— Uau! Realmente! Para as minúsculas células, mesmo uma pequenina proporção do todo é um aumento enorme!

Olhando para ela, o doutor disse:

— Mesmo que fosse um quarto ou um quinto de 15%, ainda assim, para as células, seria um grande aumento.

DESFAZER CONFUSÕES CONCEITUAIS
requer considerar coerência,
contexto e conhecimento Universal.

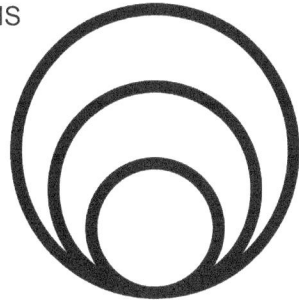

O SET POINT DEFINITIVO

— Mas e o set point? — o pai interrompeu. — A célula não deveria reverter este dano? Ela não está sempre voltando ao seu estado equilibrado? Por que ela perdeu esse padrão? Essa capacidade?

— Muito astuto! — o doutor respondeu com seu sorriso habitual. — Suas questões nos levam para o último ponto da nossa lista.

Ele endireitou a anotação e leu em voz alta:

5.5 Ao se <u>adaptarem</u> à adversidade, as células formam um <u>novo</u> "set point"[26]

— Elas se adaptam quando superam um desafio <u>frequente</u> — o pai entendeu.[27]

O doutor, olhando cada um deles nos olhos, explicou:

— Quando as células lidam com trabalho em excesso, elas sofrem com esse estresse pois é um esforço dobrado.

— Por isso, o mais rapidamente que podem, voltam ao seu estado natural, aquela conformação fisiológica inicial, que é, sempre, a condição mais favorável para elas trabalharem.[28]

— É um empenho só. É o simples delas.

Aguardando que fizessem algum comentário, ele tomou um gole de água. Como nada disseram. Ele prosseguiu:

— Porém, se por muito tempo elas sinalizam fome e dor, mas mesmo assim nós insistimos em suportar este sofrimento sem comer, elas se adaptam a essa escassez. Mas é uma adaptação para pior.[29]

— Se adaptam para pior de vez? — o pai perguntou, arrasado.

— Sim — ele respondeu sem alegria. — Essa mudança é definitiva porque:

O CONFLITO entre a fome e a resistência em comer se transforma no SINTOMA Obesidade. [30]

Os adultos ficaram boquiabertos e o doutor prosseguiu:

— É que a falta de nutrientes, sofrida no período de escassez, estressou tão profundamente as células dos órgãos e das glândulas, que elas precisaram produzir hormônios e substâncias **diferentes** do padrão delas.

Como a família permaneceu atenta, ele continuou:

— Com esse esforço extra, dobrado, as células foram, aos poucos, cedendo e **mudando** seu ambiente, por dentro e por fora, **se adaptando a uma nova formação enzimática, neural, bioquímica e fisiológica.**

— É definitiva porque essa adaptação é uma **mudança estrutural**, certo? — o pai perguntou, pesaroso, pensando nas próprias células.

— Exato — Sófocles respondeu com pesar, também. Ciente de que só fazemos isso por desconhecimento.

— Elas se ajustaram a um novo ponto de equilíbrio e agora vão querer **manter** esse novo ambiente. — Explicou.

— Então as células começam a **defender esse novo padrão?** — o pai perguntou, preocupado.

— Defenderão fortemente — o doutor respondeu. — Novamente elas farão de tudo para permanecerem como estão, neste novo estado, e, novamente, resistirão às mudanças.

Sófocles olhou nos olhos deles todos:

— Sejam mudanças para diminuir ou para aumentar a gordura corporal.[29]

"Defenderão fortemente."
Essa frase explica por que você não consegue
 "simplesmente emagrecer de novo".
Por que diminuiu peso no começo mas, a cada
tentativa fica mais difícil.
Você pensa: Por que meu corpo "sabota"
meus esforços?
Mas não é sabotagem.
É defesa.
Suas células mudaram estruturalmente.
Novo pH. Novas enzimas. Novo set point.
E agora elas vão lutar para manter esse novo estado.
Por quê?
Porque na perspectiva delas...

...esse novo estado **é o novo equilíbrio** diante do sofrimento a que estão sendo submetidas.

Elas **não** "sabem" que você quer emagrecer.

Elas só sabem que:

1. Houve fome prolongada – ausência de energia e produtos.

2. Precisam se adaptar para sobreviver – vencer a escassez

3. Agora essa é a nova realidade – dura e difícil, mas é o presente delas. É como está a situação atual.

4. E elas vão **defender** essa nova estrutura para continuarem sobrevivendo a essa sofrida realidade.

Então quando você tenta nova dieta...

...elas pensam: "**não de novo!**"

E resistem mais rápido.

E resistem ainda mais fortemente. Afinal, são inteligentes!

Por isso, resistem com maior eficiência.

Porque já conhecem esse jogo.

E não vão deixar você morrer de fome. De novo.

É por isso que o "reganho" é inevitável.

É por isso que cada dieta restritiva <u>piora</u> o problema.

Você não está "falhando".

Você está vencendo com bilhões de células a favor do seu existir com perfeição e ótima saúde biopsicossocial ...

Afinal,

elas **aprenderam** com a dieta restritiva que você fez

Elas construíram o novo set point com o que você lhes deu...

Elas entendem que estão fazendo o **melhor** por você pois estão trabalhando para este (seu) organismo **não** morrer.

Você **não** pode vencer uma luta contra suas células.

Não com mais dietas.

Não com mais restrição.

Não com mais força de vontade.

Você só pode vencer esse novo set point...

...parando de lutar.

E começando a COOPERAR com suas células.

Dando a elas o que elas realmente precisam.

No ritmo que elas precisam.

A solução está ficando evidente para você.

Agora, seus olhos podem enxergar novas dimensões.

DECIDIR MUDA TUDO

Entender tudo isto fez o pai sentir vontade de chorar.

Só que neste instante ouviu seu filho dizer, alegremente:

— Decidi que meu projeto, pra nova escola, será sobre saúde corporal.

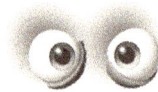

O pai arregalou os olhos e o esforço desses músculos soltou suas lágrimas.

A mãe sorriu para o filho, emocionada.

O doutor sentiu o coração pulsar mais rápido, de alegria.

— Que maravilhoso! — ele elogiou. — E chegou a pensar um tema específico?

O garoto olhou os olhos dele por um instante e disse:

— Quero ensinar as pessoas sobre composição corporal. Porque se eu não tivesse feito o exame na escola, nunca saberia que tinha Obesidade e nem a gravidade dela. E meus pais não saberiam que todos nós estávamos nos prejudicando, de alguma forma, com o jejum e a falta de carboidratos.

A mãe mal terminou de secar as lágrimas do marido porque ele abraçou o filho com força.

O doutor sorriu, mas sentindo seu nariz arder:

— Você vai ajudar muitas pessoas com esse projeto. Porque a maioria, no planeta todo, não sabe que:

• A balança **não** mostra composição corporal

• Perder peso é oposto a diminuir gordura corporal

• "Ganhar peso de volta" **não** existe porque, na realidade, a GC apenas continuou aumentando, automaticamente, pois suas causas não foram tratadas.

• A cada dieta restritiva, as células mudam seu set point interno e externo estruturalmente.

• O reganho é consequência, **não** falha moral.

O garoto, que anotava essas orientações freneticamente no risque rabisque do doutor, olhou para ele e confirmou animado: — Vou explicar tudo isso!

— E vou mostrar os gráficos! E vou ensinar sobre gordura essencial. Vou contar que mulheres precisam de mais gordura corporal porque só o corpo feminino pode gerar um bebê!

A mãe sorriu, orgulhosa.

O pai pensou: "Meu filho vai ensinar o que eu levei mais de 40 anos para aprender... — Acrescente aí: — ele disse empostando a voz, para parecer um adulto sábio:

— Explicar que tratar a Obesidade não é sobre sofrer. É sobre **não** sofrer comendo o que se gosta.

ೞ CONTINUA... ൭ಐ

FIM DA PARTE 1: COMER
Mas sem confusões conceituais.
Quando estamos obesos nossas células já fizeram set point porque, bem antes, já estavam em sofrimento biopsicossocial.

Nesta 1ª parte de Comer Dormir Brincar – o triângulo – você aprendeu quais são as principais escolhas que colocam nossas células no "modo" fazer gordura corporal de forma automática.

Isso mesmo.

Quando estamos obesos, estamos fazendo gordura corporal automaticamente.

Mesmo quando estamos em jejum ou comendo extremamente pouco – dieta hipocalórica ou hipoglicídica.

Por isso a última diretriz da O.M.S. esclareceu:
"tirar o açúcar da alimentação diária é insuficiente
para "perda de peso".

Possivelmente a O.M.S. diga "perda de peso" só porque a maioria da população desconhece Composição Corporal.

Mas agora você conhece ☆

Agora você sabe que é inútil "perder peso".

Aprendeu que tratar a Obesidade é diminuir a gordura corporal que está em excesso.

Aprendeu que diagnosticar a Obesidade é identificar se há gordura corporal em excesso.

Aprendeu que pessoas com retenção hídrica podem ter IMC alto mas **não** estarem obesas.

Aprendeu que pessoas com a musculatura hipertrofiada – musculosas, podem ter IMC alto mas **não** estarem obesas.

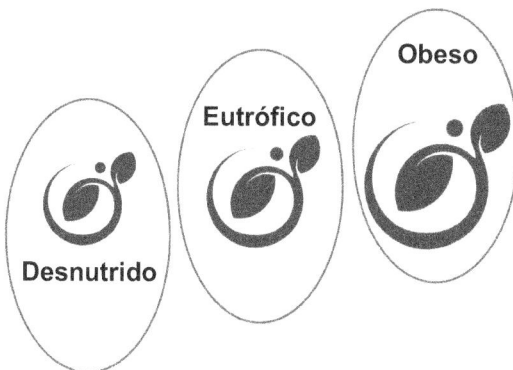

Então? Será que você está obeso ou obesa?

Você recebeu um diagnóstico preciso ou está sofrendo com

uma distorção de autoimagem? Ou sofre culpa por comer?

Estas são algumas das muitas causas da Obesidade!

É que, mesmo sem estar com excesso de gordura corporal, a pessoa começa a fazer dieta low carb e o resto da história você já conhece... Você leu aqui – ou até já vivenciou.

Aliás, topa parar de dizer low carb?

Eu sei que parece uma coisa "chic" ou "bacana" mas **não** é!

É só uma forma de mascarar a confusão conceitual.

Tratar a Obesidade é desfazer confusões conceituais e uma dessas confusões é achar que tirar carboidratos é bom.

NÃO É.

Bioquimicamente **não** é.

Fisiologicamente **não** é.

No longo prazo **não** é.

Pela saúde biopsicossocial **não** é.

Do ponto de vista do perfeito funcionamento mental **não** é.

A restrição de calorias ou de carboidratos, assim como o jejum diurno é uma forma de manipulação porque desliga o cérebro, seja para aprender ou lidar com assuntos complexos. Você viu: os neurônios do cérebro consomem ¼ da energia ingerida! Para economizar glicose, as primeiras coisas a serem desligadas quando se come pouco carboidrato são foco, atenção e concentração.

E, sem eles **não** há aprendizagem, muito menos discernimento – a produtividade física e cognitiva cai – É mais fácil manipular uma pessoa zonza de fome. Por isso, inclusive, cortar, reduzir ou impedir a alimentação é uma forma de tortura usada em guerras. O ser vivo se rende.

Só você pode cuidar de você ♡

Mas obviamente, todos temos o **livre arbítrio** e, querendo ir em direção oposta ao que foi apresentado aqui, vá em frente. Eu respeito.

Sei que ao nascer, cada um de nós ganhou a própria vida.
Temos o direito de fazer o que entendemos como melhor.
O que fazemos com esse presente vital é uma decisão pessoal.
**Porém, se esse conhecimento fez sentido para você,
te encontro na parte 2!**

Mas se você está se perguntando:
Hei! Mas, então o que eu faço para emagrecer?
Lembre-se: TRATAR a Obesidade significa:
1) primeiro, aprender que é preciso parar de escolher ações
que forçam nossas células construírem gordura corporal de
forma automática;
2) segundo, aprender a associar o conhecimento aprendido
pelo currículo escolar na solução dos problemas da Obesidade
– para parar de sermos enganados!
**3) escolher um(a) médico(a) de sua confiança para
supervisionar esse seu delicioso processo de
aprender a tratar com ObesidadePRO®**

**4) realizar o tratamento ObesidadePRO® – para em
vez de 'comer menos e gastar mais', construir seu
triângulo – com um(a) obesologista de sua confiança:**

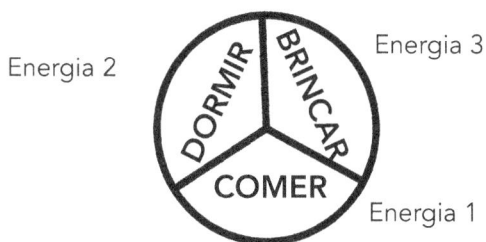

Pois as vivências gostosas, inteligentes e agradáveis desse
processo – descritas em detalhes na parte 2 do CDB – são
personalizadas conforme a gravidade do seu caso, e,

simultaneamente, encaminham você para:

5) **o atendimento MULTIprofissional**. A equipe MULTIprofissional é formada por especialistas das áreas de ortopedia, fisioterapia, fonoaudiologia, psicologia, odonto, terapia ocupacional, assistência social, enfermagem, etc.– além de todos aqueles que são mais citados. Mas fique tranquilo. Fique tranquila. Os encaminhamentos são feitos apenas para profissionais que trabalham com esse **entendimento** gentil ObesidadePRO®.

E apenas um encaminhamento por vez.
Aliás, todos esses profissionais, inclusive o médico e o obesologista, podem ser do SUS, convênio ou particular. Sem pressa e somente se e quando você aceitar♡

Sem pressão porque você aprendeu que tratar requer considerar, igualmente, nossas 3 dimensões:

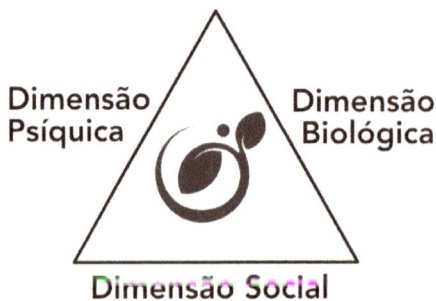

Mas se você estiver se perguntando:
Para que toda essa gente, agora?
Sempre fiz dieta sozinho(a)...
ou: Sempre emagreci sozinho(a)...
Pois é... Essa é **outra confusão conceitual.**

Quando um profissional orienta: "vá para casa, coma menos e volte menor", significa que ainda não estudou as pesquisas apresentados aqui. Ou desconhece os critérios de estudos que classificam a Obesidade como doença – e alertam que uma pessoa doente precisa de tratamento, não de dieta restritiva. Desconhece as necessidades reais das células que estão trabalhando arduamente para interromper a Obesidade. Desconhece que tirar matéria-prima e energia delas atrapalha drasticamente seu funcionamento perfeito.

E, honestamente?

Não deu certo sozinho ou sozinha porque enfrentar uma doença buscando "comer menos e gastar mais" **não** dá mesmo!

Está fazendo sentido, sim?

É que agora você aprendeu: culpar alimentos ou **confiar** mais em substâncias externas – como chás, pós e outros – **do que** nas próprias células **não** é tratar. É confusão conceitual.

A Obesidade é uma doença complexa e quanto mais demoramos para começar o tratamento inteligente, ou

quanto mais sofremos tentando perder peso...

...mais difícil de tratar suas causas reais.

Agora você sabe: ObesidadePRO® não dói e ainda proporciona crescimento e desenvolvimento pessoal.

É por isso que em vez de "dica" teve sabedoria. Percebeu isso?

Fomos direto para a solução das confusões conceituais mais importantes! Aliás, tenha em mente que os especialistas da Equipe Multi são profissionais gentis e amorosos que, assim como as nossas células, trabalham incansavelmente para alcançarmos saúde biopsicossocial ótima. Mesmo que eles jamais tenham se encontrado, todos orientam o mesmo saber.

E fazem isso **sem** nos acrescentar mais dor e sofrimento porque estão cientes: essa enfermidade já está dificultando muito a nossa vida.

E durante todo esse tratamento gostoso, você vai seguindo assim, com apoios, direcionamentos e acolhimentos sábios que **melhoram seu existir**. Dia a dia. <u>Até a alta!</u>

Está fazendo sentido?
Então me diga:
Hoje, você está em qual desses 5 pontos?
E, para se tratar inteligentemente da Obesidade, qual precisa ser o seu próximo passo?

Importante: *se você é <u>profissional</u> das áreas da saúde, da educação ou de humanas e quer aprender ObesidadePRO®️ para associar ao trabalho que oferece e, com isso, atender a Lei EAN/2018 e a nova NR-1 (para evitar multas), acesse:*

1) www.obesidade.pro.br/-atualizacao-nova-obesologia e participe da AKADOBE – Akademia de Obesologia - toda 4ª às 19h, pelo Zoom;

2) www.obesidade.pro.br/merenda-escolar-pedagogica-ean/ para conhecer a formação e atualização de professores que fazem, ou não, a pesquisa-ação AENE em sala de aula;

3) solicite informações sobre a formação de Obesologistas;

Agora você entendeu:

ficar sozinho(a) **não** é tratar.

Tentar sozinho(a) **não** é tratar.

Olhar no espelho **não** é diagnosticar.

Mas aprender a **parar** de fazer escolhas que forçam as células

a aumentarem gordura corporal automaticamente,

é o primeiro passo para viver melhor hoje ♡

Sentiu alívio? Que bom!

Reconheceu onde você está?

Que bom!

Identificou para onde vai agora?

Que ótimo!

Que ótimo que você está aqui ♡

Mas é importante ter em mente que:

A parte difícil é começar a CONFIAR em si mesmo(a).

A parte fácil é comer gostoso.

A parte difícil é SENTIR o mundo interno.

Mas costuma ser difícil só no começo porque, depois,

se torna prazeroso!

E com boa orientação profissional fica cada dia mais rápido

e mais simples.

Mais fácil!

A parte fácil é comer sem culpa.

A parte difícil é acreditar que nossas células

estão sempre trabalhando a nosso favor.

Mesmo quando nos causam dor.

E aqui está o segredo:

pare de pensar que elas estão contra você!

A parte fácil é acordar pela manhã sabendo que o dia será maravilhoso porque comeremos o que gostamos. Afinal, estamos nos tratando da Obesidade♡

Bem-vindo e bem-vinda
à liberdade e ao prazer de existir hoje:
enquanto se previne ou se trata da Obesidade com inteligência, gentileza e conhecimento.
Sem sofrer.
Sem combate.

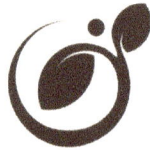

APÊNDICE 12
Referências do capítulo 12

1. A união do óvulo e do espermatozoide resulta na formação do zigoto, uma célula com um conjunto completo de 46 cromossomos (23 de cada origem). O zigoto começa a se dividir rapidamente, formando células cada vez menores, enquanto se desloca pela tuba uterina em direção ao útero. **Referência:** Ver apêndice n. 2 do Capítulo 1.

2 A **antropometria** é uma área de estudos essencial em **cineantropometria** (área da ciência que estuda o corpo humano de forma estática e dinâmica), pois proporciona informações específicas sobre a análise da compleição física. Seus diferentes métodos de análise da composição corporal são classificados como direto (dissecação de cadáveres), indireto (análise por imagem, densimetria ou substâncias físico-químicas) e duplamente indireto (impedância bioelétrica, interactância de raios infravermelhos e fórmulas matemáticas que incluem constantes calculadas com medidas corporais objetivas de perímetros, dobras cutâneas, diâmetros ósseos, estatura e peso). **A escolha do método de composição corporal deve estar relacionada com o nível de precisão de análise que se pretende obter:** atômico, molecular, celular, tecidual ou genérico. **Referência:** CEZAR, C. Alguns aspectos básicos para uma proposta de taxonomia no estudo

da composição corporal com pressupostos em cineantropometria. Revista Brasileira de Medicina do Esporte, v. 6, n. 5, 2000.

3. A avaliação da composição corporal é detalhada nas obras clássicas da área. **Referências:** HEYWARD, V. H.; STOLARCZYK, L. M. Applied body composition assessment. Champaign: Human Kinetics, 1996. | ROCHE, A. F.; HEYMSFIELD, S. B.; LOHMAN, T. G. *Human body composition.* Champaign: Human Kinetics, 1996.| CEZAR, C. Estado nutricional: classificação. In: MENDES, R. (Org.). *Dicionário de saúde e segurança do trabalhador.* São Paulo: Proteção Publicações, 2018, p. 489-491. **Ver também** apêndice n. 2 deste capítulo.

4. **Referência:** Ver Apêndice n. 12 do Capítulo 7.

5. O tecido adiposo é uma associação frouxa entre células adiposas (adipócitos) e estromas (células do tecido conjuntivo), vascularizadas e presas em uma matriz de fibras colágenas e reticulares. Junto a elas, estão os fibroblastos, leucócitos e macrófagos. **Referência:** Ver apêndice n. 4 do Capítulo 8.

6. O tecido adiposo atua como reservatório energético, isolante térmico (pois conduz apenas 1/3 do calor que os demais tecidos são capazes de conduzir), amortecedor de choques mecânicos em diferentes regiões do corpo (forma coxins para absorver impacto na planta dos pés e nas mãos, além de suporte e proteção a órgãos e vísceras), contribui com o sistema imune, endócrino, regulação do apetite e termogênese. **Referência:** Ver apêndice n. 4 do Cap. 8.

7. **Referência:** OLLER NASCIMENTO, C. M.; HABITANTE, C. A.; OYAMA, L. M. Tecido adiposo como órgão endócrino. In: DÂMASO, A. *Obesidade.* Rio de Janeiro: Medsi, 2003.

8. A termorregulação, ou regulação da temperatura corporal, é um processo fisiológico vital que mantém a temperatura interna do corpo em um nível adequado para a função celular normal, geralmente em torno de 37°C. **Referências:** Ver apêndices n. 22 do Capítulo 3; n. 12 do Capítulo 7; n. 4 do Capítulo 8; e n. 7 deste Cap..

9. **Referência:** Ver apêndice n. 4 do Capítulo 8.

10. **Referência:** Ver apêndices n. 4 do Capítulo 8 e n.7 deste.

11. Na mulher, a quantidade de gordura corporal aumenta para produzir os hormônios necessários à gravidez e à amamentação. Quando a gordura corporal diminui excessivamente afeta esta regulação causando amenorréia, ou seja, interrompe o ciclo menstrual. Condição comum, que não é natural, em atletas,

bailarinas, modelos e demais pessoas que alcançam esta condição de desnutrição humana. **Referência:** LAYCOCK, J.; WISE, P. *Essential endocrinology.* 3. ed. Oxford: Oxford University Press, 1996.

12. Segundo Campbel, aquilo que acontece repetidas vezes, por mais heróico que seja, deixa de ser novidade e foi assim que a maternidade deixou de ser notícia. Porém, dar à luz, parir (expelir) um feto ou um bebê, a placenta, o cordão umbilical e as membranas (secundinas) do útero **é, incontestavelmente, uma proeza heróica pois cada mulher precisa abrir mão da própria vida em benefício da vida alheia.** Ao se transformar de filha em mãe, a mulher tem de abandonar a segurança conhecida, da sua vida e assumir esta condição absolutamente nova desta longa jornada que envolve inúmeros riscos. Não apenas o risco de morte do feto como, também, o risco de sua própria morte e dos lutos pertinentes (da menina moça e etc.). **Referência:** Ver apêndice n. 8 do Cap. 6 e Organização Pan-Americana da Saúde (OPAS). *Maternal mortality in the Americas.* 2025. Disponível em: https://www.paho.org. Acesso em: 17 maio 2025 pois a mortalidade materna ainda é um desafio por falta de cuidados de qualidade para todas as mulheres.

13. Esse acúmulo de tecido adiposo é conhecido como **repleção pré-puberal,** uma das fases do crescimento humano. A repleção pré-puberal ocorre em ambos os sexos, geralmente, entre os 8 e 10 anos de idade como uma preparação para o estirão de crescimento que antecede a puberdade, para servir de reserva energética para o desenvolvimento dos tecidos. Entretanto, nas meninas é mais marcante em função da preparação deste corpo para uma possível concepção, gestação e amamentação de uma nova vida. **Referência:** GUEDES, D. P.; GUEDES, J. E. R. P. Crescimento, composição corporal e desempenho motor. São Paulo: Balieiro, 1997. **Ver também** apêndices n. 2, 6, 11 e 12 do Capítulo 1; n. 2 do Capítulo 2 e n. 4 do Capítulo 3.

14. Com a Obesidade aumenta, também, o Hormônio do Crescimento (growth hormone - GH), que tanto acelera quanto antecipa o processo de desenvolvimento da estatura e da puberdade de crianças e adolescentes. Referências: STUNKARD, A. J.; WADDEN, T. A. *Obesity: theory and therapy.* New York: Raven Press, 1993. BJÖRNTORP, P.; BRODOFF, B. N. *Obesity.* Philadelphia: Lippincott, 1992. CEZAR, C.; LANCHA JR., A. H. Aumento da estatura secular de adolescentes obesos. *Anais do Seminário de Educação Física Escolar da EEFEUSP,* 1994.

15.A saúde deve ser compreendida como capacidade de adaptação às variações da vida. **Referência:** CANGUILHEM, G. *O normal e o patológico.* 6. ed. Rio de Janeiro: Forense, 2009.

16. Uma outra causa da Obesidade é o inadequado desejo, de manter o corpo SEM as mudanças fisiológicas pertinentes à cada uma das fases de vida. Em geral, esse desejo sinaliza fuga dos desafios da realidade ou de dificuldade para lidar com as necessárias perdas da vida. Substituir dores internas, invisíveis, pela dor física do jejum ou das dietas tem se tornado cada vez mais comum, infelizmente. Contudo, continua sendo antinatural. **Referência:** BRIGANTI, C. R. *Corpo virtual.* São Paulo: Summus, 1987.

17. As mudanças na composição corporal ao longo da vida seguem padrões fisiológicos bem descritos na literatura do exercício e da bioenergética. **Referências:** Ver apêndices n. 22 do Capítulo 3; n. 12 do Capítulo 7; n. 4 do Capítulo 8; n. 16 e 22 deste capítulo.

18. Esta imagem de adultos maduros e de idosos também quer evidenciar que, com a idade, sem prevenção com as delta metas e um estilo de vida fisicamente ativo, nossa estatura pode diminuir independentemente do sexo ou da faixa etária. Observe, também, que aqui o pescoço aparece encurtado. Essa condição ocorre devido à atrofia muscular, desidratação e perda da flexibilidade, do alongamento e da mobilidade articular porque os tecidos envolvidos com as articulações desta região estão excessivamente tensos e encurtados. Os exercícios físicos devem fazer parte de um programa de condicionamento físico personalizado, precisa incluir testes de desempenho físico anuais para idade e sexo, com objetivo de tornar a pessoa fisicamente independente. Para tanto, é uma etapa que já ultrapassou o atendimento fisioterapêutico e é supervisionado por profissional de Educação Física de sua confiança. Preferencialmente deve ser iniciado ANTES do período denominado de 3a idade. E atenção: é saudável e natural que nosso condicionamento e desempenho físico, bem como os resultados dos testes, diminuam com o envelhecimento. Entender, melhorar e **respeitar nossos limites** faz parte do processo de lidar com a finitude da vida. Quando, finalmente entendemos que o ciclo da vida é um processo com começo, meio e fim, conseguimos tornar nossa existência mais digna, menos superficial, menos condicionada e mais enriquecida para o agora.

19. O processo de envelhecimento ocorre, especialmente, pela não substituição de células em número suficiente para manter a capacidade funcional completa; afeta particularmente as células (p. ex. neurônios) incapazes de divisão mitótica; deterioração gradativa de um organismo maduro, resultante de alterações irreversíveis na estrutura dependente do tempo que diminuem, assim, a capacidade de enfrentar os estresses ambientais, o que aumenta a probabilidade de óbito. **Referência:** Ver apêndice n. 1 do Capítulo 4.

20. Entrevista publicada pelo Jornal "da Tarde - JT", no Caderno Pais e Mestres, na pg. 14A em 14 de agosto de 2006, alertou os pais de que, apesar de desde 1999 estarmos realizando programas de formação e de atualização para professores, de forma científica, para estes educadores poderem associar o conhecimento que ministram ao ensino da educação alimentar, **os pais e responsáveis precisam ser protagonistas neste processo** de empoderamento infanta juvenil. Como detalhado na parte 2 do CDB.

21. Segundo Perestrello: "todas as atitudes do profissional de saúde repercutem sobre a pessoa doente e têm significado terapêutico, ou antiterapêutico, segundo as vivências despertadas no paciente e em si mesmo, também (...) Aliás, o pensamento de que todo médico, consciente ou inconscientemente, faz psicoterapia, foi proferido por Freud em 1905. Através do que diz e não diz, do que faz e não faz, do que expressa e não expressa em sua fisionomia, todo profissional de saúde está fazendo psicoterapia, boa ou má, mas a está praticando". **Referência:** Ver apêndice n. 22 do cap. 5.

22. Esta imagem também quer demonstrar que, independentemente da faixa etária, a Obesidade em nível de gravidade um pode passar despercebida para olhos destreinados. É por isso, também, que a Avaliação do Estado Nutricional de Escolares - AENE, precisa ser realizada anualmente e, logo que possível, deve ser estendida, também, aos adultos da comunidade escolar como educadores, pais, responsáveis e demais familiares interessados (veja mais em www.obesidade.pro.br) . Outro aspecto relevante dessa imagem, é **a posição das pernas dos corpos que estão obesos** porque demonstram um dos danos mais frequentes ao aparelho locomotor que é os "joelhos formando um X". O termo correto para joelhos que apontam para dentro (pernas em tesoura) é genu valgo. Na Obesidade, é frequentemente causado por pés planos, condição em que o arco plantar cede por falta de fortalecimento e alongamento nos grupos musculares envolvidos. **Referência institucional:** Disponível em: https://www.obesidade.pro.br. Acesso em: 2026.

23. Verbos como "combater" ou "derrotar" a obesidade precisam ser excluídos porque promovem discriminação, bullying e autodesvalorização. O diagnóstico da Obesidade ou de alterações no estado de saúde corporal deve ser feito por profissionais da saúde ou da educação especialistas em Obesidade, de forma gentil, respeitosa e sem agredir, nem julgar ou rotular quem está sendo avaliado. Referências: **Disponível em:** https://www.obesidade.pro.br. , **nos** apêndices n. 11 do Capítulo 13 e n. 20 do Capítulo 8.

24. A maneira como uma pessoa é informada sobre seu estado de saúde corporal é fator decisivo para que desenvolva o desejo de aderir ao tratamento multiprofissional, o qual precisa ser gerenciado

por um médico, ou psicólogo, de sua própria confiança. **Referência:** apêndice n. 2 do Capítulo 9.

25. Conforme esse exemplo para a área das Ciências Matemáticas, associar o conteúdo escolar com o conhecimento necessário para aprender como cuidar da própria saúde pode ser mais simples do que se pode supor. Esta é uma forma de afetar profundamente a saúde das futuras gerações e, talvez, a única maneira delas aprenderem a se proteger do comércio predatório e da publicidade irresponsável preservando o autoentendimento com livre arbítrio. É que sem a ditadura da imposição, a liberdade de escolher nos proporciona alegria e satisfação. Por sermos diferentes uns dos outros, **não** queremos as mesmas coisas. O conhecimento é o melhor critério para sabermos escolher o que é melhor para nós mesmos.

26. O termo "set point", está sendo mantido em inglês para contribuir com o processo de desconstrução da banalização da Obesidade e de como este conhecimento tem sido (mau) divulgado e difundido.

27. Como detalhado nos próximos capítulos, essa é a base, o princípio, da neuroplasticidade.

28. Fisiológico é um estado relativo à fisiologia normal em oposição à patológico (doença), indica os diversos processos vitais. Inclusive, homeo, em grego, significa 'semelhante ou mesmo', e stasis = detenção. Este estado de equilíbrio entre forças opostas está relacionado a diversas funções e composições químicas de líquidos e tecidos, e é mantido através de processos complexos. **Referência:** Ver apêndice n. 1 do Cap. 4.

29. **Referência:** Ver apêndice n. 2 do Cap. 4.

30. O próprio conflito interno – estou com fome mas não posso comer – já é um sintoma que não só pode como deve ser tratado - **Referência:** Ver apêndices n. n. 13 do Cap. 2; n.19 do Cap 3; n. 9 do Cap. 5 e n.14 do Cap. 6.

31. Para Harari: "Entender sobre nosso próprio funcionamento pode ser a maior defesa, se não a única, na revolução da biotecnologia e da tecnologia da informação porque as mudanças que nós mesmos faremos podem afetar nosso sistema mental de tal modo que ele também vai quebrar. Afinal, ninguém sabe quais serão as consequências de ambas e ainda não compreendemos a complexidade de nossa própria mente." **Referência:** HARARI, Y. N. *21 lições para o século 21*. São Paulo: Companhia das Letras, 2018.

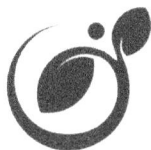

Claudia Cezar é doutora em Nutrição Humana, educadora e pesquisadora, com mais de 35 anos de atuação nas áreas de saúde, educação e obesidade.

É criadora da **Pesquisa-Ação AENE (1999)**, desenvolvida por educadores em regência e reconhecida como precursora conceitual da **Lei de Educação Alimentar e Nutricional (EAN/2018)**, ao integrar conteúdos curriculares ao cuidado em saúde.

Atuou como professora e pesquisadora concursada na Universidade de São Paulo (CEPEUSP) e é autora convidada de livros e capítulos publicados por editoras de referência nacional, como **Guanabara Koogan, Manole, Vetor, Penso, Proteção e Ministério da Saúde**.

Sua produção científica e clínica fundamenta uma abordagem **multiprofissional, ética e não punitiva** para o tratamento da obesidade, com foco em adesão, neuroplasticidade e dignidade humana.

Currículo: lattes.cnpq.br/9934337973792597
Instagram: @dra_claudia_cezar
Site: www.obesidade.pro.br
Imagem da autora em atividade institucional
— acervo público (Diário Oficial do Estado de São Paulo).

Agradecimentos

Eu sempre tenho a felicidade de conhecer os seres humanos mais incríveis: família, amigos, professores e alunos!

Depois de lecionar por mais de 3 décadas na graduação e pós-graduação, trabalhar em equipes multiprofissionais para atender uma doença tão complexa como é a Obesidade, além de coordenar big projetos de pesquisa-ação na Educação – com professores em regência na sala de aula, **aprendi que a solução é criada pelo vínculo entre pessoas comprometidas com o bem humano.** Cada um dos resultados descritos aqui, jamais seriam possíveis sem alguma dessas parcerias! Foram trocas, embates e superação de inúmeras dificuldades. Juntos. Procurando o jeito mais gentil.

Se eu conseguisse seguir o modelo de agradecer citando cada nome, como fiz nos textos da dissertação de mestrado e da tese de doutorado, precisaria de muito mais do que 300 páginas♡

Sou eternamente agradecida a cada um e a cada uma que, de alguma forma, participou e participa comigo nessa jornada. Mesmo quem eu só conheci on-line! Agradeço imensamente porque essas aprendizagens complexas somente se tornam realidade pelo contato direto com outro humano. Pelo apoio. Pela compreensão.

Lembre-se sempre que a sua parceria me ajudou a construir a minha alegria de existir: entender e tratar a Obesidade com inteligência, gentileza e conhecimento. Sem combate.

Embora seu querido nome não esteja visível aqui, saiba que para sempre o carregarei em meu coração porque você faz parte da minha história de vida e da história que vem melhorando a forma de tratar a Obesidade. E tratar melhor e mais inteligentemente essa doença pandêmica **é tratar melhor a humanidade**. Esse trabalho coletivo, amoroso e acolhedor é necessário e essencial para quem, como eu, acredita que somos a média das pessoas com quem nos conectamos.

Eu também entendo que "somos um". A prova concreta é o átomo de oxigênio que nossas células absorvem e expelem para sobrevivermos. Quando as células expiram O_2 – e outros elementos químicos– , em um ambiente com outra(s) pessoa(s), as células do corpo dos outros os absorvem e, depois, expelem. Repetidamente. Silenciosamente, parte das células do nosso corpo se transformam em células de outro corpo. E vice-versa. Ou seja, s**omos muito mais unidos do que supomos.**

Eu te agradeço imensamente por ter me ajudado a chegar até aqui porque para mais pessoas saberem disso, ainda há muito a fazer.

Quando comer já não é suficiente.

Ao longo desta primeira parte, vimos que comer **não** é excesso, fraqueza ou falta de controle.
Comer é condição básica para que nossas células sobrevivam, se adaptem e consigam nos proteger.

Mas células alimentadas ainda podem adoecer.

Sem descanso adequado, elas não conseguem reparar danos, reorganizar funções nem aprender com o que vivenciam.

É por isso que tratar de forma inteligente e gostosa com ObesidadePRO® é tridimensional: **não** se restringe ao prato. Esse processo de tratamento agradável e empoderador somente provoca crescimento e desenvolvimento pessoal porque considera nossas dimensões social e psíquica – além da biológica, que prioriza e valoriza o **sentir**.

O próximo passo é compreender o papel do sono. Não como hábito isolado nem culpado. Mas como parte essencial da saúde celular, da neuroplasticidade diária.
Do equilíbrio do organismo que, sozinho, consegue se curar da Obesidade – assim como cicatriza um corte na pele – desde que não atrapalhemos o funcionamento destas pequeninas partes de nós mesmos.

É neste **contexto** que **DORMIR**
se torna **coerente** com o tratar.

www.ingramcontent.com/pod-product-compliance
Lightning Source LLC
Chambersburg PA
CBHW021547210326
41599CB00010B/346